Stottern

Ulrich Natke · Anke Kohmäscher

Stottern

Wissenschaftliche Erkenntnisse und evidenzbasierte Therapie

4., vollständig aktualisierte Auflage

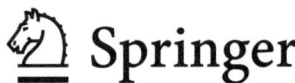

Ulrich Natke
Neuss, Nordrhein-Westfalen
Deutschland

Anke Kohmäscher
Münster, Nordrhein-Westfalen
Deutschland

ISBN 978-3-662-60941-5   ISBN 978-3-662-60942-2   (eBook)
https://doi.org/10.1007/978-3-662-60942-2

Die Deutsche Nationalbibliothek verzeichnet diese Publikation in der Deutschen Nationalbibliografie; detaillierte bibliografische Daten sind im Internet über http://dnb.d-nb.de abrufbar.

1.–3. Aufl.: © Hans Huber 2000, 2005, 2010
4. Aufl.: © Springer-Verlag GmbH Deutschland, ein Teil von Springer Nature 2020
Das Werk einschließlich aller seiner Teile ist urheberrechtlich geschützt. Jede Verwertung, die nicht ausdrücklich vom Urheberrechtsgesetz zugelassen ist, bedarf der vorherigen Zustimmung des Verlags. Das gilt insbesondere für Vervielfältigungen, Bearbeitungen, Übersetzungen, Mikroverfilmungen und die Einspeicherung und Verarbeitung in elektronischen Systemen.
Die Wiedergabe von allgemein beschreibenden Bezeichnungen, Marken, Unternehmensnamen etc. in diesem Werk bedeutet nicht, dass diese frei durch jedermann benutzt werden dürfen. Die Berechtigung zur Benutzung unterliegt, auch ohne gesonderten Hinweis hierzu, den Regeln des Markenrechts. Die Rechte des jeweiligen Zeicheninhabers sind zu beachten.
Der Verlag, die Autoren und die Herausgeber gehen davon aus, dass die Angaben und Informationen in diesem Werk zum Zeitpunkt der Veröffentlichung vollständig und korrekt sind. Weder der Verlag, noch die Autoren oder die Herausgeber übernehmen, ausdrücklich oder implizit, Gewähr für den Inhalt des Werkes, etwaige Fehler oder Äußerungen. Der Verlag bleibt im Hinblick auf geografische Zuordnungen und Gebietsbezeichnungen in veröffentlichten Karten und Institutionsadressen neutral.

Planung/Lektorat: Ulrike Hartmann
Springer ist ein Imprint der eingetragenen Gesellschaft Springer-Verlag GmbH, DE und ist ein Teil von Springer Nature.
Die Anschrift der Gesellschaft ist: Heidelberger Platz 3, 14197 Berlin, Germany

Vorwort

Mit diesem Buch wollen wir mit Vorurteilen und Mutmaßungen bezüglich Stottern aufräumen. In kompakter Form soll ein Einblick in die wissenschaftlichen Erkenntnisse gegeben werden, die bis heute über diese Störung des Redeflusses gesammelt worden sind. Die Leserin bzw. der Leser sollen angeregt werden, mithilfe der angegebenen Literatur gezielt tiefer in die Materie einzusteigen.

Fast 10 Jahre nach der letzten und 20 Jahre nach der ersten Auflage erscheint nun die vollständig überarbeitete und ergänzte 4. Auflage. Die Anzahl der publizierten Forschungsarbeiten zu dieser Störung des Redeflusses seit der letzten Auflage ist beträchtlich. Dabei können in einigen Bereichen, wie zum Beispiel bei Verfahren zur Diagnostik und zu genetischen Grundlagen, Fortschritte verzeichnet werden. In anderen Bereichen gelten immer noch die mittlerweile als historisch zu bezeichnenden Befunde, die mehrere Forschergenerationen zurückliegen, beziehungsweise es bleiben weiterhin Befunde widersprüchlich. Dieses Nebeneinander von frühen und neuen sowie auch widersprüchlichen Ergebnissen haben wir bewusst beibehalten, um der historischen Entwicklung der Stotterforschung gerecht zu werden.

Neu hinzugekommen sind Kapitel zu Mehrsprachigkeit, Exekutivfunktionen und Auswirkungen im Lebensverlauf stotternder Menschen. Sie stehen beispielhaft dafür, dass immer mehr Aspekte des Stotterns erforscht werden und Stottern ein Phänomen darstellt, welches nach wie vor in seiner Komplexität nicht vollständig durchdrungen ist.

Das Buch wendet sich an alle Berufsgruppen, die sich in Therapie und Forschung mit dem Thema Stottern befassen. Da es auch für interessierte Laien gedacht ist, wurde auf eine verständliche Schreibweise geachtet.

Wir danken dem Springer Verlag, unter dessen Dach das Buch einen neuen Platz gefunden hat. Noch zwei Hinweise: Wenn beim Zitieren von Literatur von »Kollegen« die Rede ist, sind die beteiligten Forscherinnen immer mit gemeint. In Bezug auf die

Therapie ist immer von Therapeutin und Patient die Rede. Die Genera wurden hier so gewählt, wie es der Häufigkeit der Geschlechter in den beiden Gruppen entspricht: In der Mehrzahl der Fälle behandelt eine weibliche Therapeutin einen männlichen stotternden Patienten.

Neuss und Münster	Ulrich Natke
im Dezember 2019	Anke Kohmäscher (vormals Anke Alpermann)

Inhaltsverzeichnis

1	**Stottern – historisch betrachtet und wissenschaftlich eingeordnet**	1
	Literatur.	4
2	**Sprach- und Sprechstörungen**	5
	2.1 Neurologisch bedingte Sprach- und Sprechstörungen.	5
	2.2 Erworbenes Stottern.	6
	2.3 Poltern	7
	2.4 Mutismus	8
	2.5 Spasmodische Dysphonie	8
	Literatur.	9
3	**Idiopathisches Stottern: Definitionen**	11
	Literatur.	14
4	**Epidemiologie**	15
	4.1 Beginn	15
	4.2 Lebenszeit-Risiko.	16
	4.3 Geschlechterverteilung.	16
	4.4 Remission.	17
	4.5 Verbreitung.	18
	4.6 Genetik.	19
	Literatur.	22
5	**Phänomenologie**	27
	5.1 Äußere Symptome	28
	5.1.1 Kernverhalten.	29
	5.1.2 Sekundärsymptomatik	30
	5.1.3 Entwicklung der Sekundärsymptomatik	33
	5.2 Innere Symptome.	35
	5.3 Auffälligkeiten beim Stotterereignis	37

	5.4	Mehrsprachigkeit	39
		5.4.1 Besonderheiten von Stottern bei Mehrsprachigkeit	39
		5.4.2 Kulturell bedingte Einstellungen gegenüber Stottern	39
	Literatur		41
6	**Entwicklungsverlauf**		**45**
	6.1	Entwicklung des Stotterns	45
	6.2	Prognose	49
	6.3	Auswirkungen im Lebensverlauf	52
		6.3.1 Schulische und berufliche Folgen	52
		6.3.2 Lebensqualität	54
	Literatur		55
7	**Variabilität des Stotterns**		**61**
	7.1	Eigenschaften gestotterter Wörter	61
	7.2	Effekte und Bedingungen zur Auftretenshäufigkeit des Stotterns	64
	7.3	Apparative Sprechhilfen	68
		7.3.1 Metronom	69
		7.3.2 Maskierung	70
		7.3.3 Verzögerte auditive Rückmeldung	71
		7.3.4 Frequenzverschobene auditive Rückmeldung	75
		7.3.5 Biofeedback	77
		7.3.6 Resümee zu apparativen Sprechhilfen	78
	Literatur		79
8	**Diagnostik**		**89**
	8.1	Differenzialdiagnose	89
	8.2	Messung der Stotterschwere	92
		8.2.1 Objektive Messungen	93
		8.2.2 Subjektive Messungen	96
	Literatur		99
9	**Unterschiede zwischen stotternden und nichtstotternden Personen**		**105**
	9.1	Persönlichkeit und psychosoziales Umfeld	105
	9.2	Exekutivfunktionen	108
	9.3	Intelligenz	109
	9.4	Sprachliche Fähigkeiten	110
	9.5	Auditive Verarbeitung	111
	9.6	Akustische und kinematische Studien flüssigen Sprechens	112
	9.7	Nichtsprachliche Tätigkeiten	117
	9.8	Zerebrale Dominanz und Hirnforschung	118
	9.9	Resümee zu Gruppenunterschieden	121
	Literatur		123

10 Ätiologie und Pathophysiologie des Stotterns ... 133
  10.1 Neurotische Reaktion ... 134
  10.2 Lerntheorien ... 135
  10.3 Breakdown-Theorien ... 138
  10.4 Multikausale und –faktorielle Theorien ... 142
  10.5 Resümee zur Ätiologie und Pathophysiologie ... 145
  Literatur ... 146

11 Therapie des Stotterns ... 153
  11.1 Historischer Exkurs ... 154
  11.2 Stottermodifikation ... 159
  11.3 Fluency Shaping ... 165
  11.4 Kombination von Stottermodifikation und Fluency Shaping ... 169
  11.5 Therapie bei Kindern ... 171
    11.5.1 Indirekte Therapie ... 173
    11.5.2 Direkte Therapie ... 176
  11.6 Medikamentöse Behandlung ... 178
  11.7 Selbsthilfegruppen ... 179
  11.8 Effektivität ... 181
    11.8.1 Kriterien für eine effektive Therapie ... 182
    11.8.2 Wirksamkeitsnachweise bei stotternden Jugendlichen und Erwachsenen ... 184
    11.8.3 Wirksamkeitsnachweise bei stotternden Kindern ... 191
  Literatur ... 194

12 Schlussbemerkung ... 207
  Literatur ... 208

Stichwortverzeichnis ... 209

Über die Autoren

Dr. Ulrich Natke ist Mathematiker, war am Institut für Experimentelle Psychologie der Heinrich-Heine-Universität Düsseldorf tätig und hat in der Psychobiologie des Sprechens und Stotterns promoviert. Er ist selbst betroffen und betreibt heute den Natke Verlag, in dem er Literatur zu Redeflussstörungen herausgibt.

Prof. Dr. Anke Kohmäscher ist Logopädin und hat an der RWTH Aachen über Stottern promoviert. Sie arbeitet als Professorin für Therapiewissenschaften an der Fachhochschule Münster und leitet dort den Studiengang Therapie- und Gesundheitsmanagement mit den Fachrichtungen Logopädie und Physiotherapie. Ihr Forschungsschwerpunkt liegt in der Versorgungsforschung zu Stottertherapien.

Stottern – historisch betrachtet und wissenschaftlich eingeordnet

Inhaltsverzeichnis

Literatur   4

Beim Sprechen handelt es sich vermutlich um die komplizierteste motorische Fertigkeit, die der Mensch erlernt und ausführt. Dabei ist sich der Sprecher der zeitlichen und räumlichen Präzision meist nicht bewusst, die für flüssiges Sprechen erforderlich ist. Über 100 Muskeln und drei Funktionsbereiche (Atmung, Stimmgebung und Artikulation) müssen koordiniert werden, damit etwa zehn bis fünfzehn Laute pro Sekunde so produziert werden, dass verständliche Sprache resultiert. Die anatomischen Strukturen, die diesen Funktionsbereichen zugrundeliegen, dienen primär anderen Aufgaben, nämlich der Sauerstoffzufuhr und der Nahrungsaufnahme, und weisen ein unterschiedliches entwicklungsgeschichtliches Alter auf.

Bei Kindern können zahlreiche Sprach- und Sprechstörungen auftreten, was die Komplexität des Sprechens und des Spracherwerbs verdeutlicht. Eine der bekanntesten dieser Störungen ist das Stottern. Mindestens 1 % der Bevölkerung ist hiervon betroffen. Der Redefluss wird dabei unwillkürlich unterbrochen. Die stotternde Person weiß genau, was sie sagen möchte, ist aber im Moment des Stotterns nicht in der Lage, die Sprechbewegungen störungsfrei durchzuführen. Das Stottern wird als motorischer Kontrollverlust erlebt. In schweren Fällen kann Stottern die Kommunikation vollständig verhindern.

Stottern als universelles Phänomen
Stottern ist ein universelles Phänomen, das in allen Kulturen und sozioökonomischen Schichten auftritt. Es ist keine »moderne« Störung, sondern begleitet die Menschheit schon seit langer Zeit. Moses hat »eine schwerfällige Zunge« gehabt (2. Moses 4, 10), was als Stottern interpretiert wurde. Abb. 1.1 zeigt Hieroglyphen, die im antiken

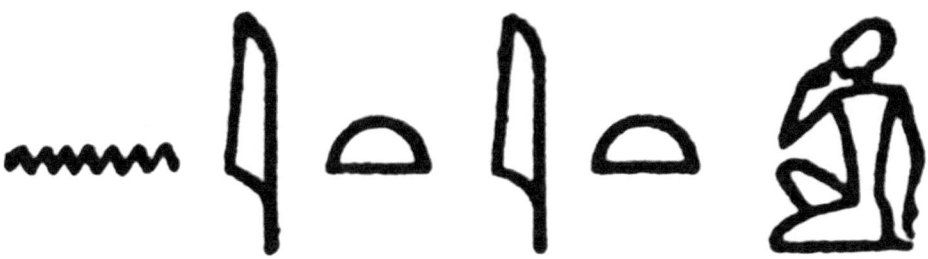

Abb. 1.1 Diese Hieroglyphen zeigen das altägyptische Wort »njtjt«, das »zögernd handeln« bedeutet, mit einer Zusatzhieroglyphe rechts, durch die sie die Bedeutung »zögernd sprechen«/»stottern« erhalten (Papyrus »Erzählung des Schiffbrüchigen«, St. Petersburg 1115)

Ägypten für Stottern gestanden haben könnten (Panconcelli-Calzia 1941; Curlee 1993). Van Riper (1982) berichtet von einem 2500 Jahre alten chinesischen Gedicht, in dem Stottern erwähnt wird. Von Demosthenes, dem großen Redner des antiken Griechenland, wird gesagt, dass er sein Stottern überwunden habe, indem er mit Kieselsteinen im Mund Reden und Verse rezitierte (siehe Abschn. 11.1). Viele berühmte Menschen haben gestottert bzw. stottern, unter ihnen Charles Darwin, Isaac Newton, König Georg VI. von England, Winston Churchill, Marylin Monroe, Somerset Maugham, Bruce Willis, Rowan Atkinson alias Mr. Bean und John Larkin alias Scatman John, Personen aus dem aktuellen Jahrtausend wären Malte Spitz (Politiker), Ed Sheeran (Sänger) und Tiger Woods (Profi-Golfer).

Stottern als vielschichtiges Problem
Stottern ist ein vielschichtiges Problem. Jede stotternde Person erlebt Situationen, in denen sie fließend spricht. Keine zwei Personen stottern auf die gleiche Art und Weise. Eine leicht stotternde Person, die geübt im Vermeiden ist und die meiste Zeit über stotterfrei spricht, leidet vielleicht unter der ständigen Angst, als »Stotterer« enttarnt zu werden. Eine schwer stotternde Person, bei der starke Verkrampfungen auftreten und die keinen Satz flüssig produziert, ist stark in ihrem Alltag beeinträchtigt und großen Vorurteilen in der Gesellschaft ausgesetzt.

Viele stotternde Personen lehnen es ab, mit dem Etikett »Stotterer« versehen zu werden, da das Stottern nicht ihre Identität ausmacht (vgl. Jezer 2007). Daher wird diese Bezeichnung in diesem Buch nicht verwendet.

Stottern entsteht meist ohne ersichtlichen Anlass in der Kindheit, wenn sich Sprechen und Sprache am schnellsten entwickeln. Es sind mehr Jungen als Mädchen betroffen, und dieses Ungleichgewicht wird mit zunehmendem Alter größer. Bei den meisten Kindern gibt sich das Stottern wieder. Bislang lässt sich nicht vorhersagen, bei welchen Kindern dies der Fall ist. Im Vergleich zu nichtstotternden haben stotternde Menschen häufiger stotternde Verwandte. Es gibt einen starken genetischen Einfluss bei der

Entstehung des Stotterns. Stotternde Personen unterscheiden sich von nichtstotternden hinsichtlich bestimmter Bereiche in diffiziler Art und Weise, jedoch nicht auffällig voneinander. Es gibt möglicherweise eine Veranlagung zu stottern.

Die Schwere des kindlichen Stotterns wächst mit der Zeit. Die Anstrengung beim Sprechen nimmt zu und Flucht- und Vermeidungsverhalten entstehen. Solche Reaktionen auf das Auftreten der Sprechunflüssigkeiten werden zum Bestandteil der Symptomatik. Die Angst vor dem Stottern kann dazu führen, dass sich stotternde Personen sozial zurückziehen und ihren Beruf danach auswählen, wenig sprechen zu müssen. Einige leiden sehr unter ihrem Stottern, andere arrangieren sich damit. Die meisten stotternden Erwachsenen stottern ihr Leben lang. Mittels Therapie und Selbsthilfe lernen jedoch viele, es so zu kontrollieren und zu reduzieren, dass es ihr Leben nicht mehr einschränkt.

Betrachtungsebenen
Die von der WHO entwickelte *International Classification of Functioning* (ICF) ermöglicht drei Betrachtungsebenen des Stotterns (DIMDI 2005; Yaruss und Quesal 2004):

- Als erste ist die Ebene der Körperfunktionen und -strukturen zu nennen *(body function and structure)*. Hiermit ist einerseits eine neurophysiologische Fehlfunktion gemeint, die schließlich zum Stottern führt, bislang jedoch nicht eindeutig identifiziert ist. Andererseits umfasst diese Ebene auch die hör- und sichtbaren Symptome des Stotterns als eine Beeinträchtigung des Redeflusses (Kuckenberg 2009).
- Die zweite Ebene der Aktivitäten *(activities)* und Partizipation *(participation)* betrifft Aufgaben oder Handlungen, die durch das Stottern beeinträchtigt sind, sowie das Ausmaß, in dem man in eine Lebenssituation, wie zum Beispiel Arbeit oder Freizeit, eingebunden ist. Dabei kommen die Einschränkungen in Gesprächen mit unterschiedlichen Personen nicht nur durch die Kernsymptome zustande, sondern werden wesentlich von den sekundären Flucht- und Vermeidungsstrategien geprägt.
- Die dritte Ebene verweist auf die Umweltfaktoren und personenbezogenen Faktoren *(environmental and personal factors),* die maßgeblich beeinflussen, inwiefern bestimmte Aktivitäten ausgeführt werden beziehungsweise die Teilhabe an Interaktion gelingt.

Diese Art der Beschreibung anhand der ICF verdeutlicht die Vielschichtigkeit von Stottern neben den äußerlich sicht- und hörbaren Symptomen und bietet einen guten Ausgangspunkt für die Ausgestaltung von Stottertherapien. Diese berücksichtigen heute deutlich mehr die Einschränkungen in Aktivitäten und Teilhabe sowie die Kontextfaktoren und erkennen an, dass es hier Wechselwirkungen gibt. Eine ursächlich wirkende Therapie ist noch nicht gefunden. Die Forschung zur Verursachung des Stotterns beschäftigt sich mit der ersten der genannten Ebenen.

Die experimentellen und klinischen Untersuchungen, die in den zwanziger Jahren des 20. Jahrhunderts an der University of Iowa Speech Clinic unter ihrem ersten Direktor Lee Eward Travis durchgeführt wurden (vgl. Johnson und Leutenegger 1955), gelten als der Beginn der wissenschaftlichen Untersuchung des Stotterns. Mit einer Theorie zur zerebralen Dominanz (siehe Abschn. 9.8) standen zunächst physiologische Hypothesen im Vordergrund. Ab den vierziger Jahren trat eine psychologisch-behavioristische Wende ein, die von Johnsons »diagnosogener Theorie« des Stotterns geprägt wurde. Seit Anfang der 1970er Jahre wird vermehrt Forschung zur Neuromotorik betrieben, womit die physiologischen Aspekte der Störung wieder in den Vordergrund gerückt sind. Die bildgebenden Verfahren unterstützen diesen Trend in Richtung hirnphysiologischer Grundlagen des Stotterns. Heute bemühen sich die Forscher außerdem um multifaktorielle Theorien, um die Vielzahl der Befunde darin einordnen zu können und ein schlüssiges Gesamtbild zu erhalten.

Literatur

Curlee, R. F. (1993). Preface. In R. F. Curlee (Hrsg.), *Stuttering and related disorders of fluency* (S. xi–xiv). New York: Thieme Medical Publishers.

Deutsches Institut für Medizinische Dokumentation (DIMDI). (2005). ICF. Internationale Klassifikation der Funktionsfähigkeit, Behinderung und Gesundheit. https://www.dimdi.de/dynamic/de/klassifikationen/icf/. Zugegriffen: 10. Nov. 2019.

Jezer, M. (2007). *Stottern: Lebenslänglich hinter Wörtern* (2. Aufl.). Neuss: Natke.

Johnson, W., & Leutenegger, R. R. (Hrsg.). (1955). *Stuttering in children and adults*. Minneapolis: University of Minnesota Press.

Kuckenberg, S. (2009). Die Anwendung der Internationalen Klassifikation der Funktionsfähigkeit, Behinderung und Gesundheit (ICF) auf Stottern. *Logos Interdisziplinär, 17*(3), 189–198.

Panconcelli-Calzia, G. (1941). *Geschichtszahlen der Phonetik. 3000 Jahre Phonetik*. Hamburg: Hansischer Gildenverlag.

Van Riper, Ch. (1982). *The nature of stuttering* (2. Aufl.). Englewood Cliffs: Prentice-Hall.

Yaruss, J. S., & Quesal, R. W. (2004). Stuttering and the International Classification of Functioning, Disability, and Health (ICF): An update. *Journal of Fluency Disorders, 37,* 35–52.

Sprach- und Sprechstörungen

Inhaltsverzeichnis

2.1 Neurologisch bedingte Sprach- und Sprechstörungen 5
2.2 Erworbenes Stottern 6
2.3 Poltern 7
2.4 Mutismus 8
2.5 Spasmodische Dysphonie 8
Literatur 9

2.1 Neurologisch bedingte Sprach- und Sprechstörungen

In der Neuropsychologie ist eine Reihe von Sprach- und Sprechstörungen bekannt, die Begleiterscheinung anderer neurologischer Erkrankungen sein können. Sie treten meist im Zusammenhang mit einer Schädigung des Zentralnervensystems auf. Zu nennen sind hier Aphasien, die auch als zentrale Sprachstörungen bezeichnet werden und mit Auffälligkeiten der semantischen, syntaktischen, phonematischen, lexikalischen und prosodischen Aspekte der Sprache verbunden sind. Dysarthrien stellen Störungen der Sprechmotorik dar, die durch unpräzise Artikulation gekennzeichnet sind, bei denen jedoch der inhaltliche Aspekt der Sprache unauffällig ist. Charakteristisch für Sprechapraxien sind artikulatorisches Suchverhalten, lautliche Perseverationen und Antizipationen (d. h. ein späterer Laut, Wort- oder Satzteil wird vorweggenommen) sowie Lautverzerrungen und -verwechslungen (Hartje und Poeck 2006).

2.2 Erworbenes Stottern

Ist von Stottern die Rede, ist meist eine bestimmte Störung des Sprechens gemeint, die sich ohne offensichtlichen Anlass in der Kindheit entwickelt. Entsprechend wird diese Störung im anglo-amerikanischen Sprachraum auch *developmental stuttering* genannt. Im Deutschen wurde und wird teilweise immer noch der Begriff *Entwicklungsstottern* verwendet, der jedoch als überholt einzuschätzen ist, da er eine Normalität von Stottern in der kindlichen Entwicklung suggeriert (vgl. Abschn. 8.1). In der aktuellen S3-Leitlinie empfehlen die Autoren den Begriff *originäres Stottern,* unter den sowohl Stottern ohne unmittelbar erkennbare Ursache (originäres neurogenes nicht-syndromales Stottern) als auch syndromal bedingtes Stottern (originäres neurogenes syndromales Stottern, z. B. bei Trisomie 21) fällt (Neumann et al. 2016). Diese Begriffe sind international nicht verbreitet und betonen Befunde aus der Neurologie. Andrews et al. (1983) verwenden die Bezeichnung idiopathisches Stottern, also von selbst, ohne offensichtlichen Anlass entstandenes Stottern. Diese Bezeichnung ist neutral und wird im vorliegenden Buch verwendet.

Von dem idiopathischen Stottern muss das erworbene Stottern *(acquired stuttering)* abgegrenzt werden, das meist plötzlich im Erwachsenenalter beginnt und seltener und auch weniger erforscht ist als das idiopathische Stottern (Borsel 2014). Die Symptomatik beider Formen des Stotterns kann sehr ähnlich sein. Der Zusammenhang zwischen erworbenem und idiopathischem Stottern ist jedoch unklar, weswegen in Bezug auf erworbenes Stottern häufig von stotterähnlichen Sprechunflüssigkeiten gesprochen wird. Das erworbene Stottern kann durch neurale Schädigungen verursacht werden (erworbenes neurogenes Stottern) und tritt häufig in Verbindung mit Aphasien, Apraxien und Dysarthrien auf. Mögliche Ursachen sind Schlaganfall, Tumor, Läsion, Medikamentenmissbrauch und eine Vielzahl von degenerativen neurologischen Erkrankungen wie Morbus Parkinson und die Alzheimersche Krankheit (ein Überblick findet sich bei Lundgren et al. 2010; Cruz et al. 2018). In diesen Fällen wird von neurogenem Stottern gesprochen. Bei dieser Form erworbenen Stotterns sind im Vergleich zum idiopathischen Stottern Sprechangst und sekundäre Symptome weniger häufig (vgl. Abschn. 5.1.2) und weniger stark ausgeprägt (De Nil et al. 2007) und Stotterereignisse scheinen nicht überwiegend am Wortbeginn sowie unabhängig von der lexikalischen Klasse des Wortes aufzutreten (Lundgren et al. 2010), wie dies bei idiopathischem Stottern der Fall ist (vgl. Abschn. 7.1).

Plötzlich beginnendes Stottern im Erwachsenenalter kann auch im Zusammenhang mit einem psychologischen Trauma oder psychologischen/psychiatrischen Grundstörungen auftreten (z. B. Mahr und Leich 1992). Dieses psychogene Stottern tritt seltener auf als das neurogene Stottern. Als häufigste Diagnosen fanden Baumgartner und Duffy (1997) Konversions- und Angststörung sowie Depression. Wie es konkret zum Stottern kommt, ist offen.

Der Zusammenhang zwischen neurogenem bzw. psychogenem Stottern und idiopathischem Stottern ist wie gesagt unklar. Frühere Annahmen wie das Fehlen eines Adaptationseffekts (vgl. Abschn. 7.2) bei erworbenem Stottern gegenüber idiopathischem Stottern (Canter 1971) scheinen sich nicht zu bestätigen (Rosenbek 1985; Van Borsel 1997; Tani und Sakai 2011). Das Muster der Sprechunflüssigkeiten kann nur differentialdiagnostische Hinweise geben (Zückner und Ebel 2001). Es existieren Fälle von erworbenem Stottern, bei denen weder Anzeichen für eine psychologische noch für eine neurologische Erkrankung vorliegen. Stottern ist in diesem Fall das erste oder auch einzige Symptom einer angenommenen, aber unbekannten neurologischen Erkrankung (Baumgartner und Duffy 1997). Aufgrund der niedrigeren Prävalenz und dem zumindest teilweise nur temporären Auftreten ist die Studienlage zu neurogenem und psychogenem Stottern begrenzt und besteht überwiegend aus Einzelfallstudien.

2.3 Poltern

Die Symptomatik des Polterns kann ebenfalls Ähnlichkeit mit der des Stotterns aufweisen. Das Poltern äußert sich in einer schnellen, überstürzten und undeutlichen Sprechweise, bei der stottertypische (Wiederholungen von Silben), aber vor allem normale Unflüssigkeiten (u. a. Wortwiederholungen, Satzrevisionen) auftreten (Myers et al. 2012; Neumann et al. 2016). Auch wenn als Ursache für das Poltern überwiegend eine genetisch bedingte, konstitutionelle Schwäche der Sprachproduktion angenommen wird, so sind aktuelle Theorien zur Entstehung letztlich empirisch nicht überprüft (Johannsen und Schulze 1992; Neumann et al. 2016). Untersuchungen mit bildgebenden Verfahren wurden erst in jüngerer Zeit durchgeführt und deuten auf abweichende Aktivierungsmuster im Vergleich zu Normalsprechern (Ward et al. 2015).

Poltern tritt bei etwa einem Drittel der Betroffenen zusammen mit idiopathischem Stottern auf, wobei je nach überwiegendem Anteil von Stottern mit Polterkomponente bzw. umgekehrt gesprochen wird. Auch soll sich Stottern aus Poltern entwickeln können. Die beiden Störungen sind vermutlich verwandt, aber diagnostisch gut zu unterscheiden. Gegenüber dem Stottern zeigen sich beim Poltern weniger Verkrampfungen, Prolongationen und Blocks, die Sprechunflüssigkeiten finden sich eher auf Wort- als auf Lautebene, und das Störungsbewusstsein ist geringer (St. Louis und Daly 1995; Checkliste bei Daly 1993; Myers et al. 2012). Da Poltern auch gehäuft mit einer Sprachstörung, Lese-Rechtschreibstörung, auditiven Verarbeitungsstörung, Lernbehinderung und/oder ADHS einhergeht, fallen insbesondere Vorschulkinder häufiger aufgrund dieser Einschränkungen auf. In diesem Fall ist eine sorgfältige Differenzialdiagnostik notwendig und es muss zwischen Kernsymptomen (Sprechgeschwindigkeit, Artikulationsfehler, Unflüssigkeiten) und Begleitsymptomen von Poltern unterschieden werden (Sick 2014). Im Gegensatz zum Stottern bessert sich das Poltern kurzzeitig, wenn der Sprecher sich konzentriert oder auf das unflüssige Sprechen aufmerksam gemacht wird. Bei der Therapie des Polterns liegen die Schwerpunkte auf der Reduzierung der Sprechgeschwindigkeit und dem Wahrnehmungstraining (Spruit 2015). Es scheinen alle Maßnahmen zu helfen, die dazu beitragen, die Sprechintention, die linguistischen Einheiten und die artikulatorischen Bewegungen besser zu gliedern (St. Louis und Myers 1997; Zückner 2016; Wiele und Zückner 2019).

2.4 Mutismus

Unter Mutismus wird die Verweigerung des Sprechens bei bereits erworbener Sprechfähigkeit und dem Fehlen von organischen Störungen verstanden. Mutismus tritt fast ausschließlich in früher Kindheit auf und kommt seltener als Stottern vor (Subellok und Starke 2015). Man unterscheidet zwischen totalem und elektivem bzw. selektivem Mutismus je nachdem, ob mit niemandem oder nur mit ausgewählten Personen gesprochen wird. Die Ursache des Mutismus ist unbekannt. Als mögliche Einflussfaktoren werden eine genetische Veranlagung, Milieuschädigung, posttraumatische Störung, (soziale) Angststörung, frühkindliche Hirnschädigung, Sprachkompetenzen und Intelligenzdefizite genannt (Hartmann 2007; Subellok und Starke 2015).

Während beim Mutismus keinerlei Sprechversuche unternommen werden, unterbrechen bei stotternden Kindern Unflüssigkeiten das Sprechen. Insbesondere bei fortgeschrittenem Stottern können dabei Blocks auftreten, die das Sprechen vollständig verhindern. Der Sprechversuch ist dabei jedoch meist deutlich wahrnehmbar. Eine Verwechslung mit selektivem Mutismus ist möglich, wenn ein stotterndes Kind als Folge des Stotterns bestimmte Sprechsituationen ganz vermeidet. Es ist keine Seltenheit, dass stotternde Kinder sich nicht am Schulunterricht beteiligen, so wie es beim selektiven Mutismus ebenfalls der Fall sein kann.

2.5 Spasmodische Dysphonie

Die spasmodische Dysphonie (auch laryngeale Dystonie oder Stimmlippenkrampf) ist eine zentrale Stimmstörung, bei der es zeitweise zu unwillkürlich auftretenden Anspannungen der Stimmlippen kommt (Böhme 2003). Die Symptome können Stottereignissen ähneln, insbesondere beim Adduktor-Typ, bei dem die Stimmlippen geschlossen werden. Die Folge sind Stimmabbrüche, knarrende Stimmeinsätze und Anspannung der Kehlkopf-, Hals- und Atemmuskulatur. Der Abduktor-Typ, bei dem die Stimmlippen geöffnet werden, führt dagegen zu flüsternder, verhauchter Stimme. Beim Singen klingt die Stimme häufig normal, was eine Analogie zum Stottern darstellt. Auch lassen sich spasmodische Dysphonien ähnlich wie Stottern mit Botulinus-Toxin behandeln (vgl. Abschn. 11.6).

> **Das Wichtigste in Kürze**
> Das idiopathische Stottern muss von anderen Störungen abgegrenzt werden. Hier sind zunächst neurologisch bedingte Störungen wie Aphasien, Dysarthrien und Sprechapraxien zu nennen. Das sogenannte erworbene Stottern tritt meist plötzlich im Erwachsenenalter auf und kann neurogen oder psychogen sein. Oft tritt Stottern gemeinsam mit Poltern auf. Beide Störungen sind vermutlich verwandt, lassen sich aber gut voneinander unterscheiden. Beim Mutismus unternimmt das Kind keine Sprechversuche, was beim Stottern nur bei gänzlicher Vermeidung von Sprechsituationen der Fall ist. Die spasmodische Dysphonie schließlich ist ein Stimmlippenkrampf, der Ähnlichkeiten zum Stottern aufweisen kann.

Literatur

Andrews, G., Craig, A., Feyer, A.-M., Hoddinott, S., Howie, P., & Neilson, M. D. (1983). Stuttering: A review of research findings and theories circa 1982. *Journal of Speech Hearing Disorders, 48,* 226–246.

Baumgartner, J., & Duffy, J. R. (1997). Psychogenic stuttering in adults with and without neurologic disease. *Journal of Medical Speech-Language-Pathology, 5,* 75–95.

Böhme, G. (2003). *Sprach-, Sprech-, Stimm- und Schluckstörungen. Band 1: Klinik* (4. Aufl.). Stuttgart: G. Fischer.

Borsel, J. (2014). Acquired stuttering: A note on terminology. *Journal of Neurolinguistics, 27,* 41–49.

Canter, G. J. (1971). Observations on neurogenic stuttering: A contribution to differential diagnosis. *British Journal of Disorders of Communication, 6,* 139–143.

Cruz, C., Amorim, H., Beca, G., & Nunes, R. (2018). Neurogenic stuttering: A review of the literature. *Revista De Neurologia, 66*(2), 59–64.

Daly, D. A. (1993). Cluttering: Another fluency syndrome. In R. F. Curlee (Hrsg.), *Stuttering and related disorders of fluency* (S. 179–204). New York: Thieme.

De Nil, L. F., Jokel, R., & Rochon, E. (2007). Etiology, symptomatology, and treatment of neurogenic stuttering. In G. Conture & R. F. Curlee (Hrsg.), *Stuttering and related disorders of fluency* (S. 326–343). New York: Thieme.

Hartje, W., & Poeck, K. (Hrsg.). (2006). *Klinische Neuropsychologie* (6. Aufl.). Stuttgart: Thieme.

Hartmann, B. (2007). *Mutismus. Zur Theorie und Kasuistik des totalen und elektiven Mutismus* (5. Aufl.). Berlin: Spiess.

Johannsen, H. S., & Schulze, H. (1992). Abgrenzungsphänomene: Prävention und Prognose. In M. Grohnfeldt (Hrsg.), *Störungen der Redefähigkeit* (S. 61–82). Berlin: Wissenschaftsverlag Volker Spiess.

Lundgren, K., Helm-Estabrooks, N., & Klein, R. (2010). Stuttering following acquired brain damage: A review of the literature. *Journal of Neurolinguistics, 23,* 447–454.

Mahr, G., & Leith, W. (1992). Psychogenic stuttering of adult onset. *Journal of Speech and Hearing Research, 35,* 283–286.

Myers, F. L., Bakker, K., St. Louis, K. O., & Raphaela, L. J. (2012). Disfluencies in cluttered speech. *Journal of Fluency Disorders, 37,* 9–19.

Neumann, K., Euler, H. A., Bosshardt, H. G., Cook, S., Sandrieser, P., Schneider, P. et al. (Deutsche Gesellschaft für Phoniatrie und Pädaudiologie, Hrsg.). (2016). *Pathogenese, Diagnostik und Behandlung von Redeflussstörungen. Evidenz- und konsensbasierte S3-Leitlinie, AWMF-Registernummer 049–013, Version 1*. http://www.awmf.org/leitlinien/detail/ll/049-013.html. Zugegriffen: 15. Sept. 2019.

Rosenbek, J. C. (1985). Stuttering secondary to nervous system damage. In R. F. Curlee & W. H. Perkins (Hrsg.), *Nature and treatment of stuttering: New directions* (S. 31–48). San Diego: College-Hill Press.

Sick, U. (2014). *Poltern. Theoretische Grundlagen, Diagnostik, Therapie* (2. Aufl.). Stuttgart: Thieme.

Spruit, M. (2015). *Poltern: Unverständliches besser verstehen*. Neuss: Natke.

St. Louis, K., & Daly, D. A. (1995). Cluttering: Past, present, and future. In C. W. Starkweather & H. F. M. Peters (Hrsg.), *Proceedings of the First World Congress on Fluency Disorders*. The International Fluency Association, 659–662.

St. Louis, K., & Myers, F. L. (1997). Management of cluttering and related fluency disorders. In R. F. Curlee & G. M. Siegel (Hrsg.), *Nature and treatment of stuttering: New directions*. Needham Heights: Allyn & Bacon.

Subellok, K., & Starke, A. (2015). Selektiver Mutismus – Ein interdisziplinäres Phänomen. *Deutsches Ärzteblatt, 10*, 455–457.

Tani, T., & Sakai, Y. (2011). Analysis of five cases with neurogenic stuttering following brain injury in the basal ganglia. *Journal of Fluency Disorders, 36*, 1–16.

Van Borsel, J. (1997). Neurogenic stuttering: A review. *Journal of Clinical Speech Language Studies, 7*, 16–33.

Ward, D., Connally, E. L., Pliatsikas, C., Bretherton-Furness, J., & Watkins, K. E. (2015). The neurological underpinnings of cluttering: Some initial findings. *Journal of Fluency Disorders, 43*, 1–16.

Wiele, B., & Zückner, H. (2019). Kinästhetisch-Kontrolliertes Sprechen (KKS) bei Poltern – Methode und Einsatz des Therapieprogramms. *Forum Logopädie, 33*, 6–12.

Zückner, H. (2016). *Kinästhetisch-kontrolliertes Sprechen bei Poltern und Stottern* (3. Aufl.). Neuss: Natke.

Zückner, H., & Ebel, H. (2001). Erworbenes psychogenes Stottern bei Erwachsenen: Diagnostische und differenzialdiagnostische Aspekte. *Sprache Stimme Gehör, 25*, 110–117.

Idiopathisches Stottern: Definitionen

Inhaltsverzeichnis

Literatur... 14

Eine der häufigsten und bekanntesten Störungen des Sprechens ist das idiopathische Stottern, das sich ohne offensichtlichen Anlass in der Kindheit entwickelt (vgl. Abschn. 2.2). Es ist im Folgenden immer gemeint, wenn von »Stottern« die Rede ist. Es wird auch Balbuties (lat. *balbutire:* stammeln, stottern, lallen) genannt, im Amerikanischen *stuttering,* im Englischen *stammering* und im Französischen *bégaiement.* Stottern und Poltern bilden die wichtigsten Vertreter der Redeflussstörungen (engl. *fluency disorders*), zu denen in der Sprachheilpädagogik noch Mutismus und Logophobie (krankhafte Sprechangst) gezählt werden (Grohnfeldt 1992).

Die erste wissenschaftliche Definition des Stotterns stammt von Kussmaul (1877), der es als »spastische Koordinationsneurose« bezeichnete, wobei der Neurosebegriff zu dieser Zeit eine funktionelle Störung im Gegensatz zu einer organischen Krankheit meinte. Bei dem Versuch, Stottern genauer zu definieren, kommt es leicht zu Kontroversen (z. B. Perkins 1983). Dies ist insbesondere der Fall, wenn die Definition Spekulationen zur Verursachung des Stotterns enthält. Dies trifft beispielsweise zu, wenn Coriat (1933) Stottern als »a psychoneurosis caused by the persistence into later life of early pregenital oral nursing, oral sadistic, and anal sadistic components« definiert oder Johnson (1958) es als »anticipatory, apprehensive, hypertonic avoidance reaction« bezeichnet. Eine bekannte Definition ist die von Wingate (1964), die »nicht-symptomatisch« in dem Sinn ist, dass Stottern nicht als Symptom einer psychologischen oder physiologischen Störung beschrieben wird:

The term "stuttering" means:

1. a) „Disruption in the fluency of verbal expression, which is b) characterized by involuntary, audible or silent, repetitions or prolongations in the utterance of short speech elements, namely: sounds, syllables, and words of one syllable. These disruptions c) usually occur frequently or are marked in character and d) are not readily controllable.
2. Sometimes the disruptions are e) accompanied by accessory activities involving the speech apparatus, related or unrelated body structures, or stereotyped speech utterances. These activities give the appearance of being speech-related struggle.
3. Also, there are not infrequently f) indications or report of the presence of an emotional state, ranging from a general condition of "excitement" or "tension" to more specific emotions of a negative nature such as fear, embarrassment, irritation, or the like. g) The immediate source of stuttering is some incoordination expressed in the peripheral speech mechanism; the ultimate cause is presently unknown and may be complex or compound."
(Wingate 1964, S. 488)

Zentral hierbei ist die Beschreibung von Unterbrechungen des Redeflusses durch Stotterereignisse. Diese machen die Auffälligkeiten des »gestotterten« Sprechens aus. Vernachlässigt wird dabei, dass möglicherweise auch das flüssig klingende Sprechen zwischen Stotterereignissen bei stotternden Personen physiologisch auffällig ist, ohne dass dies hörbar ist (siehe Abschn. 9.6).

Wingate sieht Wiederholungen und Dehnungen als notwendig und hinreichend für die Diagnose von Stottern an. Bei beiden Arten von Sprechunflüssigkeiten scheint die Schwierigkeit darin zu bestehen, zum nächsten Laut im Redefluss überzugehen. Wingate beschreibt Stottern daher als *phonetic transition defect* (Wingate 1969; siehe Abschn. 10.3).

Des Weiteren führt Wingate das unwillkürliche Auftreten und die Unkontrollierbarkeit der Stotterereignisse auf, womit wesentliche Aspekte des Stotterns genannt werden. Die Beschreibung im *Diagnostic and Statistical Manual of Mental Disorders* (DSM-V; American Psychiatric Association 2014) bezieht die Auswirkungen auf der Ebene der Aktivitäten und der Partizipation (ICF) ein. Als diagnostische Kriterien werden hier genannt:

A. „Eine dem Alter der Person und ihren sprachlichen Fertigkeiten unangemessene Störung des normalen Redeflusses und der zeitlichen Abfolge beim Sprechen, die über einen längeren Zeitraum hinweg andauert und durch häufiges und ausgeprägtes Auftreten von mindestens einem der folgenden Kriterien charakterisiert ist:

   1. Wiederholung von Lauten und Silben.
   2. Dehnungen von Konsonanten und Vokalen.
   3. Wortunterbrechungen (z. B. Pausen innerhalb eines Wortes).
   4. Hörbares oder stummes Blockieren (d. h. ausgefüllte oder unausgefüllte Sprechpausen).
   5. Umschreibungen (Wortsubstitutionen, um problematische Wörter zu umgehen).
   6. Unter starker physischer Anspannung herausgepresste Worte.
   7. Wiederholungen ganzer einsilbiger Wörter (z. B. „Ich ich ich ich sehe ihn.").

B. Die Störung führt zu Sprechängsten oder Beeinträchtigungen in der effektiven Kommunikation, bei der sozialen Teilhabe oder in der schulischen oder beruflichen Leistungsfähigkeit (einzeln oder in jeglicher Kombination).
C. Der Beginn der Symptome liegt in der frühen Entwicklungsphase. (Beachte: Später beginnende Störungen sind unter F98.5 Redeflussstörung mit Beginn im Erwachsenenalter zu diagnostizieren).
D. Die Störung ist nicht auf sprechmotorische oder sensorische Defizite oder einen neurologischen Krankheitsfaktor (z. B. Schlaganfall, Tumor oder Trauma) oder andere medizinische Krankheitsfaktoren zurückzuführen und nicht besser durch eine andere psychische Störung zu erklären (Diagnostische Kriterien, F80.81)."

Stottern ist meist mit einer überhöhten Anspannung artikulatorischer oder laryngealer Muskeln verbunden, was Starkweather (1987) dazu veranlasste, Stottern selbst als Verwendung übermäßiger Anstrengung bei der Sprechproduktion zu definieren. Stotternde Personen erleben die Stotterereignisse als motorischen Kontrollverlust, wie Perkins (1990) betont. Dies kann nur schwer naturwissenschaftlich operationalisiert werden (vgl. Smith 1990). Es trägt aber genauso wie die Aussage, dass eine klare Sprechintention vorliegt, zum besseren Verständnis der Störung bei.

Eine Möglichkeit für nichtstotternde Personen, einen motorischen Kontrollverlust nachzuvollziehen, besteht im Sprechen unter verzögerter auditiver Rückmeldung mit langen Verzögerungszeiten. Die dabei auftretenden Sprechunflüssigkeiten (*Lee*-Effekt) entziehen sich in ähnlicher Art und Weise der Kontrolle des Sprechers, wie es die Stotterereignisse bei stotternden Personen tun (vgl. Abschn. 7.3.3). So empfehlen Kohler und Braun (2018) die Nutzung des *Lee*-Effekts in der Ausbildung von Logopädinnen.

In der gültigen S3-Leitlinie Redeflussstörungen verständigten sich deutsche Experten auf eine Definition, die sowohl Annahmen zur Verursachung als auch die Symptomebene beinhaltet (vgl. Abschn. 2.2):

„Das originäre neurogene nicht-syndromale Stottern ist eine zentralnervöse Störung des Sprechens und seiner Planung, die in der Kindheit hauptsächlich auf Grund einer genetischen Disposition zustande kommt. Es umfasst eine Kernsymptomatik mit stottertypischen Sprechunflüssigkeiten und eine Begleitsymptomatik mit vegetativen, motorischen und emotionalen Reaktionen auf die Sprechunflüssigkeit." (Empfehlung 3, Leitlinie Redeflussstörungen, Neumann et al. 2016).

Das Wichtigste in Kürze
Eine Vielzahl von Definitionen des Stotterns existiert, die zum Teil die jeweilige Sicht auf die vermutete Verursachung widerspiegeln. Gemeinsam ist existierenden Definitionen, dass sowohl die Kernsymptome Wiederholungen, Dehnungen und Blocks als auch die Begleitsymptome Stottern ausmachen.

Literatur

American Psychiatric Association (Hrsg.). (2014). *Diagnostisches und Statistisches Manual Psychischer Störungen DSM-5*. Göttingen: Hogrefe.

Coriat, I. H. (1933). Psychoanalytic concept of stammering. *Nervous Child, 2,* 167–171.

Grohnfeldt, M. (1992). *Störungen der Redefähigkeit*. Berlin: Wissenschaftsverlag Volker Spiess.

Johnson, W. (1958). Introduction: The six men and the stuttering. In J. Eisenson (Hrsg.), *Stuttering: A Symposium* (S. xi–xxiv). New York: Harper & Brothers.

Kohler, J., & Braun, W. (2018). Verzögerte Auditive Rückmeldung (VAR). *Forum Logopädie, 32*(4), 12–17.

Kussmaul, A. (1877). Die Störungen der Sprache. In H. v. Ziemssen (Hrsg.), *Handbuch der Speciellen Pathologie und Therapie* (Bd. XII). Leipzig: Verlag von F.C.W. Vogel.

Perkins, W. H. (1983). The problem of definition: Commentary on "Stuttering". *Journal of Speech Hearing Disorders, 48,* 246–249.

Perkins, W. H. (1990). What is stuttering? *Journal of Speech Hearing Disorders, 55,* 370–382.

Neumann, K., Euler, H. A., Bosshardt, H. G., Cook, S., Sandrieser, P., Schneider, P. et al. (Deutsche Gesellschaft für Phoniatrie und Pädaudiologie, Hrsg.). (2016). *Pathogenese, Diagnostik und Behandlung von Redeflussstörungen. Evidenz- und konsensbasierte S3-Leitlinie, AWMF-Registernummer 049–013, Version 1*. http://www.awmf.org/leitlinien/detail/ll/049-013.html. Zugegriffen: 15. Sept. 2019.

Smith, A. (1990). Toward a comprehensive theory of stuttering: A commentary. *Journal of Speech Hearing Disorders, 55,* 398–401.

Starkweather, C. W. (1987). *Fluency and stuttering*. Englewood Cliffs: Prentice-Hall.

Wingate, M. E. (1964). A standard definition of stuttering. *Journal of Speech Hearing Disorders, 29,* 484–489.

Wingate, M. E. (1969). Stuttering as phonetic transition defect. *Journal of Speech Hearing Disorders, 34*(1), 107–108.

Epidemiologie

Inhaltsverzeichnis

4.1 Beginn 15
4.2 Lebenszeit-Risiko 16
4.3 Geschlechterverteilung. 16
4.4 Remission. 17
4.5 Verbreitung. 18
4.6 Genetik. 19
Literatur. 22

4.1 Beginn

Das idiopathische Stottern beginnt bis auf wenige Ausnahmen in der frühen Kindheit. Nach Andrews (1985) tritt es bei 50 % vor dem 4. Lebensjahr, bei 75 % vor dem 6. Lebensjahr und bei praktisch allen vor dem 12. Lebensjahr auf. Yairi und Ambrose (1992b) ermittelten in einer Untersuchung an 87 stotternden Vorschulkindern, dass 75 % bis zum Alter von 3½ Jahren zu stottern begonnen hatten. In einer jüngeren Überblicksstudie zur Epidemiologie des Stotterns kommen Yairi und Ambrose (2013) zu dem Schluss, dass das Risiko, erstmalig zu stottern, ab dem 5. Lebensjahr nur noch gering ist.

Meist sprechen die Kinder zunächst flüssig. Der Beginn des Stotterns wird von Eltern entweder als plötzlich oder als graduell wahrgenommen. Bei einer graduellen Entwicklung des Stotterns können die Eltern häufig keinen exakten Zeitpunkt für den Beginn angeben (vgl. Abschn. 6.1). Im Gegensatz dazu geht ein plötzlicher Beginn des Stotterns oft mit einer ausgeprägten Symptomatik einher, sodass der Eindruck entsteht, das Stottern entstehe von einem Moment auf den anderen. Nicht selten berichten dann Eltern, dass Ereignisse wie die Geburt eines Geschwisterteils oder ein Todesfall innerhalb der Familie das Stottern ihres Kindes ausgelöst hätten. Falls diese Ereignisse tatsächlich dem Erstauftreten des Stotterns unmittelbar vorausgingen, müssten sie von disponierenden und aufrechterhaltenden Faktoren unterschieden werden (vgl. Abschn. 10.4). In den meisten Fällen tritt kein spezifisches Ereignis mit dem Beginn des Stotterns auf (Van Riper 1982).

4.2 Lebenszeit-Risiko

Die Wahrscheinlichkeit dafür, dass bei einer Person nach der Pubertät Stottern erstmalig auftritt, ist vernachlässigbar gering. Das Lebenszeit-Risiko beim Stottern, also der Prozentsatz derjenigen, die irgendwann in ihrem Leben gestottert haben, kann demnach mittels Längsschnittstudien bis zur Pubertät oder in retrospektiven Studien bei einer älteren Population ermittelt werden.

Eine vielzitierte Langzeit-Längsschnittuntersuchung zum Beginn und zur Remission des Stotterns stammt von Andrews und Harris (1964). In dieser Untersuchung wurden 1000 Kinder in Newcastle, England, von Geburt bis zum Alter von 16 Jahren beobachtet. In dieser Studie ergab sich ein Anteil an Neuerkrankungen von 4,9 % (vgl. Andrews 1985). Andrews et al. (1983) kommen auf ein Lebenszeit-Risiko von 5 %, wenn nur Kinder einbezogen werden, die mindestens 6 Monate gestottert haben. Månsson (2000), der mit einem Team von vier Therapeuten 1.021 innerhalb eines 2-Jahreszeitraums auf der Insel Bornholm in Dänemark geborene Kinder untersuchte, kommt auf einen Prozentsatz von 5,2. Dabei wurden die Kinder über einen 9-Jahreszeitraum untersucht.

Bloodstein und Bernstein Ratner (2008) listen 16 Studien zum Lebenszeit-Risiko auf, bei denen die Angaben zwischen 0,7 % und 15,4 % stark schwanken. Die Autoren halten ein Risiko von 10 % für plausibel, wenn kurze Phasen des Stotterns, die bei derartigen Untersuchungen häufig vernachlässigt werden, eingeschlossen werden. Yairi und Ambrose (2013) halten einen Wert von 8 % für möglich. In jüngerer Zeit sind die Schätzungen des Lebenszeit-Risikos also tendenziell höher.

4.3 Geschlechterverteilung

Bezüglich der geschlechtsspezifischen Verteilung des Stotterns ergab sich in der bereits zitierten Längsschnittstudie von Andrews und Harris (1964) zu Beginn des Stotterns eine Verteilung von Jungen und Mädchen von 2,6 zu 1. Die Mädchen verloren das Stottern häufiger wieder, sodass diese Verteilung mit dem Heranwachsen auf 3,6 zu 1 anwuchs. Yairi und Ambrose (1992a) fanden zu Beginn des Stotterns eine Verteilung von Jungen und Mädchen von 2 zu 1, Månsson (2000) ein Verhältnis von 1,65 zu 1, Shimada et al. (2018) bei Dreijährigen von 1,57 zu 1. Bei älteren Kindern und Erwachsenen beträgt das Verhältnis laut Bloodstein und Bernstein Ratner (2008) 4 bis 5 zu 1. Bei Mädchen scheint das Stottern etwas früher zu beginnen, und wenn sie es wieder verlieren, geschieht dies früher als bei Jungen (Yairi 1983; Yairi und Ambrose 1992b).

Über die Ursache des Ungleichgewichts zwischen den Geschlechtern wurde genauso viel spekuliert wie über die Ursache des Stotterns selbst. Aufgegriffen wurde diese Frage in einer Kibbuz-Beobachtung von Eisenson (1966). Der Autor geht davon aus, dass sich die Erziehung von Jungen und Mädchen in einem Kibbuz nicht unterscheidet. Dennoch stellte er ein Verhältnis von stotternden Jungen zu Mädchen zwischen 3 zu 1 und 4 zu 1 fest. Einschränkend muss angemerkt werden, dass die Annahme einer gleichen Erziehung der Geschlechter kaum überprüft werden kann und die Anzahl der stotternden Kinder insgesamt nur 21 betrug.

Jungen weisen im Allgemeinen eine langsamere Sprachentwicklung auf und neigen eher zu Artikulationsfehlern, Leseschwäche und anderen Störungen bezüglich Sprache und Kommunikation (Böhme 2003). Stottern passt somit in dieses allgemeine Bild, das auf eine geschlechtsspezifische Veranlagung hindeutet. Diese könnte beim Stottern vor allem in einer höheren Genesungsrate bei Mädchen bestehen.

4.4 Remission

Der Großteil der Kinder verliert das Stottern wieder bis zur Pubertät, einige auch noch später. Dies ist insbesondere bei stotternden Mädchen der Fall, wie im letzten Abschnitt beschrieben wurde. Bloodstein und Bernstein Ratner (2008) nennen Raten für die Remission zwischen 9,5 % und 79,1 % aus retrospektiven Studien mit einem Median von 62,0 %. Vermutlich sind diese großen Unterschiede auf unterschiedliche methodische Vorgehensweisen zurückzuführen, beispielsweise die Definition des Stotterns und einer Remission sowie die Form der Datenerhebung betreffend. In der Längsschnittstudie von Andrews und Harris (1964) ergab sich eine Rate von 79,1 %, wobei auch Kinder einbezogen wurden, die nur kurze Zeit gestottert haben. In einer Längsschnittstudie von Yairi und Kollegen (Yairi und Ambrose 1999), in der 84 stotternde Kinder kurz nach Beginn des Stotterns (im Durchschnitt nach knapp 7 Monaten) bis 4 Jahre nach Beginn untersucht wurden, ergab sich eine Remissionsrate von 73,8 %. Yairi (1997) betont, dass insbesondere in den ersten zwei Jahren nach Beginn des Stotterns Remissionen aufträten und geringere Angaben für die Remissionsrate darauf zurückzuführen seien, dass in den entsprechenden Studien ältere Kinder untersucht wurden. Johannsen (2001) fand allerdings bei 62 Kindern eine hohe Remissionsrate von 77,4 %, obwohl die Kinder bei Untersuchungsbeginn im Durchschnitt bereits fast zwei Jahre lang stotterten. Shimada et al. (2018) stellten bei Dreijährigen eine Remissionsrate von 82,8 % innerhalb eines halben Jahres fest. Yairi und Ambrose (2013) gehen von einer Remission von bis zu 90 % angesichts des in jüngerer Zeit höher geschätzten Lebenszeit-Risikos (siehe Abschn. 4.2) aus.

In den genannten Studien wurden zum Teil auch Kinder einbezogen, die wegen ihres Stotterns therapiert wurden. Aus diesem Grund sind keine genauen Angaben für die *spontane* Remission, also die Remission ohne formale Therapie, bekannt. Ingham und Cordes (1999) berichten Ergebnisse von drei Studien mit insgesamt 49 Kindern, die nicht behandelt wurden, und kommen auf eine Spontanremissionsrate von 42,8 %. Aufgrund der geringen Anzahl an Kindern und der Diskrepanz, die auch zwischen den drei ausgewerteten Studien besteht, muss diese Angabe jedoch vorsichtig bewertet werden. Jones et al. (2005) berichten von einer Kontrollgruppe mit 25 Kindern im Vorschulalter, die über 9 Monate beobachtet wurde, während sie auf eine Therapie warteten. Von diesen verloren 12 % das Stottern. Starkweather (1997) schätzt, dass die Hälfte der behandelten Kinder das Stottern auch ohne Behandlung verliert. Auch wenn verlässliche Zahlen fehlen, steht doch fest, dass eine große Anzahl ohne therapeutische Behandlung remittiert. Verlässliche Prädiktoren dafür, welche Kinder spontan remittieren, liegen nicht vor (vgl. Abschn. 6.2). Die Sprache von Kindern, die das Stottern ohne Therapie wieder verlieren, ist nicht von der nichtstotternder Kinder zu unterscheiden (Finn et al. 1997).

4.5 Verbreitung

Die Verbreitung des Stotterns müsste für eine repräsentative Gruppe der Bevölkerung zu einem bestimmten Zeitpunkt ermittelt werden (Punktprävalenz). Tatsächlich existieren Erhebungen zur Prävalenz des Stotterns bislang jedoch nur von Schulkindern. Bloodstein und Bernstein Ratner (2008) listen 18 Studien von U.S.-amerikanischen Schulkindern gegen 28 Studien von europäischen Schulkindern auf und kommen auf eine durchschnittliche Prävalenz von 1,02 % gegen 1,38 %. Während Bloodstein und Bernstein Ratner (2008) hierfür methodische Unterschiede verantwortlich machen, führen Andrews et al. (1983) die Differenz darauf zurück, dass mehr U.S.-amerikanische Schulkinder auch nach der Pubertät die Schule besuchten, gleichzeitig jedoch die Prävalenz nach der Pubertät abnehme. Zu beachten ist hierbei außerdem, dass Studien zur Prävalenz schwer zu vergleichen sind, da unterschiedliche Kriterien zur Bewertung des Stotterns verwendet werden.

Boyle et al. (2011) berichten von einer groß angelegten Untersuchung mit 119.367 Kindern und Jugendlichen im Alter von 3 bis 17 Jahren in den USA, in der eine Reihe von Entwicklungsstörungen erhoben wurde. Die Eltern wurden befragt, ob bei ihrem Kind jemals von einem Fachmann/einer Fachfrau eine dieser Störungen diagnostiziert worden ist. Hierdurch wurde versucht, Fehleinschätzungen der Eltern zu vermeiden. Es ergab sich eine Prävalenz für Stottern von 1,6 %. Dieser Wert könnte noch unterschätzt sein, weil nicht jedes betroffene Kind einem Fachmann/einer Fachfrau vorgestellt wird. Aufgrund der hohen Remissionsrate kann bei Vorschulkindern von einer höheren Prävalenz als bei älteren Kindern und Jugendlichen ausgegangen werden, obwohl hierzu nur sehr wenige Studien vorliegen. In einer Studie von Proctor et al. (2008) wurden 3.164 Vorschulkinder zwischen 2 und 5 Jahren untersucht und eine Prävalenz von 2,52 % festgestellt. Zur Prävalenz bei Erwachsenen liegen keine Studien vor. Da eine vollständige

Heilung im Erwachsenenalter selten auftritt (vgl. Abschn. 11.8), dürfte sie mindestens 1 % betragen.

Verbreitung bei weiteren Störungsbildern
Stottern ist unter Epileptikern stärker verbreitet als in der Gesamtbevölkerung, ebenso bei Zerebralparese und anderen neurologischen Syndromen. Conture (2001) schätzt, dass 10 bis 20 % der stotternden Kinder ein Aufmerksamkeits-Defizit-Syndrom (ADS) aufweisen, womit die Verbreitung größer als bei der Gesamtpopulation wäre. Bei einer von Donaher und Richels (2012) untersuchten Gruppe stotternder Schulkinder erfüllte mehr als die Hälfte Kriterien, die eine weitergehende Untersuchung auf ADS sinnvoll erscheinen ließ. Healey und Reid (2003) geben Hinweise auf die Behandlung stotternder Kinder mit ADS.

Bei geistig Behinderten soll die Prävalenz des Stotterns ebenfalls höher sein, wobei die Angaben von 1 % (keine höhere Prävalenz) bis 45 % schwanken (Boberg 1977, 1978; Böhme 1977; Van Riper 1982; Van Borsel und Tetnowski 2007). Van Borsel et al. (2006) fanden mit 2,28 % eine höhere Prävalenzrate bei Schülern an Sonderschulen als bei Schülern an Regelschulen (0,58 %). Fehldiagnosen können allerdings nicht ausgeschlossen werden, da auch berichtet wird, dass typische Verhaltensweisen für Stottern wie z. B. Wortängste und Vermeidungsverhalten fehlen (Boberg 1977). Van Borsel und Tetnowski (2007) bezweifeln, dass Unflüssigkeiten, die häufig mit genetischen Syndromen wie Prader-Willi-Syndrom oder Tourette-Syndrom einhergehen, als Stottern bezeichnet werden können, da sich diese deutlich vom Muster idiopathischen Stotterns unterscheiden. Gehörlosigkeit ist das einzige Merkmal, bei dem Stottern weniger häufig, sogar extrem selten auftritt (Van Riper 1982; Andrews et al. 1983).

Die Auswertung eines Surveys zur nationalen Gesundheit in den USA über 5 Jahre hinweg bestätigte die oben genannten Ergebnisse. Unter den 62.560 Kindern, zu denen Angaben erhoben wurden, war für die stotternden Kinder die Wahrscheinlichkeit mindestens einer koexistierenden Entwicklungsstörung 5,5 Mal höher. Als Beeinträchtigungen wurden dabei Intelligenzdefizite, Lernstörungen, ADHS/ADS, Krampfanfälle, Autismus und verwandte Störungen genannt (Briley und Ellis 2018)

4.6 Genetik

Stottern tritt familiär gehäuft auf (West et al. 1939; Gray 1940; Andrews und Harris 1964; Ambrose et al. 1993). Abb. 4.1 zeigt exemplarisch fünf Generationen einer berühmten »Stotterer-Familie« aus Iowa, USA (aus Gray 1940). In der Untersuchung von West, Nelson und Berry (1939) gaben 51 % der stotternden Personen an, stotternde Verwandte zu haben, während der Anteil bei den Nichtstotternden 18 % betrug. Andrews et al. (1983) schätzen, dass bei stotternden Männern 9 % der Töchter und 22 % der Söhne stottern, bei stotternden Frauen 17 % der Töchter und 36 % der Söhne. Demnach

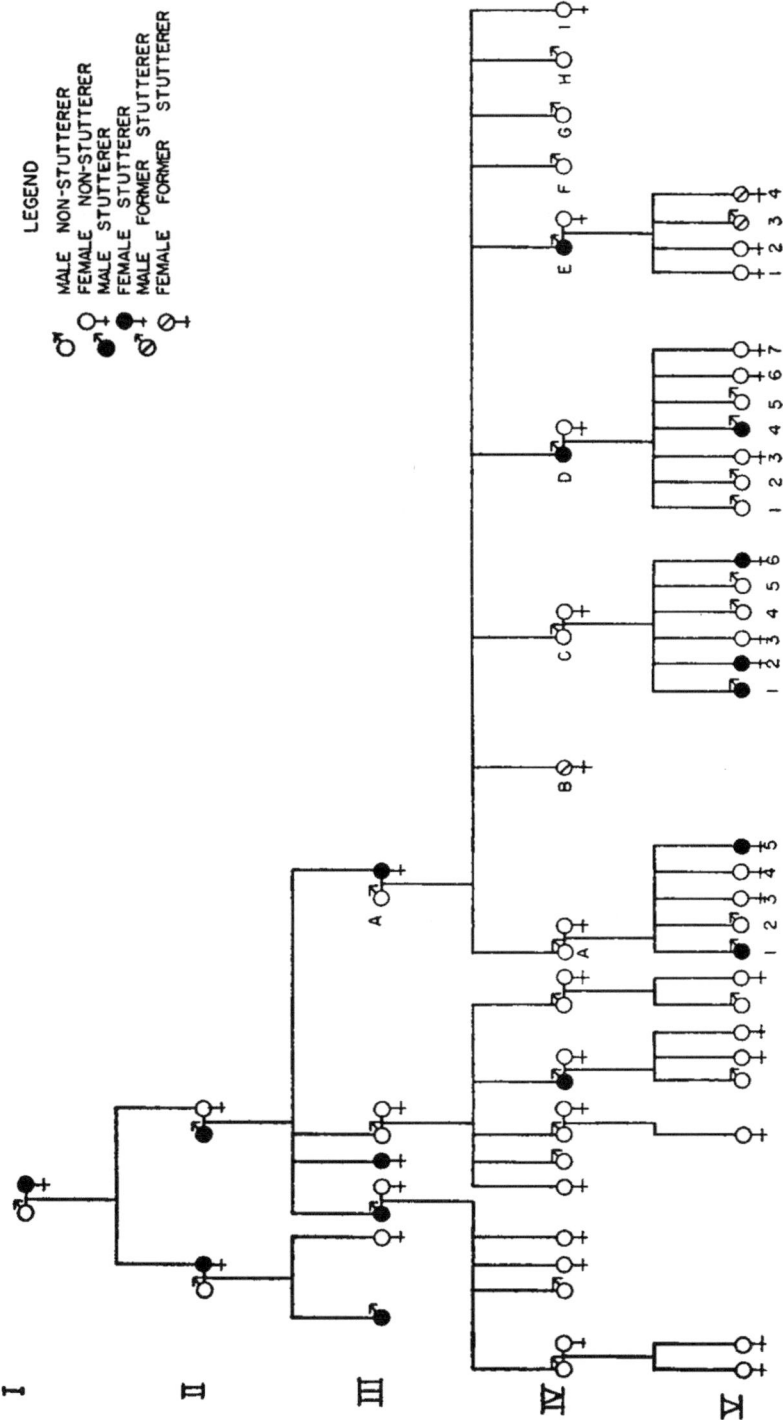

Abb. 4.1 Fünf Generationen einer berühmten »Stotterer-Familie« aus Iowa, USA (Gray 1940)

wird in Familien, in denen mindestens ein Elternteil stottert, Stottern häufiger an die Söhne als an die Töchter übertragen. Stotternde Frauen übertragen ihr Stottern insgesamt häufiger als stotternde Männer.

Zwillingsstudien haben eine höhere Konkordanzrate, d. h. eine häufigere Übereinstimmung bei eineiigen als bei zweieiigen Zwillingen, bezüglich des Stotterns ergeben (Seemann 1937; Nelson et al. 1945; Howie 1981; Andrews et al. 1991; Dworzynski et al. 2007; Rautakoski et al. 2012).

Die familiäre Häufung, der größere Anteil an stotternden Verwandten bei Frauen und die Zwillingsstudien deuten auf die Beteiligung eines genetischen Faktors beim Stottern hin (zusammenfassend siehe Kraft und Yairi 2011; Yairi und Ambrose 2013). Die Existenz diskordanter eineiiger Zwillinge (ein Zwilling stottert, der andere nicht) spricht nicht gegen einen genetischen Faktor, wenn davon ausgegangen wird, dass lediglich eine Veranlagung für Stottern vererbt wird, aufgrund derer Stottern entstehen kann aber nicht muss. Es scheint also ein genetischer Faktor mit Umgebungsvariablen zu interagieren (Cox et al. 1984; Kidd 1977, 1980, 1985). Ein spezifisches Vererbungsmodell ist noch nicht ermittelt worden (Kidd 1985; Kraft und Yairi 2011). Denkbar wären eine monogenetische oder eine polygenetische Vererbung (Bloodstein und Bernstein Ratner 2008). Künftige molekulargenetische Untersuchungen müssen die genetische Architektur des Stotterns aufklären, indem sie Dispositionsorte für Stottern auf den Chromosomen lokalisieren. Versuche, ein Gen oder mehrere Gene zu verorten, die Stottern verursachen, führten bislang zu uneinheitlichen Ergebnissen, wobei jedoch eine Tendenz dazu besteht, dass mehrere Gene beteiligt sind (Viswanath et al. 2004; Shugart et al. 2004; Riaz et al. 2005; Suresh et al. 2006; Wittke-Thompson et al. 2007; Raza et al. 2012). Eine geschlechtsspezifische Untersuchung von Sureshet al. (2006) deutet darauf hin, dass Stottern bei Männern mit Chromosom 7 assoziiert ist, während bei Frauen Chromosom 21 eine Rolle spielt.

Unklar ist, ob die genetischen Einflüsse zur Entstehung oder zur Aufrechterhaltung des Stotterns beitragen. Ambrose et al. (1997) schließen aus Daten, die an 66 stotternden Kindern erhoben wurden, dass die Tatsache, ob Stottern persistiert oder das Kind remittiert, genetisch übertragen werde, diese beiden »Formen« des Stotterns jedoch keine genetisch unterscheidbaren Störungen darstellten. Dworzynski et al. (2007) kommen in ihrer longitudinalen Studie mit 12.892 Kindern zu einem ähnlichen Ergebnis und betonen ebenfalls den genetischen Einfluss auf die Wahrscheinlichkeit einer Remission. Dennoch gehen die Autoren von einer Wechselwirkung genetischer und umweltbezogener Faktoren aus und verweisen darauf, dass der Anteil des Einflusses beider Faktoren auf die Remission bislang noch nicht geklärt ist. Die Schwere des Stotterns scheint nicht vererbt zu werden (Kidd et al. 1980). Adoptionsstudien, die im Zusammenhang mit einem genetischen Faktor beim Stottern bedeutsam wären, liegen bislang nicht vor.

Anteil genetischer Faktoren und Veranlagung
Andrews et al. (1991) schätzen anhand einer Studie mit 3.810 zufällig ausgewählten Zwillingspaaren, dass genetische Faktoren 71 % und Umgebungsfaktoren 29 % der Wahrscheinlichkeit ausmachten, ob jemand zu stottern beginne. Kidd (1980) kommt zu

dem Ergebnis, dass 86 % der Varianz genetisch und 14 % umgebungsbedingt sei, was durch Daten von Rautakoski et al. (2012) in dieser Größenordnung gestützt wird. Unter Umgebungsvariablen fallen in diesem Zusammenhang alle nichtgenetischen Einflussfaktoren. Man unterscheidet bei nichtgenetischen Einflussfaktoren zwischen der geteilten Umwelt, womit Einflüsse gemeint sind, denen Geschwister gleichermaßen ausgesetzt sind, und nicht-geteilter Umwelt, die alle anderen Einflüsse umfasst wie z. B. solche, die bereits auf den Fötus einwirken.

Genetische Faktoren spielen offenbar bei der Entstehung und Aufrechterhaltung des Stotterns eine Rolle. Es ist plausibel, eine Veranlagung für Stottern anzunehmen, wobei die Art dieser Disposition unbekannt ist. Unterschiede zwischen stotternden und nichtstotternden Personen, die direkt zum Stottern führen, also eine notwendige Bedingung für Stottern darstellen, wurden bislang nicht gefunden (vgl. Abschn. 9.9). Guitar (2006) merkt an, dass sich eine Veranlagung beispielsweise auch darauf beziehen könne, wie empfänglich eine Person für klassische Konditionierung sei, was zeigen soll, dass »Veranlagung« ein weites Feld darstellt. Üblicherweise wird davon ausgegangen, dass mehr Menschen eine Veranlagung für Stottern aufweisen als tatsächlich stottern. Die Forschungsergebnisse erlauben jedoch aktuell nicht den Schluss, dass eine Disposition eine notwendige Voraussetzung für die Entstehung des Stotterns darstellt. Es ist auch denkbar, dass nur eine Subgruppe der stotternden Population Träger einer Veranlagung ist und Stottern ohne eine Disposition entstehen könnte (vgl. Abschn. 10.5).

Das Wichtigste in Kürze
Stottern tritt meist vor dem 5. Lebensjahr auf. Es entwickelt sich allmählich oder plötzlich. Mindestens 5 % der Bevölkerung haben irgendwann in ihrem Leben gestottert. Mädchen verlieren das Stottern häufiger wieder, sodass das Verhältnis bei älteren Kindern und Erwachsenen auf 4 bis 5:1 zwischen Männern und Frauen wächst. Etwa 80 % der Kinder verlieren das Stottern wieder, eine große Anzahl hiervon ohne therapeutische Behandlung. Die Verbreitung des Stotterns in der Gesamtbevölkerung beträgt mindestens 1 %. Die familiäre Häufung des Stotterns sowie Zwillingsstudien deuten auf einen genetischen Faktor beim Stottern, der mit Umgebungsvariablen interagiert. Der genetische Einfluss auf die Entstehung bzw. Aufrechterhaltung wird auf bis zu 86 % geschätzt. Es ist plausibel, die Übertragung einer Veranlagung anzunehmen. Die Natur dieser Veranlagung ist jedoch noch nicht identifiziert.

Literatur

Ambrose, N. G., & Yairi, E. (1999). Normative disfluency data for early childhood stuttering. *Journal of Speech Language Hearing Research, 42,* 895–909.
Ambrose, N. G., Yairi, E., & Cox, N. (1993). Genetic aspects of early childhood stuttering. *Journal of Speech and Hearing Research, 36,* 701–706.

Ambrose, N. G., Cox, N., & Yairi, E. (1997). The genetic basis of persistence and recovery in stuttering. *Journal of Speech Language Hearing Research, 40,* 567–580.
Andrews, G. (1985). Epidemiology of stuttering. In R. F. Curlee & W. H. Perkins (Hrsg.), *Nature and treatment of stuttering: New directions* (S. 1–12). San Diego: College-Hill Press.
Andrews, G., & Harris, M. (1964). *The syndrome of stuttering.* London: Heinemann.
Andrews, G., Craig, A., Feyer, A.-M., Hoddinott, S., Howie, P., & Neilson, M. D. (1983). Stuttering: A review of research findings and theories circa 1982. *Journal of Speech Hearing Disorders, 48,* 226–246.
Andrews, G., Morris-Yates, A., Howie, P., & Martin, N. (1991). Genetic factors in stuttering confirmed. *Archives General Psychiatry, 48,* 1034–1035.
Bloodstein, O., & Bernstein Ratner, N. (2008). *A handbook on stuttering* (6. Aufl.). San Diego: Singular Publishing Group.
Boberg, E. (1977). Stuttering in the retarded: I. Review of prevalence literature. *Mental Retardation Bulletin, 5*(3), 90–100.
Boberg, E. (1978). Stuttering in the retarded: II. Prevalence of stuttering in EMR and TMR children. *Mental Retardation Bulletin, 6*(2), 67–76.
Böhme, G. (1977). *Das Stotter-Syndrom.* Bern: Huber.
Böhme, G. (2003). *Sprach-, Sprech-, Stimm- und Schluckstörungen. Bd. 1: Klinik (4. Aufl.).* Stuttgart: G. Fischer.
Boyle, C. A., Boulet, S., Schieve, L. A., Cohen, R. A., Blumberg, S., Yeargin-Allsopp, M., Vissner, S., & Kogan, M. D. (2011). Trends in the prevalence of developmental disabilities in US children, 1997–2008. *Pediatrics, 127,* 1034–1042.
Briley, P. M., & Ellis, C., Jr. (2018). The coexistence of disabling conditions in children who stutter: Evidence from the National Health Interview Survey. *Journal of Speech Language Hearing Research, 61,* 2895–2905.
Conture, E. G. (2001). *Stuttering: Its nature, diagnosis, and treatment.* Needham Heights: Allyn & Bacon.
Cox, N., Seider, R., & Kidd, K. (1984). Some environmental factors and hypotheses for stuttering in families with several stutterers. *Journal of Speech and Hearing Research, 27,* 543–548.
Donaher, J., & Richels, C. (2012). Traits of attention deficit/hyperactivity disorder in school-age children who stutter. *Journal of Fluency Disorders, 37,* 242–252.
Dworzynski, K., Remington, A., Rijsdijk, F., Howell, P., & Plomin, R. (2007). Genetic etiology in cases of recovered and persisted stuttering in an unselected, longitudinal sample of young twins. *American Journal of Speech Language Pathology, 16,* 169–178.
Eisenson, J. (1966). Observations of the incidence of stuttering in a special culture. *Journal of American Speech Hearing Association, 8,* 391–394.
Finn, P., Ingham, R. J., Ambrose, N. G., & Yairi, E. (1997). Children recovered from stuttering without formal treatment: Perceptual assessment of speech normalcy. *Journal of Speech Language Hearing Disorders, 40,* 867–876.
Gray, M. (1940). The X Family: A clinical and laboratory study of a "stuttering" family. *Journal of Speech Disorders, 5,* 343–348.
Guitar, B. (2006). *Stuttering: An integrated approach to its nature and treatment* (3. Aufl.). Baltimore: Williams & Wilkins.
Healey, E. C., & Reid, R. (2003). ADHD and stuttering: A tutorial. *Journal of Fluency Disorders, 28,* 79–93.
Howie, P. M. (1981). Concordance for stuttering in monozygotic and dizygotic twin pairs. *Journal of Speech and Hearing Research, 24,* 317–321.

Ingham, R. J., & Cordes, A. K. (1999). On watching a discipline shoot itself in the foot: Some observations on current trends in stuttering treatment research. In N. Bernstein & C. E. Healey (Hrsg.), *Stuttering research and practice: Bridging the gap* (S. 211–230). Mahwah: Lawrence Erlbaum Ass.

Johannsen, H. S. (2001). Der Einfluss von Alter, Geschlecht, Symptomatologie, Heredität und Händigkeit auf den Verlauf des Stotterns im Kindesalter. *Sprache Stimme Gehör, 25,* 14–19.

Jones, M., Onslow, M., Packman, A., Williams, S., Ormond, T., Schwarz, I., & Gebski, V. (2005). Randomised controlled trial of the Lidcombe programme of early stuttering intervention. *British Medical Journal, 331,* 659–663.

Kidd, K. K. (1977). A genetic perspective on stuttering. *Journal of Fluency Disorders, 2,* 259–269.

Kidd, K. K. (1980). Genetic models of stuttering. *Journal of Fluency Disorders, 5,* 187–201.

Kidd, K. K. (1985). Stuttering as a genetic disorder. In R. F. Curlee & W. H. Perkins (Hrsg.), *Nature and treatment of stuttering: New directions* (S. 149–169). San Diego: College-Hill Press.

Kidd, K. K., Heimbuch, R. C., Records, M. A., Oehlert, G., & Webster, R. L. (1980). Familial stuttering patterns are not related to one measure of severity. *Journal of Speech Hearing Research, 23,* 539–545.

Kraft, S. J., & Yairi, E. (2011). Genetic bases of stuttering: The state oft he art, 2011. *Folia Phoniatrica et Logopedica, 64,* 34–47.

Månsson, H. (2000). Childhood stuttering: Incidence and development. *Journal of Fluency Disorders, 25,* 47–57.

Nelson, S., Hunter, N., & Walter, M. (1945). Stuttering in twin types. *Journal of Speech Disorders, 10,* 335–343.

Proctor, A., Yairi, E., Duff, M. C., & Zhang, J. (2008). Prevalence of stuttering in African American preschoolers. *Journal of Speech and Hearing Research, 51,* 1465–1479.

Rautakoski, P., Hannus, T., Simberg, S., Sandnabba, N. K., & Santtila, P. (2012). Genetic and environmental effects on stuttering: A twin study from Finland. *Journal of Fluency Disorders, 37,* 202–210.

Raza, M. H., Amjad, R., Riazuddin, S., & Drayna, D. (2012). Studies in a consanguineous family reveal a novel locus for stuttering on chromosome 16q. *Human Genetics, 131,* 311–313.

Riaz, N., Steinberg, S., Ahmad, J., Pluzhnikov, A., Riazuddin, S., & Cox, N. (2005). Genomwide significant linkage to stuttering on chromosome 12. *American Journal of Human Genetics, 76,* 647–651.

Seemann, M. (1937) *Die Bedeutung der Zwillingspathologie für die Erforschung von Sprachleiden.* Arch. f. Sprach- und Stimmheilkunde u. angew. Phonetik, Bd. I, S. 88–98.

Shimada, M., Toyomura, A., Fujii, T., & Minami, T. (2018). Children who stutter at 3 years of age: A community-based study. *Journal of Fluency Disorders, 56,* 45–54.

Shugart, Y. Y., Mundorff, J., Kilshaw, J., Doheny, K., Doan, B., & Wanyee, J. (2004). Results of a genome-wide linkage scan for stuttering. *American Journal of Medical Genetics, 124A,* 133–135.

Starkweather, C. W. (1997). Therapy for younger children. In R. F. Curlee & G. M. Siegel (Hrsg.), *Nature and treatment of stuttering: New directions* (2. Aufl., S. 257–279). Needham Heights: Allyn & Bacon.

Suresh, R., Ambrose, N. G., Roe, C., Pluzhnikov, A., Wittke-Thompson, J. K., Ng, M. C. Y., et al. (2006). New complexities in the genetics of stuttering: Significant sex-specific linkage signals. *American Journal of Human Genetics, 78,* 554–563.

Van Borsel, J., & Tetnowski, J. A. (2007). Fluency disorders in genetic syndroms. *Journal of Fluency Disorders, 32,* 279–296.

Van Borsel, J., Moeyaert, J., Mostaert, Ch., Rosseel, R., van Loo, E., & van Renterghem, T. (2006). Prevalence of stuttering in regular and special school populations in Belgium based on teacher perceptions. *Folia Phoniatrica et Logopedica, 58,* 289–302.

Van Riper, C. (1982). *The nature of stuttering* (2. Aufl.). Englewood Cliffs: Prentice-Hall.

Viswanath, N., Lee, H. S., & Chakraborty, R. (2004). Evidence for a major gene influence on persistent developmental stuttering. *Human Biology, 76,* 401–412.

West, R., Nelson, S., & Berry, M. (1939). The heredity of stuttering. *The Quarterly Journal of Speech, 35,* 23–31.

Wittke-Thompson, J. K., Ambrose, N. G., Yairi, E., Roe, C., Cook, E. H., Ober, C., & Cox, N. (2007). Genetic studies of stuttering in a founder population. *Journal of Fluency Disorders, 32,* 33–50.

Yairi, E. (1983). The onset of stuttering in two- and three-year-old children: A preliminary report. *Journal of Speech Hearing Disorders, 48,* 171–177.

Yairi, E. (1997). Disfluency characteristics of childhood stuttering. In R. F. Curlee & G. M. Siegel (Hrsg.), *Nature and treatment of stuttering: New directions* (2. Aufl., S. 49–78). Needham Heights: Allyn & Bacon.

Yairi, E., & Ambrose, N. G. (1992a). A longitudinal study of stuttering in children: A preliminary report. *Journal of Speech and Hearing Research, 35*(4), 755–760.

Yairi, E., & Ambrose, N. G. (1992b). Onset of stuttering in preschool children: Selected factors. *Journal of Speech and Hearing Research, 35*(4), 782–788.

Yairi, E., & Ambrose, N. G. (2013). Epidemiology of stuttering: 21st century advances. *Journal of Fluency Disorders, 38,* 66–87.

Phänomenologie

5

Inhaltsverzeichnis

5.1 Äußere Symptome 28
5.2 Innere Symptome 35
5.3 Auffälligkeiten beim Stotterereignis 37
5.4 Mehrsprachigkeit 39
Literatur 41

Für das Verständnis und die Therapie des Stotterns ist die detaillierte Analyse der Symptomatik von besonderer Bedeutung. Ein ausgeprägtes Störungsbild kann auf den Zuhörer chaotisch und zufällig wirken. Bei einer genaueren Betrachtung können jedoch stereotype Muster deutlich werden, deren Entstehungsgeschichte sich sogar rekonstruieren lässt.

Von Laien kann ein schweres Stottern für einen epileptischen Anfall gehalten werden. Kussmaul gab in seiner Monografie über die Störungen der Sprache aus dem Jahr 1877 eine eindrucksvolle Beschreibung:

> Er (der Stotternde) schliesst je nach der Natur des auszusprechenden Buchstabens diese oder jene Verschluss-Stelle des Mundkanals wie ein wohlsprechender Mensch; anstatt aber nun den Vocal ohne Verzug folgen zu lassen, presst er die Lippen oder Zunge und Zähne, Zunge und Gaumen fester zusammen als nöthig, der explosive Durchbruch der Luft kommt nicht zu Stande, es theilt sich den übrigen Gesichtsmuskeln und der Glottis, ja den Halsmuskeln der krampfhafte Zustand der Articulations-Musculatur mit, gesticulatorische Bewegungen treten hinzu, der Bauch wird zusammengepresst, das Haupt nach hinten geworfen, der Kehlkopf gewaltsam in die Höhe gezogen, der Stotternde kommt schliesslich in eine furchtbare Aufregung, das Herz klopft stark, der Kopf wird roth und blau, Schweiss bricht aus, er kann den Eindruck eines Maniacus machen. Zieht sich ein solcher

Tab. 5.1 Stottersymptomatik: Die »äußeren« Symptome *(overt features)* bestehen aus unmittelbar von der Umwelt hör- bzw. sichtbaren Kennzeichen, die »inneren« Symptome *(covert reactions)* bezeichnen Gefühle und Einstellungen

Äußere Symptome	Kernverhalten	Wiederholungen Dehnungen Blocks	»ke-ke-ke-kann« »fffffast« »----kann«
	Sekundärsymptomatik	Ankämpf- und Fluchtverhalten Vorbeugeverhalten	Tremor, Vocal Fry (siehe Abschn. „Ankämpf- und Fluchtverhalten"), Mitbewegungen Vermeidung von Sprechsituationen, Personen, Substituieren von Wörtern, Aufschubverhalten durch Flicklaute und -wörter, Phrasen, Starter
Innere Symptome		Gefühle Einstellungen	Angst, Frustration, Scham, Aggression negatives Selbstbild

Stotterparoxysmus in die Länge, so tritt endlich die Nöthigung ein, Luft zu schöpfen, neue Versuche zu articuliren folgen, bis zuletzt die gewünschte Silbe gut oder böse herauskommt, wenn nicht der erschöpfte Kranke ganz davon absteht. (Kussmaul 1877, S. 227 f.)

Umso erstaunlicher wirkt es auf Laien, dass auch schwer stotternde Personen in bestimmten Situationen oder bei Anwendung einer Sprechhilfe (vgl. Abschn. 7.2) ganz oder fast stotterfrei sprechen können.

Seemann (1959) hat eine Klassifikation der Stottersymptomatik in äußere oder körperliche und innere oder psychische Symptome vorgenommen. Sie ähnelt der Einteilung von Van Riper (1982) in *overt features* und *covert reactions*. Mit ersterem sind die von der Umwelt unmittelbar hör- bzw. sichtbaren Symptome gemeint, die physikalisch nachgewiesen werden können, während letztere auf das Stottern bezogene Gefühle und Einstellungen bezeichnen, die vom Zuhörer nicht zwangsläufig wahrgenommen werden. Van Riper (1982) hat eine Beschreibung der Phänomenologie des Stotterns vorgenommen, an der sich die Darstellung in diesem Kapitel orientiert (Tab. 5.1).

5.1 Äußere Symptome

Die äußerlich wahrnehmbaren Symptome unterliegen einer großen Variabilität. Die Schwere des Stotterns kann interindividuell von kaum wahrnehmbar bis zu extrem auffälligen Erscheinungen variieren. Viele Personen stottern nur leicht, einige schwer stotternde Personen sprechen über die Hälfte der Wörter unflüssig (Bloodstein und Bernstein Ratner 2008).

5.1 Äußere Symptome

Einen Sonderfall stellen stotternde Personen dar, bei denen ein Laie nicht in der Lage ist Stottern festzustellen. Treitel (1894, zitiert nach Nadoleczny 1926) spricht hier von innerem oder kaschiertem Stottern. Es ist denkbar, dass diese Personen in der Kindheit offen und deutlich wahrnehmbar stotterten und mit der Zeit Strategien entwickelten, um die äußeren Symptome zu verstecken. Diese Strategien können im Substituieren von Wörtern oder Umstellen von Sätzen bestehen, oder es werden Pausen eingefügt, die weitgehend unauffällig bleiben (vgl. Abschn. „Vorbeugeverhalten"). Bei genauerer Beobachtung lassen sich gelegentlich eine steife Kopf- und Körperhaltung, Pupillenerweiterung, Atempausen, unauffällige Mitbewegungen oder Aufblähen der Nasenflügel feststellen. Da die Person ständig bemüht ist, nicht als »Stotterer« erkannt zu werden, kann der Leidensdruck beim verinnerlichten Stottern enorm sein. Manche wünschen sich irgendwann, dass sie ihr Stottern nicht verbergen könnten und somit offen stottern müssten.

Man findet keine zwei stotternden Personen, die genau auf dieselbe Art und Weise stottern. Jede stotternde Person scheint ihr eigenes Repertoire an Stottersymptomen zu besitzen. Hinzu kommt, dass auch die Symptomatik einer einzelnen Person stark in der Schwere schwanken und sich im Laufe der Zeit verändern kann. Stottern tritt intermittierend und situationsabhängig auf. Jede stotternde Person kennt »gute« und »schlechte« Tage, worüber jedoch keine wissenschaftlichen Studien vorliegen.

5.1.1 Kernverhalten

Stottern stellt kein Problem der Erzeugung einzelner Laute dar, sondern tritt ausschließlich im Redefluss auf. Wird eine stotternde Person beispielsweise gebeten, ein »a« zu produzieren, ohne dass hiermit eine Sprechabsicht verfolgt wird, wird sie dies symptomfrei bewerkstelligen, während das Aussprechen von »Apfel« möglicherweise nicht flüssig gelingt.

Das Kernverhalten des Stotterns, das alle stotternden Personen, allerdings in unterschiedlichem Ausmaß, aufweisen, besteht aus Wiederholungen (Repetitionen), Dehnungen (Prolongationen) und Blocks. Alle Symptome des Kernverhaltens können von Beginn des Stotterns an auftreten (vgl. Abschn. 6.1).

Unter Wiederholungen versteht man im Zusammenhang mit Stottern die mehrfache Wiederholung von einsilbigen Wörtern (»kann-kann-kann«), Silben (»ka-ka-kann«) und Lauten (»k-k-k-kann«). Die Wiederholung mehrsilbiger Wörter gilt nicht als Stottern. Wiederholungen von Konsonanten lassen sich generell als »Silben«-Wiederholungen auffassen, da bei der Wiederholung meist der neutrale Vokal, der »Schwa« genannt wird (z. B. der letzte Laut in »habe«), erzeugt wird (»ke-ke-kann«). Ist dies nicht der Fall, so identifiziert zumindest ein Luftstoß den Konsonanten. Da es sich dabei nicht um Silben im grammatikalischen Sinn handelt, wird auch von Teilwortwiederholungen gesprochen.

Dehnungen sind hörbare Unterbrechungen des Redeflusses, die durch statische Positionierung der Artikulatoren (Lippen, Zunge, Stimmlippen) gekennzeichnet sind. Bei Dehnungen wird die Lautproduktion bzw. der Atemfluss fortgesetzt (»ffffast«, »aaaaber«). Sie werden schon bei sehr kurzer Dauer als abnorm wahrgenommen. Dehnungen dauern im Durchschnitt länger als die zu produzierende Silbe. Sie können bei stark stotternden Personen 10 s und länger anhalten und im Extremfall sogar mehrere Minuten dauern, was mehrfaches Nachatmen erforderlich machen kann. Hierdurch wird dann die Dehnung unterbrochen und es wird neu angesetzt.

Bei Blocks ist die Bewegung der Artikulatoren ebenfalls gestoppt, die Lautproduktion und der Atemfluss sind zudem unterbrochen (»----kann«). Sie werden auch als *tense pauses* oder stille Prolongationen bezeichnet. Häufig wird der Luftstrom im Kehlkopfbereich unterbrochen (laryngealer Block), dies kann aber auch an jeder anderen Verengung im Sprechtrakt geschehen (artikulatorischer Block). Andere Bewegungen wie z. B. Gesten werden während eines Blocks unterbrochen. Blocks bei Plosiven können in Kombination mit unregelmäßigen Wiederholungen des Anfangslautes auftreten (»----p--p-p-passt«).

Für Blocks wurde in der Vergangenheit auch der Begriff tonisches Stottern (mit starker Muskelanspannung) gebraucht, Wiederholungen wurden auch als klonisches Stottern (krampfhaft zuckend) bezeichnet. Mit diesen Begriffen lassen sich die Kernsymptome allerdings häufig nicht adäquat beschreiben, weshalb diese Begrifflichkeiten veraltet sind. Beispielsweise können nicht nur Blocks, sondern auch Wiederholungen mit großer Muskelanspannung auftreten. Blocks enden nicht immer plötzlich, sondern können sich auch repetitiv lösen. Eine solche Wiederholung stellt dann nur ein Oberflächenphänomen einer zugrunde liegenden Blockierung dar (vgl. Zückner 2014).

Bei Dehnungen und Blocks handelt es sich vermutlich um ein und dieselbe Symptomklasse, die durch Fixierung der Artikulatoren gekennzeichnet ist. Je nach auszusprechendem Laut ist das Resultat hörbar oder still. Schon bei Vorschulkindern treten Blocks vorwiegend bei Plosiven, Dehnungen dagegen bei »Kontinuanten« auf (Natke et al. 2006).

5.1.2 Sekundärsymptomatik

Von dem beschriebenen Kernverhalten des Stotterns muss die Sekundärsymptomatik abgegrenzt werden. Dieser Bestandteil der Symptomatik entsteht später in der Entwicklung des Stotterns als Wiederholungen und Dehnungen und wird als individuell unterschiedlich gelernte Reaktion auf das Kernverhalten angesehen. Es kann aus groteskem Verhalten wie Keuchen, Schnappen nach Luft, Sprechen während des Einatmens, Zukneifen der Augen, Vorstrecken der Zunge, Vorstülpen der Lippen, Beißen auf die Zunge, Kieferzucken, Kopfnicken, plötzliches Zucken mit dem Körper, Fußstampfen, krampfartigen Bewegungen der Hände, der Arme oder des Kopfes, Einschieben von bedeutungslosen Silben, Wörtern oder Phrasen u. v. a. bestehen. Die Sekundärsymptomatik macht üblicherweise den größten Anteil der Auffälligkeit des Stotterns aus. Die beschriebenen Verhaltensweisen lassen sich in 1) Reaktionen auf das Kernverhalten selbst (Ankämpfverhalten, Fluchtverhalten) und 2) Reaktionen auf die Antizipation des Kernverhaltens (Vorbeugeverhalten) unterteilen. In Kürze kann zusammengefasst werden: Wenn Stotterereignisse auftreten, wird versucht, diese über erhöhte Muskelanspannung oder Fluchtverhalten zu beenden. Wenn Stotterereignisse antizipiert werden, wird versucht, über vorbeugende Maßnahmen deren Auftreten zu verhindern.

Ankämpf- und Fluchtverhalten
Die Hauptreaktion auf das Kernverhalten selbst ist die Anspannung der am Sprechen beteiligten Muskeln. Plötzliche Muskelanspannung kann eine Wiederholung oder eine Dehnung beenden, sodass dieser Muskeleinsatz zunächst seine Funktion erfüllt. Die Verwendung von erhöhtem Muskeleinsatz wird positiv verstärkt, da das Kernsymptom erfolgreich beendet wird. Der Krafteinsatz wächst üblicherweise mit der Zeit und ein Tremor kann entstehen, der das Gefühl eines motorischen Kontrollverlustes bewirkt. Ein solcher Tremor hat üblicherweise eine Frequenz von 8 bis 10 Hz und entsteht durch Kokontraktion antagonistischer Muskeln oder Muskelgruppen, meist im Unterkiefer. Bloodstein (1958) bezeichnet den erhöhten Muskeleinsatz beim Sprechen als *struggle behavior*, als Ankämpfverhalten, womit jede Anstrengung gemeint ist, die dazu dient, Wörter zu initiieren oder Stotterereignisse zu beenden. Anzumerken ist allerdings, dass erhöhter Muskeleinsatz auch im Rahmen der Erstsymptomatik vorliegen kann (vgl. Abschn. 6.1).

Die erhöhte Muskelanspannung kann nicht nur bei am Sprechen beteiligten Muskeln auftreten, sondern auch andere Körperteile betreffen. In der Regel treten derartige Kopf- oder Körperbewegungen spontan auf und sind den stotternden Personen häufig nicht bewusst. Typischerweise waren viele dieser sogenannten Mitbewegungen (Parakinesen) irgendwann einmal in dem Sinne funktionell, dass sie ein Stotterereignis beendet haben. Sie werden also zunächst instrumentell konditioniert, büßen ihre Funktionalität jedoch meist im Laufe der Zeit ein. Möglicherweise wirken sie noch intermittierend, sodass sie im »Stotterrepertoire« verbleiben und eine hohe Löschungsresistenz aufweisen.

Mitbewegungen können in der Fein- und in der Grobmotorik auftreten. Sie können im unauffälligen Augenzwinkern, Stirnrunzeln und Aufblähen der Nasenflügel bestehen, sich aber auch in Grimassieren, Kopfbewegungen, Ballen der Hand zur Faust und Aufstampfen mit dem Fuß äußern. Gutzmann (1894) unterschied zwischen primären und sekundären Mitbewegungen. Mit primären Mitbewegungen meinte er solche, bei denen sich die Verspannungen in der Sprechmuskulatur unwillkürlich auf umliegende Muskelgebiete übertragen, mit sekundären Mitbewegungen solche, die eingesetzt werden, um Verkrampfungen zu überwinden. Fröschels (1925, S. 317) nannte daher sekundäre Mitbewegungen auch Mithandlungen, wobei nicht generell von dem Vorhandensein einer Intention im Sinne eines zielgerichteten Handelns ausgegangen werden kann.

Beendigung von Stotterereignissen
Wenn Wiederholungen, Dehnungen oder Blocks länger anhalten, reagieren stotternde Personen in unterschiedlicher Art und Weise, um diese Symptome zu beenden. Bei glottalen Fixierungen kann der Vocal Fry auftreten, ein knarrendes Geräusch, das durch eine charakteristische Doppelschwingung der Stimmlippen gekennzeichnet ist (Moore und

Leden 1958). Häufig kann eine Zunahme der Lautstärke beobachtet werden oder der Phonationstyp kann sich, beispielsweise von normal zu falsett, ändern.

Die beschriebenen Verhaltensweisen, die einer Flucht aus dem Stottereignis heraus entsprechen und die auch *release devices* oder Lösungshilfen genannt werden (Van Riper und Emerick 1984), sind verbreiteter als das im Folgenden beschriebene Vorbeugeverhalten.

Vorbeugeverhalten
Das Vorbeugeverhalten ist eine Reaktion auf die Antizipation des Kernstotterverhaltens. Es wird ein Verhalten realisiert, das das Auftreten von Stottern verhindern (Vermeidungsverhalten) oder dem Sprecher Zeit verschaffen soll, um das Wort zu einem späteren Zeitpunkt flüssig aussprechen zu können (u. a. Starter, Aufschubverhalten). Young (1994, S. 532) betont die Bedeutung der Vorbeugung von Stottern und des Bemühens, es bewältigen zu wollen: »… making regular and sustained efforts to avoid or manage stuttering is so integral a part of the problem, there may not be a communication *impairment* without these efforts: no effort to manage stuttering, no self-awareness of being a *stutterer,* no problem of stuttering.«

Vermeidungsverhalten
In Bezug auf die Vermeidung von Stottern kann zwischen situativem, personenbezogenem und sprachlichem Vermeidungsverhalten unterschieden werden. Beim situativen Vermeidungsverhalten wird versucht, spezifischen Sprechsituationen wie Telefonieren, Einkaufen, Besuch von Cafés oder Sprechen vor größeren Gruppen aus dem Weg zu gehen. Beim personenbezogenen Vermeidungsverhalten besteht die Überzeugung, mit bestimmten Personen, wie beispielsweise Vorgesetzten, nicht flüssig reden zu können, sodass Kontakt zu diesen vermieden wird.

Sprachliches Vermeidungsverhalten kann darin bestehen, die geplanten Sätze danach abzusuchen, ob Wörter enthalten sind, die als schwierig auszusprechen empfunden werden. Diese werden dann umschrieben, an eine andere Position im Satz gestellt oder durch Synonyme ersetzt. Dies ist sehr verbreitet. Andere Strategien bestehen aus der Verwendung eines Akzents oder eines schnellen bzw. monotonen Sprechens. Diese Strategien haben möglicherweise früher zur Reduktion des Stotterns beigetragen, ihre Wirksamkeit jedoch meist mit der Zeit eingebüßt.

Aufschubverhalten und Starter
Aufschubverhalten und Starter stellen Unterkategorien von sprachlichem Vermeidungsverhalten dar und haben zum Ziel, Zeit zu gewinnen. Die Wahrscheinlichkeit zu stottern kann abnehmen, wenn der Sprecheinsatz hinausgeschoben wird. Dies hat Aufschubverhalten zur Folge wie die Produktion von Flicklauten (Interjektionen z. B. »äh«, »mmh«) oder Flickwörtern bzw. phrasenhaften Satzteilen (Embolophrasien, z. B. »Was ich sagen will…«). Des Weiteren kann kurz vor oder während des befürchteten Stottereignisses gestoppt und zurück zum Beginn der gesamten Phrase gegangen werden (»Zurückprallen«). Dies kann

darin resultieren, dass an derselben Stelle erneut gestottert wird oder sogar bei einem Laut vor demjenigen, bei dem ursprünglich gestottert wurde. Es wird dann sozusagen rückwärts gestottert. Gelegentlich ist zu beobachten, dass eine Silbe vor einem schwierigen Laut willentlich wiederholt wird. Es kann zum Beispiel »ka-ka-kaputt« gestottert werden, wenn eigentlich das »p« der gefürchtete Laut ist. Eine solche Silbenwiederholung dient dann als Aufschubverhalten und ist von den Wiederholungen als Kernsymptomatik zu unterscheiden, bei denen der Vokal meist durch den »Schwa«-Vokal ersetzt wird.

Die Einschübe automatisieren sich bei häufiger Anwendung. Sie können auch als Starter, also als vermeintlich leicht auszusprechende Wörter zu Beginn einer Äußerung oder zum Initiieren der Phonation funktionell eingesetzt werden. Einschübe werden auch als »schneller Anlauf« eingesetzt, indem durch schnelles Sprechen einiger Wörter versucht wird, einen schwierigen Laut zu überwinden, ohne dass Stottern auftritt. Neben verbalen Startern können auch nonverbale Starter wie Schlucken, Husten oder Atemvorschub verwendet werden.

Winston Churchill, der ebenfalls stotterte, wird ein Starter zugeschrieben. Schwartz (1977, S. 71) berichtet, Churchill habe in einer Rundfunkansprache gesagt: »Hmmmmmmengland will never surrender.« Churchill mag diesen Starter benutzt haben, das berühmte Zitat stammt allerdings aus der Rede vom 4. Juni 1940 vor dem britischen Unterhaus und lautet: »We shall never surrender«.

Die Mitbewegungen, die zur Überwindung des Kernstotterverhaltens eingesetzt werden, können auch zur Beendigung der Aufschiebung oder selbst als Starter eingesetzt werden. Sie stellen dann *timing devices* dar, die den zeitlichen Einsatz des Wortes vorherbestimmen sollen. Die Starter werden häufig in ritualisierter Sequenz benutzt, obwohl sie nur noch selten wirklich »starten«. Bloodstein und Bernstein Ratner (2008) führen die Effektivität der Starter auf Ablenkung zurück, da sie nicht mehr helfen würden, wenn sie sich automatisiert und damit ihre Neuheit eingebüßt hätten.

Häufig kann bei einem Stotterereignis beobachtet werden, dass die Artikulatoren früher für die Produktion des Lautes eingestellt werden, als dies eigentlich erforderlich wäre. Diese *»preparatory sets«* (Van Riper 1937) sind durch übermäßige Anspannung der beteiligten Muskeln, durch den Versuch, den ersten Laut des Wortes mit fixierter Stellung der Artikulatoren anstatt als gleitende Bewegung zum nächsten Laut zu produzieren, und durch die Fixierung vor der Stimmgebung oder dem Ausatmen gekennzeichnet. Dieses Verhalten deutet auf die Antizipation des Stotterns hin, stellt aber selbst schon den Anfang des Stotterereignisses dar, da durch diese Verhaltensweisen die Produktion flüssiger Sprache bereits be- bzw. verhindert wird.

5.1.3 Entwicklung der Sekundärsymptomatik

Wie beschrieben lassen sich viele Symptome erklären, wenn man sie als habitualisierte Versuche ansieht, vor Wiederholungen, Dehnungen und Blocks zu flüchten, diese zu überwinden oder zu vermeiden. Der Zufall spielt bei diesen Lernprozessen vermutlich eine große Rolle, worauf die Vielfalt der Symptomatik bei stotternden Erwachsenen hinweist.

Manche Symptome lassen sich aus der Entstehungsgeschichte des Verhaltens heraus erklären. Van Riper (1982) nennt hier das Beispiel eines Jungen, der sich jedes Mal, wenn er gestottert hat, zwanghaft die Hand vor den Mund gehalten hat. Dieses Verhalten könnte einmal dazu gedient haben, das Stottern zu verstecken, automatisierte sich dann und wurde Bestandteil der Symptomatik. Ein Proband des Erstautors legte sich während des Stotterns immer die rechte Hand auf den Bauch. Es stellte sich heraus, dass dieses Verhalten von Atemübungen aus einer früheren Therapie herrührte. A. Wolff von Gudenberg (persönliche Mitteilung 1997) berichtete von einem Patienten, der sich jedes Mal bei einem Block andeutungsweise eine Ohrfeige gab, die als Lösungshilfe dienen sollte. Der Eindruck einer Selbstbestrafung liegt nahe.

Stotternde Personen entwickeln sehr unterschiedliche Methoden, um ihr Stottern zu vermindern oder zu verstecken. Letztere werden auch Kaschiermechanismen genannt. Sie können so erfolgreich sein, dass eine stotternde Person unerkannt bleibt (vgl. Abschn. 5.1), aber auch auffälligere Formen annehmen als die Symptomatik, die eigentlich kaschiert werden soll (wenn beispielsweise das gesamte Sprechen mit Embolophrasien durchsetzt ist). Nicht selten ist, dass das Sprechen oder das gesamte Verhalten dieser unerkannt stotternden Personen vom Gegenüber als auffällig oder absonderlich wahrgenommen wird, ohne eben als Stottern eingeordnet zu werden. Die stotternde Person läuft dann Gefahr, negativer wahrgenommen zu werden, als wenn sie offen stottern würde.

Einige der Kaschiermethoden werden in das Stottern aufgenommen und schließlich selbst zu Symptomen. Auf diese Weise entstehen stereotype Muster, die in der Therapie schwer zu modifizieren sind. Sheehan (1970) spricht in diesem Zusammenhang von der stotternden Person als wanderndem »Museum«.

Typische Entwicklung
Van Riper (1982) beschreibt die typische Entwicklung der Sekundärsymptomatik folgendermaßen: Die Entwicklung beginne häufig mit sozial unauffälligem Verhalten wie Pausen, Flicklauten und Wiederholen von Wörtern oder Phrasen. Es werde dann versucht, dieses Aufschiebungsverhalten mit Hilfe von Startern zu beenden. Das gesamte Muster verkürze sich mit der Zeit zu einem stereotypen und automatisch ablaufenden Verhalten, bei dem nur die dominanten Anteile verblieben. Die stotternde Person fühle sich auf dieser Stufe außerstande, das Verhalten zu beenden oder auch nur zu variieren. Zu diesem Zeitpunkt bewegten sich Tremor und Fixierung, die zuvor beim eigentlichen Sprecheinsatz auftraten, sozusagen in der Zeit rückwärts und träten nun bereits beim Aufschiebungsverhalten auf, das ursprünglich dazu diente, das Auftreten von Tremor und Fixierung zu vermeiden. Das Aufschiebungsverhalten schiebe jetzt nicht mehr auf, sondern beschleunige das Auftreten des Stotterns, die Ablenkungsmanöver lenkten nicht mehr ab, sondern trügen zur Abnormität bei, die Starter starteten nicht mehr und die *timing devices* verlören ihre Wirkung. Die Schwere des Stotterns wachse in diesem

5.2 Innere Symptome

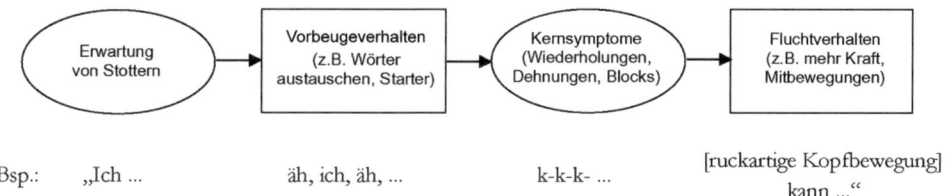

Abb. 5.1 Typischer Ablauf eines Stotterereignisses bei entwickeltem Stottern. (Nach Natke 2012)

Moment stark. Die Bewältigungsstrategien automatisierten sich, würden zu einem Bestandteil der Symptomatik und entzögen sich der willkürlichen Kontrolle.

Nicht bei allen stotternden Personen wird diese Entwicklung nachvollziehbar durchlaufen. Mit zunehmender Automatisierung des Stotterverhaltens wächst jedoch in der Regel die Schwere der Störung (vgl. auch Abschn. 6.1). Sekundär- und Kernsymptomatik beeinflussen sich dabei gegenseitig, weswegen Sandrieser und Schneider (2015) den Begriff Begleitsymptomatik der Bezeichnung Sekundärsymptomatik vorziehen.

Ausgebildete Stotterereignisse charakterisiert Starke (1999) durch folgende vier Bestandteile:

1. Die Antizipation des Stotterns;
2. die Reaktion auf die Antizipation, bestehend aus Vermeidungs- oder Aufschiebungsverhalten;
3. der motorische Kontrollverlust, der den Kern des Stotterereignisses darstellt;
4. die Reaktion auf den motorischen Kontrollverlust wie Fluchtverhalten, die schließlich den größten Anteil der hör- und sichtbaren Symptomatik ausmacht.
Abb. 5.1 stellt dies anhand eines Beispiels dar.

5.2 Innere Symptome

Mit inneren Symptomen *(covert reactions)* sind die Gefühle und Einstellungen stotternder Personen gemeint, die sich der unmittelbaren Beobachtung oft entziehen. Obwohl die Gefühle und Einstellungen sehr unterschiedlich sind, treten einige dieser inneren Symptome gehäuft auf.

Angst
Das Gefühl, das stotternde Personen am häufigsten beschreiben und welches am meisten erforscht wurde, ist Angst. Dies kann die Angst vor sozialer Ablehnung aufgrund negativer Zuhörerreaktionen, aber auch die Angst vor dem motorischen Kontrollverlust und der Unfähigkeit zur Kommunikation sein. Die Angst vor dem Stottern kann sich bis zur Panik ausweiten. Studien belegen eindeutig den Zusammenhang zwischen Stottern und

Angst (Iverach et al. 2011). Weniger bekannt ist jedoch, ab welchem Zeitpunkt Angst im Zusammenhang mit Stottern erstmalig auftritt (Smith et al. 2014). So unterschieden sich elfjährige Kinder, die chronisch stottern, in einer Kohortenstudie bezüglich ihrer Angst nicht von remittierten und nichtstotternden Gleichaltrigen (Smith et al. 2017). In einer großen englischen Kohortenstudie hingegen berichteten Eltern bereits bei dreijährigen Kindern, die stottern, über Anzeichen für eine ungünstige emotionale Entwicklung und die Unterschiede zu nichtstotternden Kindern waren bei Fünf- und Elfjährigen noch ausgeprägter. In einer physiologischen Messung des Stresslevels anhand des Stresshormons Cortisol fanden van der Merwe et al. (2012) bei Kindern kurze Zeit nach Beginn des Stotterns keine höheren Werte als bei nichtstotternden Kindern. Möglicherweise nehmen Ängste im Lebensverlauf aber vor allem mit längerem Bestehen des Stotterns zu, bis sie im Jugendlichen- und Erwachsenenalter normale Ausmaße übersteigen (Messenger et al. 2015).

In Bezug auf die Angst, aufgrund des Stotterns kommunikationsunfähig zu sein, entstehen aus früheren Erfahrungen Situations- bzw. Laut- und Wortängste. Stottern wird antizipiert (Jackson et al. 2015) und tritt dann auch tatsächlich auf (vgl. Konsistenzeffekt, Abschn. 6.2). Situationen oder »schwierige« Wörter werden vermieden und die Angst vor ihnen verstärkt sich. Die als schwierig oder leicht erlebten Sprechsituationen oder sonstigen Umstände variieren aufgrund unterschiedlicher Lernerfahrungen interindividuell stark. Aber auch bei ein und derselben Person kann ein schwieriger Laut nach einigen positiven Erfahrungen als weniger schwierig empfunden werden. Ein anderer Laut nimmt dann vielleicht die Rolle des vormals schwierigen Lautes ein.

Das Wort, das wohl am häufigsten gestottert wird, ist der eigene Name. Darauf folgen Alter, Adresse, Telefonnummer usw., also Wörter, die nicht vermieden werden können, und deren Aussprechen bei Nachfragen sofort erwartet wird.

Es kann auch ein visueller Transfer von Lautängsten auftreten. Wenn eine stotternde Person bei dem Buchstaben »k« Schwierigkeiten hat, fürchtet sie möglicherweise das Wort »Know-how« , obwohl es mit einem Nasal beginnt. Eine andere stotternde Person, die häufig beim Buchstaben »f« stottert, spricht unter Umständen das Wort »Photo« flüssig, weil sie das »P« vor Augen hat.

Ängste, die mit der Befürchtung einhergehen, in sozialen Situationen negativ bewertet oder gedemütigt zu werden, werden soziale Ängste genannt und können sich bei extremer Ausprägung zur sozialen Phobie entwickeln (Iverach und Rapee 2014; Messenger et al. 2015). Soziale Ängste sind bei Erwachsenen, die stottern, besonders ausgeprägt und betrafen in einer australischen Erhebung knapp ein Drittel der Betroffenen (Iverach et al. 2018). Interessant ist in diesem Zusammenhang eine Studie, in der stotternde Erwachsene bei einem Vortrag häufiger Zuhörer mit einem negativen Gesichtsausdruck anschauten als die Vortragenden einer nichtstotternden Kontrollgruppe (Lowe et al. 2012). Ein derartiger Fokus auf unangenehmere Reaktionen könnte soziale Ängste weiter aufrechterhalten.

Neben Angst empfinden stotternde Personen nach einem Stotterereignis häufig Gefühle von Scham, Verlegenheit und Schuld. Die Schuld kann in dem Gefühl bestehen, den Zuhörer in die mutmaßlich unangenehme Lage gebracht zu haben, dem Stottern zuhören und mehr Zeit aufbringen zu müssen. Frustration und Aggression sind ebenfalls verbreitet.

Selbstwahrnehmung des Stotterns und Einstellungen
Bereits über die Hälfte 2jähriger stotternder Kinder sind sich ihrer Sprechunflüssigkeiten bewusst und äußern dies verbal und/oder nonverbal. Mit zunehmendem Alter nimmt das Bewusstsein auf bis zu 90 % bei den 7-Jährigen zu (Boey et al. 2009). Damit einher geht eine negative Einstellung, die sich bereits im Vorschulalter ausbildet (Groner et al. 2016). Mit zunehmender Chronizität des Stotterns entwickelt sich ein Selbstbild als gestörter Sprecher, das mit negativen Einstellungen sich selbst und dem Sprechen gegenüber verbunden ist (vgl. Abschn. 6.1). Dieses Selbstbild wird auf die Gesprächspartner projiziert, indem die stotternde Person aufgrund vergangener Erfahrungen vermutet, dass sie als dumm oder nervös angesehen und damit stigmatisiert wird (Boyle 2018). Zum Teil sind diese Befürchtungen berechtigt, denn viele Menschen, Lehrer und Therapeuten eingeschlossen, sehen stotternde Personen stereotyp als unsicher, ängstlich und angespannt an (Woods und Williams 1976; Turnbaugh et al. 1979; Hearne et al. 2008; Abdalla und St. Louis 2012; Walden und Lesner 2018) (vgl. Abschn. 6.3). Eine Selbststigmatisierung als »Stotterer« führt wiederum zu erhöhtem Stress und wirkt sich negativ auf die körperliche Gesundheit aus (Boyle und Fearon 2018). Auch scheint es gegebenenfalls einen Zusammenhang mit der Persönlichkeit zu geben, da in einer ersten Studie diejenigen stotternden Erwachsenen mit einer negativeren Einstellung auch deutlich introvertierter waren (Stipdonk et al. 2014).

Das häufig von Stottern geprägte Selbstwertgefühl hängt zusätzlich von der Schwere des Stotterns ab, wobei Perfektionismus und eine sehr negative Einstellung das Selbstwertgefühl weiter mindern können (Adriaensens et al. 2015). Je ausgeprägter hingegen die Akzeptanz des eigenen Stotterns ist, desto besser ist auch das Selbstwertgefühl und desto weniger fühlen sich Betroffene diskriminiert (de Nardo et al. 2016). Interessant sind die Befunde von Zückner (2011), der bei 171 stotternden Kindern und Jugendlichen zwischen 8 und 15 Jahren einen höheren Selbstwert im Vergleich zur Normstichprobe feststellte, wobei der schulbezogene Selbstwert mit dem Lebensalter abnahm. Neben der Selbstwirksamkeit und sozialer Unterstützung bestimmt der Selbstwert maßgeblich die spätere Teilhabe (Boyle et al. 2018), was die Bedeutung des Selbstwertes im Kindesalter für den späteren Umgang mit dem eigenen Stottern unterstreicht.

5.3 Auffälligkeiten beim Stotterereignis

In zahlreichen Studien mit Hilfe von Radiografie, Elektromyografie, Elektroglottografie, Fiberoptik, Elektromagnetischer Artikulografie u. a. wurde die Funktion des Sprechapparates während der Stotterereignisse untersucht. Dabei konnten in allen

Funktionsbereichen, also bezüglich der Atmung, der Phonation und der Artikulation, Fehlkoordinationen festgestellt werden, die im flüssigen Sprechen nichtstotternder Personen nicht auftreten (zusammenfassend bei Bloodstein und Bernstein Ratner 2008). Insbesondere ist hier die Muskelaktivität zu nennen, die entweder stark erhöht oder durch Kokontraktion antagonistischer Muskelpaare gekennzeichnet ist (Freeman und Ushijama 1978; Shapiro 1980; Murray et al. 1987). Smith (1995) weist jedoch darauf hin, dass ein extrem hoher Muskeltonus für Stotterereignisse nicht typisch sei. Bereits eine geringe Erhöhung des Muskeltonus werde allerdings vom Sprecher wahrgenommen. Bezüglich der Phonation fanden Conture et al. (1977) in einer fiberoptischen Studie bei 60 % der beobachteten Repetitionen ungewöhnliche Abduktionen der Stimmlippen. In einer späteren Studie (Conture et al. 1985) ergaben sich sowohl auffällige Adduktions- wie Abduktionsbewegungen.

Wohl jedes dieser abnormen Muster während des Stotterns ist auch irgendwann einmal als Ursache des Stotterns angesehen worden. Beispielsweise stellte Travis (1934) fest, dass beim Stottern die rechts- und linksseitigen Kiefermuskeln asynchron aktiviert werden, und deutete diesen Befund als Hinweis auf eine unzureichende zerebrale Dominanz für Sprechen und Sprache bei stotternden Personen (siehe Abschn. 10.3). Williams (1955) beobachtete jedoch ähnliche asynchrone Muster bei normal sprechenden Probanden, die Stottern imitierten. Offensichtlich handelt es sich also um ein Merkmal des unflüssigen Sprechens, das keine Rückschlüsse auf dessen Verursachung zulässt. Auch für Laien beobachtbar sind z. B. Auffälligkeiten bei der Atmung. So kann beim Stottern Sprechen mit Restluft oder Einatmen beim Sprechen oder auch beim Lösen eines Blocks auftreten. Der Schluss liegt nahe, »Stotterer« würden falsch atmen und deswegen stottern. Das Erlernen einer Atemtechnik sei deswegen indiziert. Es ist richtig, dass abnorme Atemmuster während des Stotterns zu beobachten sind und der Einsatz von Atemtechniken Stottern reduzieren kann. In der Entwicklung des Stotterns treten abnorme Atemmuster jedoch erst auf, nachdem die Kernsymptomatik bereits vorhanden ist (siehe Abschn. 6.1), so dass sie nicht als Ursache des Stotterns in Frage kommen.

Für Bloodstein und Bernstein Ratner (2008) zeigen Auffälligkeiten während des Stotterns die Anstrengung und Aufregung, die als Folge des Stotterns anzusehen seien. Man verspricht sich heute eher von der Untersuchung des Sprechens, das frei von wahrnehmbaren Stotterereignissen ist, Hinweise auf die Verursachung des Stotterns (*fluent speech paradigm,* siehe Kap. 9.6).

Psychosomatische Reaktionen und Kontrollverlust
Psychosomatische Reaktionen wie erhöhte Herzrate, Erröten, Schweißausbrüche und Änderungen der Hautleitfähigkeit treten während des Stotterns auf bzw. dann, wenn Stotterereignisse antizipiert werden (zusammenfassend z. B. bei Van Riper 1982). Sie spiegeln die große Erregung und Anspannung wider und treten nicht bei stotternden Kindern auf, die (noch) keine emotionalen Reaktionen auf das Auftreten von Sprechunflüssigkeiten zeigen (siehe Abschn. 5.2).

Das Stotterereignis wird als motorischer Kontrollverlust erlebt. Stotternde Personen berichten, dass sie sich während des Stotterns außerstande fühlen, Einfluss auf das Stottern nehmen oder irgendetwas anderes tun zu können. Außerdem ist die Wahrnehmung externer Reize vermindert – ein Zustand, den Van Riper *le petit mort* genannt haben soll. Das Stottern kann jedoch abgebrochen werden, wenn die Person sich entscheidet, nicht weiter zu sprechen, und dem Drang weiterzusprechen widersteht. Hierin besteht ein wesentlicher Unterschied zwischen Stottern und Anfällen. Der Abbruch des Sprechversuchs zur Beendigung eines Stotterereignisses kann therapeutisch beim Einsatz von Blocklösetechniken genutzt werden (siehe Abschn. 11.2).

5.4 Mehrsprachigkeit

Trotz des steigenden Anteils von Menschen mit Migrationshintergrund ist Stottern im Zusammenhang mit Mehrsprachigkeit immer noch selten Gegenstand der Forschung. Vorhandene Angaben zur Prävalenz von Stottern bei Mehrsprachigkeit sind widersprüchlich, so dass bislang unklar ist, ob Stottern bei zweisprachigen Kindern häufiger auftritt als bei einsprachigen Kindern (Van Borsel et al. 2001; Bloodstein und Bernstein Ratner 2008).

5.4.1 Besonderheiten von Stottern bei Mehrsprachigkeit

Stottern kann bei mehrsprachigen Sprechern in nur einer Sprache auftreten, macht sich aber typischerweise in beiden Sprachen bemerkbar (Howell et al. 2009). Zur naheliegenden Vermutung, dass Zweisprachigkeit einen Risikofaktor für sprachliche Rückstände und damit eventuell einen Risikofaktor für die Entwicklung des Stotterns darstellt, fehlt es bislang an Studien. Howell et al. (2009) lieferten erste Hinweise darauf, dass bei zweisprachigen Kindern die Wahrscheinlichkeit einer Remission niedriger sein könnte als bei einsprachigen Kindern. Die Untersuchung von Lim et al. (2008) als auch Maruthy et al. (2015) zeigen, dass die Sprachdominanz die Schwere des Stotterns in dem Sinne beeinflusst, dass mehr Symptome in der nicht-dominanten Sprache auftreten. Da die äußeren Symptome nicht sprachgebunden sind, können auch monolinguale Therapeuten eine bilinguale Diagnostik sowie Schweregradeinschätzung zuverlässig durchführen, wenn sie in der Erfassung von Stottersymptomen geübt sind (Zang 2012; Bosshardt et al. 2015). Shenker (2011) betont die Notwendigkeit, in Diagnostik und Therapie den kulturellen Hintergrund der Familie zu berücksichtigen (Abschn. 5.4.2).

5.4.2 Kulturell bedingte Einstellungen gegenüber Stottern

Die gesellschaftliche Einstellung zu Stottern ist seit Jahrzehnten von Interesse: Im Mittelpunkt stehen hierbei Stereotype und negative Einstellungen in Bezug auf Stottern.

Von einer solchen negativen, gesellschaftlichen Einstellung zu Stottern werden stotternde Menschen in ihrem gesamten Lebensverlauf beeinflusst, da sie möglicherweise die Zuhörerreaktionen in schulischen, beruflichen oder anderen sozialen Situationen verinnerlichen und sich selbst stigmatisieren (Glover et al. 2019) (vgl. Abschn. 5.2 und 6.3.1).

Aus einer globalen Initiative mit dem Ziel, öffentliche Einstellungen zu Stottern besser verstehen und messen zu können, um darauf aufbauend diese verändern zu können, entwickelten St. Louis und Kollegen den Fragebogen POSHA-S *(Public Opinion Survey on Human Attributes – Stuttering)* (St. Louis 2011, 2012a). Internationale Befragungen anhand des POSHA-S zeigen übereinstimmend, dass die Einstellungen gegenüber Stottern innerhalb eines Landes relativ homogen sind, während es zwischen Ländern deutliche Unterschiede gibt (Özdemir et al. 2011; St. Louis et al. 2014, 2016; Valente et al., 2017). Die kulturelle Sozialisation scheint also die Einstellung zu Stottern maßgeblich zu beeinflussen, während es in Bezug auf das Geschlecht keine Unterschiede gibt (St. Louis 2012b). Interessant ist, dass die Einstellung gegenüber Stottern bei kleinen Kindern eher negativ ist und sich diese im Verlauf der Jahre an die positivere Einstellung Erwachsener angleicht (Weidner et al. 2015; Glover et al. 2019). Da beide Studien in den USA durchgeführt wurden, bleibt jedoch die Frage offen, ob diese Entwicklung auch in Ländern mit einer generell negativeren Einstellung gegenüber Stottern zu beobachten ist.

Studenten der Sprachtherapie haben allgemein eine positivere Einstellung gegenüber Stottern, was vermutlich durch die inhaltliche Auseinandersetzung mit dem Störungsbild bedingt ist (St. Louis et al. 2014; Koutsodimitropoulosa et al. 2016). Allerdings treten implizit negative Stereotypen auch bei Personen auf, die mit Stottern vertraut sind (Walden und Lesner 2018).

Reaktionen Einzelner auf Stottern werden von den zugrunde liegenden Einstellungen bestimmt (Arnold und Li 2016), weshalb die Bemühungen von Selbsthilfe und anderen Interessensgruppen, die öffentliche Meinung positiv zu beeinflussen, umso wichtiger sind. Neben Aufklärungskampagnen bieten persönliche Begegnungen eine Chance, Stereotype gegenüber stotternden Menschen zu verändern (Boyle et al. 2016).

> **Das Wichtigste in Kürze**
> Als äußere Symptome werden die hör- bzw. sichtbaren Symptome bezeichnet. Zu ihnen gehört das Kernverhalten, das aus Wiederholungen von Lauten, Silben und einsilbigen Wörtern, Dehnungen und Blocks besteht. Als gelernte Reaktion auf dieses Kernverhalten wird die Sekundärsymptomatik angesehen. Wenn Stotterereignisse auftreten, wird häufig versucht, diese mittels erhöhter Muskelanspannung zu überwinden (Ankämpfverhalten) oder durch Fluchtverhalten zu beenden. Wenn sie erwartet werden, wird versucht, Stotterereignissen durch zeitlichen Aufschub oder Vermeidungsstrategien vorzubeugen. Die Sekundärsymptomatik automatisiert und habitualisiert sich in der weiteren Entwicklung, was zur Vielfalt des beobachtbaren Stotterverhaltens beiträgt. Mit inneren Symptomen sind die Gefühle und

Einstellungen stotternder Menschen gemeint. (Soziale) Angst und Scham sowie ein negatives Selbstbild entstehen bei vielen Betroffenen mit zunehmender Dauer des Stotterns. Aufgrund von Lernerfahrungen können sich Situations- bzw. Laut- und Wortängste entwickeln. Während des Stotterereignisses sind Auffälligkeiten bei Atmung, Phonation und Artikulation zu beobachten. Die Muskelaktivität ist erhöht. Die Auffälligkeiten sind Merkmale des Stotterns, jedoch nicht seine Ursache. Psychosomatische Reaktionen treten beim Stottern oder in Erwartung von Stottern auf. Ein Stotterereignis kann abgebrochen werden, wenn der Sprechversuch aufgegeben wird, was ein wesentlicher Unterschied zu Anfällen ist. Bezüglich Stotterns bei Mehrsprachigkeit liegen vergleichsweise geringe Erkenntnisse vor. Die Symptome können prinzipiell in beiden Sprachen auftreten, jedoch häufen sie sich meistens in der weniger dominanten Sprache. Einstellungen gegenüber Stottern sind innerhalb eines Landes recht homogen, wohingegen zwischen Ländern teils deutliche Unterschiede in den Einstellungen bestehen.

Literatur

Abdalla, F. A., & St. Louis, K. O. (2012). Arab school teachers' knowledge, beliefs and reactions regarding stuttering. *Journal of Fluency Disorders, 37,* 54–69.

Adriaensens, S., Beyers, W., & Struyf, E. (2015). Impact of stuttering severity on adolescents' domain-specific and general self-esteem through cognitive and emotional mediating processes. *Journal of Communication Disorders, 58,* 43–57.

Arnold, H. S., & Li, J. (2016). Associations between beliefs about and reactions toward people who stutter. *Journal of Fluency Disorders, 47,* 27–37.

Bloodstein, O. (1958). Stuttering as an anticipatory struggle reaction. In J. Eisenon (Hrsg.), *Stuttering: A symposium* (S. 1–69). New York: Harper & Brothers.

Bloodstein, O., & Bernstein Ratner, N. (2008). *A handbook on stuttering* (6. Aufl.). San Diego: Singular Publishing Group.

Boey, R. A., Van de Heyning, P. H., Wuyts, F. L., Heylen, L., Stoop, R., & De Bodt, M. S. (2009). Awareness and reactions of young stuttering children aged 2–7 years old towards their speech disfluency. *Journal of Communication Disorders, 42*(5), 334–346.

Bosshardt, H. G., Packman, A., Blomgren, M., & Kretschmann, J. (2015). Measuring stuttering in preschool-aged children across different languages: An international study. *Folia Phoniatrica et Logopedica, 67*(5), 221–230.

Boyle, M. P., & Fearon, A.N. (2018) Self-stigma and its associations with stress, physical health, and health care satisfaction in adults who stutter. *Journal of Fluency Disorders, 56* 112–121.

Boyle, M. P., Dioguardi, L., & Pate, J. E. (2016). A comparison of three strategies for reducing the public stigma associated with stuttering. *Journal of Fluency Disorders, 50,* 44–58.

Boyle, M. P., Beita-Ell, C., Milewski, K. M., & Fearon, A. N. (2018). Self-esteem, selfefficacy, and social support as predictors of communicative participation in adults who stutter. *Journal of Speech and Hearing Research, 61,* 1893–1906.

Boyle, M. P. (2018). Enacted stigma and felt stigma experienced by adults who stutter. *Journal of Communication Disorders, 73,* 50–61.

Conture, E. G., McCall, G. N., & Brewer, D. W. (1977). Laryngeal behavior during stuttering. *Journal of Speech and Hearing Research, 20,* 661–668.

Conture, E. G., Schwartz, H. D., & Brewer, D. W. (1985). Laryngeal behavior during stuttering: A further study. *Journal of Speech and Hearing Research, 29,* 384–393.

Freeman, F. J., & Ushijima, T. (1978). Laryngeal muscle activity during stuttering. *Journal of Speech and Hearing Research, 21,* 538–562.

Fröschels, E. (1925). *Lehrbuch der Sprachheilkunde (Logopädie)* (2. Aufl.). Leipzig: Deuticke.

Glover, H. L., St. Louis, K. O., & Weidner, M. E. (2019). Comparing stuttering attitudes of preschool through 5th grade children and their parents in a predominately rural Appalachian sample. *Journal of Fluency Disorders, 59,* 64–79.

Groner, S., Walden, T. A., & Jones, R. M. (2016). Factors associated with negative attitudes toward speaking in preschool-age children who do and do not stutter. *Contemporary Issues in Communication Science and Disorders, 43*(2), 255–267.

Gutzmann, H. (1894). *Des Kindes Sprache und Sprachfehler.* Leipzig: Weber.

Hearne, A., Packmann, A., Onslow, M., & Quine, S. (2008). Stuttering and its treatment in adolescence: The perceptions of people who stutter. *Journal of Fluency Disorders, 33,* 81–98.

Howell, P., Davis, S., & Williams, R. (2009). The effects of bilingualism on stuttering during late childhood. *Archives of Disease in Childhood, 94*(1), 42–46.

Iverach, L., & Rapee, R. M. (2014). Social anxiety disorder and stuttering: Current status and future directions. *Journal of Fluency Disorders, 40,* 69–82.

Iverach, L., Menzies, R. G., O'Brian, S., Packman, A., & Onslow, M. (2011). Anxiety and stuttering: Continuing to explore a complex relationship. *American Journal of Speech-Language Pathology, 20*(3), 221–232.

Iverach, L., Jones, M., Lowe, R., O'Brian, S., Menzies, R. G., Packman, A., et al. (2018). Comparison of adults who stutter with and without social anxiety disorder. *Journal of Fluency Disorders, 56,* 55–68.

Jackson, E. S., Yaruss, J. S., Quesal, R. W., Terranova, V., & Whalen, D. H. (2015). Responses of adults who stutter to the anticipation of stuttering. *Journal of Fluency Disorders, 45,* 38–51.

Koutsodimitropoulos, E., Buultjens, M., St. Louis, K. O., & Monfries, M. (2016). Speech pathology student clinician attitudes and beliefs towards people who stutter: A mixed-method pilot study. *Journal of Fluency Disorders, 47,* 38–55.

Kussmaul, A. (1877). Die Störungen der Sprache. In H. v. Ziemssen (Hrsg.), *Handbuch der Speciellen Pathologie und Therapie* (Bd. XII). Leipzig: Verlag von F.C.W. Vogel.

Lim, V. P. C., Lincoln, M., Chan, Y. H., & Onslow, M. (2008). Stuttering in English-Mandarin bilingual speakers: The influence of language dominance on stuttering severity. *Journal of Hearing Language Research, 51,* 1522–1537.

Lowe, R., Guastella, A. J., Chen, N. T. M., Menzies, R. G., Packman, A., O'Brian, S., et al. (2012). Avoidance of eye gaze by adults who stutter. *Journal of Fluency Disorders, 37*(4), 263–274.

Maruthy, S., Raj, N., Geetha, M. P., & Priya, C. S. (2015). Disfluency characteristics of Kannada-English bilingual adults who stutter. *Journal of Communication Disorders, 56,* 19–28.

Messenger, M., Packman, A., Onslow, M., Menzies, R., & O'Brian, S. (2015). Children and adolescents who stutter: Further investigation of anxiety. *Journal of Fluency Disorders, 46,* 15–23.

Moore, P., & Leden, H. (1958). Dynamic variation of the vibratory pattern in normal larynx. *Folia Phoniatrica, 10,* 205–238.

Murray, K. S., Empson, J. A. C., & Weaver, S. M. (1987). Rehearsel and preparation for speech in stutterers: A psychophysiological study. *British Journal of Disorders of Communication, 22,* 145–150.

Nadoleczny, M. (1926). *Kurzes Lehrbuch der Sprach- und Stimmheilkunde mit besonderer Berücksichtigung des Kindesalters.* Leipzig: Verlag von F.C.W. Vogel.

de Nardo, T., Gabel, R. M., Tetnowski, J. A., & Swartz, E. R. (2016). Self-acceptance of stuttering: A preliminary study. *Journal of Communication Disorders, 60,* 27–38.

Natke, U. (2012). Erkenntnisse über das Stottern. In U. Natke (Hrsg.), *Wissen über Stottern* (S. 5–15). Neuss: Natke.

Natke, U., Sandrieser, P., Pietrowsky, R., & Kalveram, K Th. (2006). Disfluency data for German preschool children who stutter and comparison children. *Journal of Fluency Disorders, 31*(3), 165–176.

Özdemir, R. S., St. Louis, K. O., & Topbaş, S. (2011). Stuttering attitudes among Turkish family generations and neighbors from representative samples. *Journal of Fluency Disorders, 36*(4), 318–333.

Sandrieser, P., & Schneider, P. (2015). *Stottern im Kindesalter* (4. Aufl.). Stuttgart: Thieme.

Schwartz, M. F. (1977). *Stottern ist heilbar.* Düsseldorf: Econ.

Seemann, M. (1959). *Sprachstörungen bei Kindern.* Halle: Marhold.

Shapiro, A. (1980). An electromyographic analysis of the fluent and dysfluent utterances of seveal types of stutterers. *Journal of Fluency Disorders, 5,* 203–231.

Sheehan, J. G. (1970). *Stuttering: Research and Therapy.* New York: Harper & Row.

Shenker, R. C. (2011). Multilingual children who stutter: Clinical issues. *Journal of Fluency Disorders, 36*(3), 186–193.

Smith, A. (1995). Muscle activity in stuttering. In C. W. Starkweather & H. F. M. Peters (Hrsg.), *Proceedings of the First World Congress on Fluency Disorders.* The International Fluency Association, 39–42.

Smith, K. A., Iverach, L., O'Brian, S., Kefalianos, E., & Reilly, S. (2014). Anxiety of children and adolescents who stutter: A review. *Journal of Fluency Disorders, 40,* 22–34.

Smith, K. A., Iverach, L., O'Brian, S., Mensah, F., Kefalianos, E., Hearne, A., et al. (2017). Anxiety in 11-year-old children who stutter: Findings from a prospective longitudinal community sample. *Journal of Speech Language Hearing Research, 60*(5), 1211–1222.

Starke, A. (1999) *Voluntary Stuttering – When, How, and For What Purpose.* Beitrag zur 2. International Stuttering Awareness Day Online Conference vom 1.–22. Oktober 1999, www.mankato.msus.edu/dept/comdis/isad2/papers/starke.html. Zugegriffen: 1. Okt. 1999.

St. Louis, K. O. (2011). The public opinion survey of human attributes–stuttering summary framework and empirical comparisons. *Journal of Fluency Disorders, 36*(4), 256–261.

St. Louis, K. O. (2012a). Research and development on a public attitude instrument for stuttering. *Journal of Communication Disorders, 45*(2), 129–146.

St. Louis, K. O. (2012b). Male versus female attitudes toward stuttering. *Journal of Communication Disorders, 45*(3), 246–253.

St. Louis, K. O., Sønsterud, H., Carlo, E. J., Heitmann, R. R., & Kvenseth, H. (2014). Public attitudes toward-and identification of-cluttering and stuttering in Norway and Puerto Rico. *Journal of Fluency Disorders, 42,* 21–34.

St. Louis, K. O., Sønsterud, H., Junuzović-Žunić, L., Tomaiuoli, D., Del Gado, F., Caparelli, E. et al. (2016). Public attitudes toward stuttering in Europe: Within-country and between-country comparisons. *Journal of Communication Disorders, 62,* 115–130.

Stipdonk, L., Lieftink, A., Bouwen, J., & Wijnen, F. (2014). Extraversion and communication attitude in people who stutter: A preliminary study. *Journal of Fluency Disorders, 42,* 13–20.

Travis, L. E. (1934). Dissociation of the homologous muscle function in stuttering. *Archives of Neurology Psychiatry, 31,* 127–133.

Turnbaugh, K. R., Guitar, B. E., & Hoffman, P. R. (1979). Speech clinicians' attribution of personality traits as a function of stuttering severity. *Journal of Speech and Hearing Research, 22,* 37–45.

Valente, A. R. S., St. Louis, K. O., Leahy, M., Hall, A., & Jesus, L. M. T. (2017). A country-wide probability sample of public attitudes toward stuttering in Portugal. *Journal of Fluency Disorders, 52*, 37–52.

Van Borsel, J., Maes, E., & Foulon, S. (2001). Stuttering and bilingualism: A review. *Journal of Fluency Disorders, 26*(3), 179–205.

Van der Merwe, B., Robb, M. P., Lewis, J. G., & Ormond, T. (2012). Anxiety measures and salivary cortisol responses in preschool children who stutter. *Contemporary Issues in Communication Science and Disorders, 38*(1), 1–10.

Van Riper, Ch. (1937). The preparatory set in stuttering. *Journal of Speech Disorders, 2*, 149–154.

Van Riper, Ch. (1982). *The nature of stuttering* (2. Aufl.). Englewood Cliffs: Prentice-Hall.

Van Riper, Ch., & Emerick, L. (1984). *Speech correction: Principles and methods* (7. Aufl.). Englewood Cliffs: Prentice-Hall.

Walden, T. A., & Lesner, T. A. (2018). Examining implicit and explicit attitudes toward stuttering. *Journal of Fluency Disorders, 57*, 22–36.

Weidner, M. E., St- Louis, K. O., Burgess, M. E., & LeMasters, S. N. (2015). Attitudes toward stuttering of nonstuttering preschool and kindergarten children: A comparison using a standard instrument prototype. *Journal of Fluency Disorders, 44*, 74–87.

Williams, D. E. (1955). Masseter muscle action potentials in stuttered and nonstuttered speech. *Journal of Speech Hearing Disorders, 20*, 246–261.

Woods, C. L., & Williams, D. E. (1976). Traits attributed to stuttering and normally fluent males. *Journal of Speech and Hearing Research, 19*, 247–266.

Young, M. A. (1994). Evaluating differences between stuttering and nonstuttering speakers: The group difference design. *Journal of Speech and Hearing Research, 37*, 522–534.

Zang, J. (2012) *Multilinguale Stotterdiagnostik: Vergleich der diagnostischen Möglichkeiten monolingual deutschsprachiger und bilingual deutsch-türkischsprachiger Diagnostiker*. Dissertation. Rheinisch-Westfälische Technische Hochschule, Aachen.

Zückner, H. (2011). Selbstwert von stotternden Kindern und Jugendlichen Einfluss auf Sprechverhalten und Erleben von Stottern. *Sprache Stimme Gehör, 35*(2), e77–e86.

Zückner, H. (2014). *Intensiv-Modifikation Stottern: Therapiemanual*. Neuss: Natke.

Entwicklungsverlauf

Inhaltsverzeichnis

6.1 Entwicklung des Stotterns 45
6.2 Prognose. 49
6.3 Auswirkungen im Lebensverlauf. 52
Literatur. 55

6.1 Entwicklung des Stotterns

Im ersten Jahr nach Beginn ist das Stottern überwiegend leicht oder sehr leicht (Watts et al. 2017). Sofern das Stottern bestehen bleibt, ist es jedoch in der Regel eine fortschreitende Störung, bei der das abnorme Verhalten bis in das Erwachsenenalter zunimmt. So unterscheidet sich die Symptomatik zu Beginn des Stotterns stark von der eines stotternden Jugendlichen oder Erwachsenen. Die Veränderung der Symptomatik geschieht nicht kontinuierlich. Phasen mit starker Symptomatik können sich mit solchen abwechseln, in denen Stottern vermindert oder auch gar nicht auftritt. Die zahlreichen Strategien, die bei chronisch stotternden Personen entstehen, um Stotterereignisse aufzuschieben, zu beenden oder zu vermeiden, werden in Abschn. 5.1.2 beschrieben.

Auf Fröschels (1921) und Bluemel (1932) geht die Ansicht zurück, dass sich Stottern graduell aus einfachen Symptomen heraus entwickle. Bluemel (1932) nahm eine Unterscheidung in »primäres Stottern«, womit einfache Wiederholungen ohne beobachtbare Reaktionen gemeint waren, und »sekundäres Stottern« vor, das durch negative Emotionen und physische Anspannung gekennzeichnet sei. Erst ein Störungsbewusstsein bilde die notwendige Voraussetzung für den Übergang von »primärem« zu »sekundärem« Stottern (vgl. Abschn. 10.2).

Ein solches stereotypes Konzept einer graduellen Entwicklung trifft nicht zu. Zwar kommt bei vielen stotternden Kindern zu anfänglichen lockeren Silbenwiederholungen und Dehnungen vermehrte Muskelanspannung hinzu, woraufhin sich sekundäre Symptome entwickeln. So beobachtete Van Riper (1982) beispielsweise, dass Wiederholungen zu Beginn des Stotterns eine der Sprechgeschwindigkeit entsprechende Frequenz aufweisen und später schneller sowie mit wachsender Anspannung beim Sprechen auch unregelmäßiger werden. Aber auch zu Beginn des Stotterns kann ein heterogenes Symptombild vorliegen, bei dem komplexe und spannungsreiche Symptome auftreten. Solche *hard contacts* treten Bloodstein (1960a) zufolge in 40 % der Fälle auf. Bereits Nadoleczny (1926, S. 113) beobachtete im Gegensatz zu Fröschels' Konzept: »Es kann mit Pressen und Steckenbleiben und sofort mit der Mitbewegung anfangen.« Yairi und Ambrose (2013) zufolge zeigen etwa 40 % der Kinder einen abrupten Beginn des Stotterns, und in vielen Fällen findet eine graduelle Entwicklung innerhalb von zwei Wochen statt. Nach Reilly et al. (2009) beginnen 37 % der Kinder innerhalb eines Tages und 50 % innerhalb von drei Tagen zu stottern.

Yairi und Ambrose (1992b) weisen hinsichtlich des häufigen Beginns des Stotterns bis zum Alter von 3 Jahren auf einen möglichen Zusammenhang mit neuronalen Entwicklungsprozessen hin, die in diesem Alter stattfinden. So reflektiert der abrupte Beginn für Yairi (1997) eher neurophysiologische Veränderungen als Lernprozesse. Andere Autoren wiederum deuten einen abrupten Beginn gerade als Kennzeichen einer emotionalen Reaktion (z. B. Guitar 2006).

In der bereits zitierten Querschnittuntersuchung von Bloodstein (1960a) beschreibt dieser bei 418 stotternden Kindern im Alter von 2 bis 16 Jahren Veränderungen in grundlegenden Merkmalen des Stotterns, die im Folgenden zusammengefasst werden. Bis zum Alter von 6 bis 7 Jahren sind Wiederholungen das dominante Merkmal des Stotterns. Aber auch Dehnungen und Blocks sind in allen Altersgruppen zu beobachten, und deren Häufigkeit nimmt mit dem Alter insgesamt nur geringfügig zu. Die Anzahl derjenigen Kinder, die als einzige Symptome anstrengungslose Wiederholungen und Dehnungen aufweisen, nimmt von 43 % im Alter von 2 bis 3 Jahren auf nur noch 4 % im Alter von 14 bis 16 Jahren ab. Spannungsreiche Symptome sind demnach bereits bei einer Vielzahl von jungen stotternden Kindern zu beobachten und entwickeln sich später bei den meisten anderen. Der Prozentsatz derjenigen Kinder, die irgendeine Form von Sekundärsymptomatik zeigen, wächst von 33 % bei den jüngsten Kindern auf 65 % bei den ältesten. Bei den 2- bis 3-Jährigen sind u. a. Zukneifen der Augen, Bewegungen des Kopfes, nach Luft schnappen, die Faust ballen und auffällige Pausen zu beobachten. Die meisten sekundären Symptome, die für stotternde Erwachsene typisch sind, zeigen sich bereits im Alter von 5 Jahren. Zuerst entwickeln sich Auffälligkeiten in der Atmung. Etwa gleich häufig tritt die Anspannung der Gesichtsmuskulatur auf. Anschließend entwickeln sich Lösungshilfen (vgl. Abschn. „Ankämpf- und Fluchtverhalten"), gefolgt von Startern und Aufschiebungen. Während zu Beginn des Stotterns das Auftreten symptomfreier Phasen verbreitet ist (bei 47 % der untersuchten Kinder), verschwinden diese Phasen mit zunehmendem Alter vollständig.

Die Antizipation von Stottern, das Substituieren von Wörtern und die Wahrnehmung von schwierigen Wörtern oder Lauten sind eher Kennzeichen des entwickelten Stotterns, auch wenn diese Verhaltensweisen in einigen Fällen bereits in sehr jungem Alter auftreten können. Sekundärsymptomatik kann zusammen mit jeder Form von emotionalen Reaktionen bzw. auch gänzlich ohne diese auftreten. Bei einer großen Anzahl von Kindern entsteht eine komplexe Sekundärsymptomatik, bevor starke Gefühle der Angst oder Verlegenheit zu beobachten sind. Auch Wortsubstitutionen entstehen häufig, bevor Angst vor dem Stottern festzustellen ist. Chronische Angst entwickelt sich meist als eines der letzten Merkmale, ebenso das Vermeiden von Sprechsituationen.

Selbstwahrnehmung und emotionale Reaktionen
Stotternde Kinder *aller* Altersstufen zeigen einen gewissen Grad von Selbstwahrnehmung der Sprechschwierigkeiten. Bei der Hälfte der 2-Jährigen sind gelegentlich Reaktionen auf das Auftreten von Sprechunflüssigkeiten zu beobachten, indem sie beispielsweise nach einem Block sagen:»Ich kann nicht«, schreien, zu Boden blicken oder erröten. Ein völliges Fehlen eines Bewusstseins für das Auftreten der Sprechunflüssigkeiten existiert also möglicherweise nicht.

Die emotionalen Reaktionen auf das Stottern entwickeln sich nach Bloodstein (1960a) in folgenden vier Stufen: 1) Wenig offene Reaktionen auf das Stottern und kein Selbstbild als »Stotterer«; vereinzelt direkte Reaktionen auf das Auftreten von Sprechunflüssigkeiten; 2) Selbstbild als »Stotterer« ohne emotionale Reaktionen; 3) Reaktionen in Form von Ärger, Frustration oder Wut; 4) Reaktionen in Form von Angst und Verlegenheit. Bei vielen jungen stotternden Kindern sind keine emotionalen Reaktionen zu beobachten. Dies gilt auch für viele ältere Kinder, die bereits komplexe Stottersymptome aufweisen. Stottern stellt in seiner ausgeprägten Form damit keine Reaktion auf Angst dar.

Die beschriebene Untersuchung von Bloodstein (1960a, b, 1961) hat wesentliche Informationen zur Entwicklung des Stotterns als fortschreitende Störung in früher Kindheit geliefert. Bloodstein weist darauf hin, dass seine Ergebnisse durch eine Längsschnittuntersuchung bestätigt werden müssten. Yairi und Kollegen führten solche auf Sprechdaten basierenden Längsschnittuntersuchungen mit stotternden Vorschulkindern durch (Yairi und Ambrose 1992a; Yairi et al. 1993; Yairi und Ambrose 1999; Paden et al. 1999; Watkins et al. 1999). Detaillierte Angaben über die Entwicklung einzelner Symptomklassen bzw. emotionaler Reaktionen wurden dabei jedoch nicht gemacht. Im deutschsprachigen Raum wurden in Ulm (Johannsen 2001a) sowie in Düsseldorf (Natke et al. 2004, 2006; Sandrieser 2004) Längsschnittuntersuchungen durchgeführt, deren Umfang jedoch nicht den von Bloodsteins Studie erreicht.

Die Entstehung von emotionalen Reaktionen hat einen großen Einfluss auf die Entwicklung des Stotterns, auch wenn sie vermutlich weder den Ursprung des Stotterns noch der spannungsreichen Symptome bilden. Häufig werden als Erklärung für die Entstehung von erhöhtem Muskeleinsatz beim Stottern kognitive Prozesse bemüht. So soll das Kind aufgrund eines Störungsbewusstseins und negativer Zuhörerreaktionen damit beginnen, gegen die Sprechunflüssigkeiten anzukämpfen (Fiedler und Standop 1992, S. 104). Es könnte sich jedoch auch um autonom ablaufende motorische Strategien auf niedriger motorischer Ebene handeln. So ist in der Entwicklung eine Versteifungsstrategie beim Auftreten von motorischen Fehlern oder Problemen vermutlich gegenüber einer Verlangsamung ohne erhöhten Muskeleinsatz dominant (letzteres wäre als Reaktion auf Sprechunflüssigkeiten mutmaßlich geeigneter, um der Entwicklung von Stottern vorzubeugen). Greifbewegungen bei sehr jungen Kindern sind beispielsweise durch Kokontraktion antagonistischer Muskeln gekennzeichnet (Konczak et al. 1997), wie sie auch bei Erwachsenen beim Erlernen neuer Bewegungen beobachtet werden können (Ludwig 1982).

Die ersten emotionalen Reaktionen auf das Stottern können Verwirrung, Frustration, Ärger und Aggression sein. Diese Emotionen sind gut nachvollziehbar, da die Sprechunflüssigkeiten schließlich nicht mit der Sprechplanung übereinstimmen. Diese emotionalen Reaktionen können bereits dazu führen, dass das Kind mit Anstrengung und Vermeidung auf die Sprechunflüssigkeiten reagiert. Die ursprünglichen Reaktionen werden mit der Zeit von Scham, Schuldgefühlen und Selbstabwertung überlagert, was das Vermeidungsverhalten verstärken kann (vgl. Sandrieser und Schneider 2015). Peinlichkeit, Tabuisierung und Ungeduld fördern das Empfinden von Scham. Sobald Angst und Frustration sowie Flucht- und Vermeidungsverhalten auftritt, scheint sich Stottern selbst aufrechtzuerhalten. Es entstehen Teufelskreise aus Angst und Vermeidung sowie Anstrengung und Frustration.

Einteilung in Entwicklungstypen und -stufen
Etliche Autoren haben eine Klassifikation in Entwicklungstypen (z. B. Van Riper 1982) bzw. -stufen (z. B. Bloodstein 1960b; Conture 1990) vorgenommen. Damit wird versucht, die typische Entwicklung des Stotterns nachzuzeichnen. Die Autoren merken jedoch gleichzeitig an, dass sich nicht alle stotternden Personen, die sie untersucht haben, dieser Klassifikation unterordnen ließen. Guitar (2006) beschreibt vier Entwicklungsstufen des Stotterns, denen zumindest der Großteil des beobachteten Stotterverhaltens einer Person entspreche:

1. *Grenzwertiges Stottern* ist charakterisiert durch mehr als 10 % unflüssig gesprochene Wörter, mehr als zwei Einheiten, die wiederholt werden, und durch das häufigere Auftreten von Wiederholungen und Dehnungen gegenüber Revisionen und Einschüben. Es tritt noch keine Sekundärsymptomatik auf, und die Sprechunflüssigkeiten sind dem Kind bis auf gelegentliche Verwunderung oder geringe Frustration nicht bewusst.
2. Bei *beginnendem Stottern* sind die Wiederholungen schnell, unregelmäßig sowie spannungsreich und Blockaden treten auf. Fluchtverhalten wie Augenblinzeln und Ansteigen der Stimmlage oder Lautstärke ist zu beobachten. Das Kind ist sich der Sprechunflüssigkeiten bewusst und zeigt Frustration.

3. *Intermediäres Stottern* ist durch Blocks gekennzeichnet, das Flucht- und Vermeidungsverhalten ist ausgeprägt. Das Kind zeigt Angst, Frustration, Aufregung und Scham.
4. Bei *fortgeschrittenem Stottern* sind die Blockaden lang andauernd und spannungsreich. Zusätzlich zum intermediären Stottern weist die Person ein negatives Selbstbild auf.

Die Stufen beschreiben die typische Entwicklung des Stotterns und können dazu dienen, die Behandlung in Abhängigkeit von der Entwicklungsstufe zu planen. So können bei grenzwertigem Stottern bereits sekundärpräventive Maßnahmen durchgeführt werden, die das Fortschreiten verhindern sollen, während bei intermediärem Stottern eher eine direkte, therapeutische Intervention indiziert ist (vgl. Abschn. 11.5.2). Guitars Begriffswahl macht deutlich, dass er erst von Stottern spricht, wenn eine fortschreitende Entwicklung zu beobachten und eine Therapie angezeigt ist. Er vermischt also Diagnose und Verlauf, was besser vermieden werden sollte (vgl. Kap. 11).

6.2 Prognose

Van Riper (1982) und Conture (1990) nennen das Auftreten von Blocks und Dehnungen als Prädiktor für die Chronifizierung des Stotterns. Auch ein Störungsbewusstsein soll für einen ungünstigen Verlauf sprechen, wenn das Kind also beispielsweise Frustration zeigt, Äußerungen abbricht oder umstrukturiert, um schwierige Wörter zu vermeiden, oder den Blickkontakt beim Stottern verliert (Conture 1990). Dies sind jedoch klinische Eindrücke, die nicht durch Längsschnittdaten belegt sind (Yairi et al. 1996b).

Bislang ist kein alleiniger Prädiktor für die Chronifizierung des Stotterns identifiziert worden, sodass die Prognose unsicher bleibt. Johannsen und Schulze (1998) empfehlen, zumindest von einer Gefährdung des Kindes für einen chronischen Verlauf auszugehen, wenn mindestens eine der folgenden Bedingungen zutrifft:

1. *Dauer:* Die Sprechunflüssigkeiten dauern länger als 6 Monate an.
2. *Verlauf:* Das Stottern des Kindes hat sich von zunächst spannungslosen Wiederholungen zu Blocks weiterentwickelt.
3. *Art der Symptomatik:* Es treten Dehnungen mit Tonhöhen- oder Lautstärkeanstieg und Blocks mit sichtbarer Anstrengung auf. Die Eltern bestätigen diese Symptomatik als charakteristisch und häufig beobachtbar.
4. *Reaktionen des Kindes:* Das Kind zeigt deutliche Reaktionen auf seine Sprechunflüssigkeiten, z. B. verbal bzw. durch Abbruch einer Äußerung im Symptom, oder lässt ein Vermeiden bestimmter Laute, Wörter oder Sprechsituationen erkennen.
5. *Sprachentwicklung und Mundmotorik:* Das Kind hat deutliche Defizite in der Sprachentwicklung oder zeigt Auffälligkeiten in der Mundmotorik.

6. *Einstellungen der Eltern:* Die Eltern äußern die Überzeugung, dass das Stottern sich gefestigt hat und sich nicht mehr von allein zurückbilden wird.
7. *Familiäre Belastung:* Mindestens ein weiteres Familienmitglied stottert.

Die Autoren weisen darauf hin, dass die genannten Kriterien in ihrer Bedeutung nicht empirisch abgesichert seien. Sie sind demnach als Anhaltspunkte zu werten. Johannsen (2001b) betont, dass die Zeit bis zum Ende des 7. Lebensjahres für eine Therapie genutzt werden sollte, da bis zu diesem Zeitpunkt die größten Chancen für eine Remission bestünden.

Yairi et al. (1996, 2005) kommen aufgrund der bisherigen Befundlage zu dem Schluss, dass bei jungen stotternden Kindern unter 6 Jahren die folgenden Faktoren für die Prognose des Stotterns bedeutsam sind:

1. *Alter zu Beginn des Stotterns:* Je älter das Kind zu Beginn des Stotterns ist, desto größer ist die Wahrscheinlichkeit einer Chronifizierung.
2. *Dauer des Stotterns:* Je länger das Stottern andauert, desto eher ist von einer Chronifizierung auszugehen.
3. *Geschlecht:* Mädchen remittieren häufiger als Jungen.
4. *Familiärer Hintergrund:* Wenn das Kind Verwandte hat, die chronisch stottern, ist die Wahrscheinlichkeit größer, dass es ebenfalls chronisch stottern wird.
5. *Phonologische, sprachliche und nonverbale Fertigkeiten:* Je besser die Fertigkeiten eines Kindes in diesen Bereichen ist, desto wahrscheinlicher ist es, dass es remittiert.

Diese Faktoren sollten in Forschung und Therapie Berücksichtigung finden.

Der Aspekt der sprachlichen Fähigkeiten ist möglicherweise komplex und in seinem Entwicklungsverlauf zu betrachten. So stellten Leech et al. (2017) fest, dass sich remittierte Kinder im Vergleich zu ihren Altersgenossen mit chronischem Stottern im Bereich des Satzbaus stark verbesserten, während sich der Wortschatz weniger ausdifferenzierte. In einer australischen Kohortenstudie hatten Mädchen mit ausgeprägteren Kommunikationsfähigkeiten im Alter von 2 Jahren eine höhere Wahrscheinlichkeit für eine Remission als ihre männlichen Altersgenossen (Kefalianos et al. 2017). Von Bedeutung sind diese Befunde auch für Empfehlungen zur Sprachförderung stotternder Kinder.

Bislang wurden keine Hinweise darauf gefunden, dass die Schwere des Stotterns oder das frühe Vorliegen von Sekundärsymptomatik für die Prognose von Bedeutung sind. Ryan (2001) dagegen erhielt bei einer Längsschnittuntersuchung mit 22 unbehandelten, stotternden Vorschulkindern über einen 2-Jahres-Zeitraum das Ergebnis, dass sich mittels des Trends der Stotterhäufigkeit bei 91 % der Kinder richtig vorhersagen ließ, ob sich das Stottern chronifizierte oder nicht: Bei Remission sinkt die Stotterhäufigkeit, bei Chronifizierung bleibt sie annähernd konstant. Das Ergebnis bezüglich der Remission konnte von Bendels (2004) bei einer kleinen Gruppe von Kindern bestätigt werden. Den

Einfluss phonologischer Fertigkeiten auf den Verlauf des Stotterns zeigten Paden, Yairi und Ambrose (1999) und Spencer und Weber-Fox (2014).

Prognose bei älteren Kindern

Im Gegensatz zu der intensiven Forschung zur Prognose des Stotterns bei Vorschulkindern ist kaum etwas zur Wahrscheinlichkeit einer Remission bei älteren Kindern bekannt. Howell et al. (2008) fanden in einer Längsschnittstudie an 8- bis 12-jährigen Kindern eine 50 %ige Wahrscheinlichkeit für eine Remission, wobei Mädchen eine größere Chance auf eine Remission hatten. Allerdings hatten alle der 76 untersuchten Kinder minimal ein Jahr vor dem letzten Messzeitpunkt eine ein- oder zweiwöchige (indirekte) Therapie erhalten. Es ist also unklar, ob zum einen die Remission therapiebedingt war und zum anderen möglicherweise ein Rückfall nach Studienende, also mehrere Jahre nach Therapieende, aufgetreten ist. Ein Risikofaktor für dauerhaftes Stottern scheint ein später Therapiebeginn zu sein. Je später die Kinder dieser Studie mit einer Therapie begannen, desto länger hielt das Stottern an. Außerdem scheinen die Art der Unflüssigkeiten sowie Unterschiede im Temperament einen Vorhersagewert zu besitzen.

In zwei Studien wurden akustische Eigenschaften des Sprachsignals als Prädiktorvariablen untersucht. Stromsta (1965) analysierte Aufnahmen von 38 stotternden Kindern hinsichtlich abnormer Formantübergänge und abrupter Beendigungen der Phonation bei den Sprechunflüssigkeiten. Nach 10 Jahren wurde mittels Fragebogen erhoben, ob die Kinder noch stotterten. Von 27 Kindern, die die beschriebenen Charakteristika aufwiesen, stotterten noch 24, während von den 11 Kindern, bei denen diese Auffälligkeiten nicht beobachtet wurden, 10 nicht mehr stotterten. Die akustischen Eigenschaften der Sprechunflüssigkeiten stellten sich somit als genauer Prädiktor für die Chronifizierung heraus.

Formanten sind Frequenzbänder des Sprachsignals mit erhöhter Energie, die bei der Vokalproduktion durch Resonanz im Rachen, Mund- und Nasenraum entstehen. Die Lage der Formanten im Spektrum des Sprachsignals charakterisiert die verschiedenen Vokale.

Abnorme Formantübergänge definierte Stromsta als fehlende oder abweichende Änderungen des zweiten Formanten. Diese Abweichungen stellten sich so dar, als ob der folgende Laut nicht im Sinne der Koartikulation antizipiert wird. Stromsta sieht die fehlende Koartikulation bei Wiederholungen als eigentlichen Kern des Stotterns an. Demzufolge hält er das Trainieren und Festigen der Fähigkeit, richtig zu koartikulieren, für den wichtigsten Bestandteil von Stottertherapien (Stromsta 1986). Dies empfahl bereits im 19. Jahrhundert Ernst (1892) und nannte entsprechende Koartikulationsübungen »Vokal-Herausfassen«.

Koartikulation bezeichnet den Einfluss des folgenden Lautes auf die Produktion des aktuellen Lautes. Beispielsweise kann die Zunge bei der Bildung eines bilabialen Plosivs /b, p/ noch während der Verschlussphase die Position des Folgevokals einnehmen. Normales Sprechen ist durch permanente Koartikulation gekennzeichnet.

Yaruss und Conture (1993) versuchten, Stromstas Befund bei 13 stotternden Kindern zu replizieren. Die Autoren fanden abnorme Übergänge des zweiten Formanten bei Laut- und Silbenwiederholungen, stellten jedoch keine Unterschiede zwischen Kindern mit hohem bzw. niedrigem Chronifizierungsrisiko fest. Die Zuordnung der Kinder zu diesen Gruppen erfolgte unter Verwendung des *Stuttering Prediction Instrument* (SPI, Riley 1981), mit dem anhand eines Fragebogens für die Eltern und anhand bestimmter Aspekte des unflüssigen Sprechens des Kindes ein Punktwert ermittelt wird, der anzeigen soll, wie wahrscheinlich es ist, dass das Kind spontan remittiert. Das Ergebnis von Yaruss und Conture ist insofern fragwürdig, da es nicht anhand von Längsschnittdaten gewonnen wurde und der SPI selbst nicht ausreichend validiert ist. In Anbetracht der möglichen Praxisrelevanz der Untersuchung von Stromsta ist es erstaunlich, dass keine weiteren Bemühungen unternommen wurden, seinen Befund zu replizieren.

6.3 Auswirkungen im Lebensverlauf

6.3.1 Schulische und berufliche Folgen

Viele stotternde Erwachsene beschreiben rückblickend die Schulzeit als die schwierigste Zeit in ihrem Leben. Nicht nur sprachliche Anforderungen steigen mit dem Eintritt in die Schule, sondern auch die Bedeutung von Kontakten zu Gleichaltrigen nimmt deutlich zu (Daniels et al. 2012). Viele Kinder ziehen sich aus Angst vor Reaktionen Anderer auf ihr Stottern im Unterricht zurück. Auch wenn soziale Ängste im Schulalter zumeist noch nicht ausgeprägt sind (vgl. Abschn. 5.2), erleben Kinder häufig bereits früh negative Reaktionen auf ihr Stottern, wie z. B. Unterbrechungen, Nachahmung, Weglaufen oder Irritation (Langevin et al. 2009). Negative Bewertungen treten häufiger auf je ausgeprägter das Stottern auftritt (Panico et al. 2015). Gehänselt und schikaniert zu werden, ist unter stotternden Heranwachsenden verbreiteter als bei flüssig Sprechenden (Erickson und Block 2013) und so ist es nicht verwunderlich, dass Stotternde versuchen, ihr Stottern zu verheimlichen.

Die Sorge stotternder Kinder, gemobbt zu werden, ist hoch und laut Angaben stotternder Kinder und Erwachsener auch berechtigt, denn fast jedes zweite Kind, das stottert, wurde in der Vergangenheit gemobbt (Blood et al. 2010). Die langfristigen Folgen von Mobbing sind gravierend. Betroffene haben auch später mehr Angst vor sozialen Interaktionen und negativen Bewertungen und sind weniger zufrieden in ihrem Leben (Blood und Blood 2016). Mobbing trägt also erheblich zur Entwicklung sozialer Ängste bei. Auch Familien von stotternden Jugendlichen, die zum Teil gemobbt wurden, berichten von einer hohen emotionalen Belastung, Familienkonflikten und Schwierigkeiten, mit der Frustration des Kindes umzugehen (Erickson und Block 2013).

Stottern muss jedoch nicht zwangsläufig mit einer belasteten Schulzeit einhergehen. Aedriaensens und Kollegen fanden anhand einer sozialen Netzwerkanalyse an belgischen Schulen heraus, dass Jugendliche, die stottern, nicht weniger und nicht in einer negativeren Art und Weise mit ihren Peers kommunizieren. Auch die Lehrer bestätigten, dass die stotternden Jugendlichen in ihren Klassen gut akzeptiert werden (Adriaensens et al. 2017).

Adäquater Umgang und Nachteilsausgleich
Die Lehrer und gegebenenfalls spätere Dozenten spielen eine entscheidende Rolle darin, wie in einer Klasse mit Stottern umgegangen wird und ob Mobbing entstehen kann oder nicht. Ein verständnisvoller und sensibler Umgang ist dabei genauso wichtig wie aktuelles Wissen über Stottern und ein adäquater Umgang damit (Daniels et al. 2012; Chastain und Bettagere 2016). In Deutschland haben stotternde Schüler nach Artikel 3, Absatz 3 des Grundgesetzes Anrecht auf einen Nachteilsausgleich (Zang und Stemmer 2014), wobei die Umsetzung dieses Anspruchs noch selten erfolgt. Idealerweise werden Lehrer bei Einschulung eines stotternden Kindes über diese Einschränkung informiert und es wird festgestellt, ob ein sonderpädagogischer Förderbedarf besteht. In der konkreten Umsetzung des Nachteilsausgleichs sind Lehrer gefragt, in Absprache mit Eltern, Kind und gegebenenfalls Stottertherapeuten individuelle Maßnahmen auszuarbeiten. Die Notwendigkeit und Art der Maßnahmen ist stark von der Symptomatik und den Wünschen des Kindes abhängig und kann von Absprachen zu freiwilligem Melden über mehr Zeit in mündlichen Prüfungen bis hin zu technischen Hilfsmitteln bei Vorträgen reichen. Häufig sind Lehrer explizit darauf hinzuweisen, dass die Sprechweise eines stotternden Kindes nicht in die Bewertung mündlicher Leistungen einfließen darf.

Das Erfordernis einer konsequenten Umsetzung des Nachteilsausgleiches zeigt die Studie von O'Brian und Kollegen, laut der Betroffene mit einem subjektiv höheren Stotterschweregrad niedrigere Schulabschlüsse erzielten (O'Brian et al. 2011). Allerdings widersprechen die Ergebnisse einer späteren Kohortenstudie, in der sich die Schulabschlüsse nicht von Nichtstotternden unterschieden (McAllister et al. 2012).

Über die beruflichen Erfahrungen stotternder Erwachsener ist noch relativ wenig bekannt. Es kann davon ausgegangen werden, dass kulturell bedingte Einstellungen von Kollegen und Vorgesetzten eine besondere Rolle spielen, da Arbeit eine zentrale Rolle in der finanziellen und persönlichen Lebenszufriedenheit spielen kann. Bricker-Katz und Kollegen ermittelten in einer qualitativen Befragung von Erwachsenen, dass Stottern immer eine (problematische) Rolle spielt, die Kommunikation erschwert und die Aufstiegschancen mindert (Bricker-Katz et al. 2013). Die Angst vor stigmatisierenden, negativen Bewertungen kann dabei das Selbstwertgefühl und die Selbstwirksamkeit, womit die Überzeugung der Person, schwierige Situationen und Herausforderungen aus eigener Kraft erfolgreich zu bewältigen, gemeint ist, erheblich beeinträchtigen (vgl. Abschn. 5.2). Aus einer Außenperspektive werden stotternde Sprecher als weniger geeignet angesehen, Beschäftigungen mit einem hohen Redeanteil auszuüben, wobei sie hierfür nicht per se als ungeeignet erachtet werden (Logan und O'Connor 2012).

6.3.2 Lebensqualität

Die befürchteten und/oder erlebten sozialen Benachteiligungen können sich auch in einer verminderten Lebensqualität stotternder Personen niederschlagen (vgl. Schwerpunktausgabe des *Journal of Fluency Disorders, 35*(3), 2010). Lebensqualität ist dabei aus Sicht der Psychologie als ein Konstrukt des subjektiven Wohlbefindens zu betrachten, das soziale, kulturelle, psychische und physische Aspekte umfasst (Craig 2010). In der Medizin wird Lebensqualität häufig gesundheitsbezogen erfasst, woraus spezifische Fragebögen zur Erfassung der Lebensqualität bei unterschiedlichen Erkrankungen entstanden sind (Cummins 2010).

In Bezug auf Stottern wurden Unterschiede zwischen stotternden und nichtstotternden Personen vor allem für Erwachsene untersucht. In einer australischen Befragung von 200 stotternden im Vergleich zu nichtstotternden Erwachsenen ergaben sich für die stotternde Gruppe signifikant schlechtere Werte bezüglich Lebensfreude, emotionalem und sozialem Funktionieren sowie der psychischen Verfassung (Craig et al. 2009; Tran et al. 2011). Das Risiko für eine Affektstörung ist bei stotternden Erwachsenen sogar doppelt so hoch wie bei Nicht-Betroffenen (Iverach et al. 2010). Schwer stotternde Erwachsene scheinen dabei tendenziell ein größeres Risiko für psychische Beeinträchtigungen zu haben. Bereits im Jugendalter bestehende Ängste, ein höherer Stotterschweregrad und Unzufriedenheit mit dem eigenen Sprechen bestimmen dabei die Ausprägung einer späteren Beeinträchtigung der Lebensqualität (Iverach et al. 2016). Der Zusammenhang zwischen Stotterschweregrad und Lebensqualität wird laut einer Untersuchung von Koedoot und Kollegen von der individuellen Art des *Copings* moderiert (Koedoot et al. 2011). In einer Studie mit 112 deutschsprachigen stotternden Personen zeigte sich, dass diejenigen mit den Persönlichkeitseigenschaften Neurotizismus und niedrige Extraversion negativere Auswirkungen des Stotterns auf ihr Leben erfahren (Bleek et al. 2012). Interessanterweise scheint die Auswirkung des Stotterns auf die Lebensqualität unter ultraorthodoxen Juden weniger negativ zu sein (Freud et al. 2017), was die Autoren unter anderem auf den beschützenden Effekt der Religion und der damit verbundenen Lebensweise zurückführen.

Beziehungen und Selbstwirksamkeit
Der soziale Aspekt der Lebensqualität wird maßgeblich vom Eingehen einer Beziehung bestimmt. Allein die Kenntnis über vorliegendes Stottern veranlasst Jugendliche und junge Erwachsene, diese Altersgenossen weniger attraktiv einzustufen als nichtstotternde Altersgenossen und sie sind weniger gewillt, eine romantische Beziehung mit ihnen einzugehen (Van Borsel et al. 2011). Insbesondere erste Verabredungen stellen für stotternde Personen eine große Herausforderung dar. In etablierten Partnerschaften erweist sich Stottern dann allerdings aus Sicht des Partners als wenig störend, was die Betroffenen wiederum überrascht (Nang et al. 2018).

Neben dem Stotterschweregrad ist Selbstwirksamkeit ein Prädiktor für die Lebensqualität stotternder Erwachsener, wie Carter et al. (2017) in einer Querschnittsstudie zeigen. Die Autoren empfehlen aufgrund dieser Verbindung, in der Therapie die Selbstwirksamkeit zu stärken, um damit auch die Lebensqualität zu verbessern. Auch in einer australischen Kohortenstudie erwies sich die Selbstwirksamkeit gemeinsam mit der Fähigkeit, sozial zu interagieren, und sozialer Unterstützung als schützend in Bezug auf die Entwicklung von Psychopathologien (Craig et al. 2011). Erwachsene, die diese Fähigkeiten ausgebildet haben, erweisen sich als resilient, d. h. sie sind in der Lage, mit schwierigen Lebenssituationen oder negativen Folgen von Stress angemessen umzugehen. Eine gute Resilienz wiederum scheint die Lebenszufriedenheit positiv zu beeinflussen (Plexico et al. 2019). Das Konzept der Resilienz findet seit kurzem verstärkt Aufmerksamkeit in der Forschung (Caugher und Dunsmuir 2017; Caughter und Crofts 2018). Möglicherweise könnte über eine gezielte Förderung von Resilienzfaktoren im Schulalter die Entwicklung von Psychopathologien wie sozialen Ängsten verhindert werden.

Das Wichtigste in Kürze
Stottern ist eine fortschreitende Störung. Die Muskelanspannung beim Stottern wächst und sekundäre Symptome entstehen. Ankämpf- und Fluchtverhalten entwickeln sich vor Vermeidungsverhalten, welches eher ein Kennzeichen fortgeschrittenen Stotterns ist. Stotternde Kinder aller Altersstufen nehmen ihr Stottern selbst wahr. Negative Emotionen entstehen als Reaktion auf die Sprechunflüssigkeit. Es entstehen Teufelskreise aus Angst und Vermeidung sowie Anstrengung und Frustration. Die Kategorisierung in Entwicklungsstufen kann bei der Planung der Behandlung helfen. Für die Prognose haben sich das Alter zu Beginn des Stotterns, die Dauer, das Geschlecht, Stottern in der Familie und phonologische bzw. sprachliche Fähigkeiten als bedeutsam herausgestellt. Die Gewichtung der Faktoren ist jedoch unklar und die Frage bleibt unbeantwortet, inwieweit weitere Faktoren prognostisch relevant sind. Die Auswirkungen von Stottern im Lebenslauf sind zum Teil gravierend und reichen von Hänseleien über Mobbing bis hin zu eingeschränktem schulischem sowie beruflichem Erfolg. Allgemein erleben stotternde Erwachsene eine geringere Lebensqualität als flüssig sprechende Erwachsene, wobei diese von der eigenen Selbstwirksamkeit und Resilienz beeinflusst wird.

Literatur

Adriaensens, S., van Waes, S., & Struyf, E. (2017). Comparing acceptance and rejection in the classroom interaction of students who stutter and their peers: A social network analysis. *Journal of Fluency Disorders, 52,* 13–24.

Ambrose, N. G., & Yairi, E. (1999). Normative disfluency data for early childhood stuttering. *Journal of Speech Language Hearing Research, 42,* 895–909.

Bendels, C. P. (2004). *Entwicklungsverlauf von Sprechunflüssigkeiten bei Remission und Chronifizierung des Stotterns*. Diplomarbeit im Fachbereich Psychologie der Heinrich-Heine-Universität Düsseldorf.

Bleek, B., Reuter, M., Yaruss, J. S., Cook, S., Faber, J., & Montag, C. (2012). Relationships between personality characteristics of people who stutter and the impact of stuttering on everyday life. *Journal of Fluency Disorders, 37,* 325–333.

Blood, G. W., & Blood, I. M. (2016). Long-term consequences of childhood bullying in adults who stutter: Social anxiety, fear of negative evaluation, self-esteem, and satisfaction with life. *Journal of Fluency Disorders, 50,* 72–84.

Bloodstein, O. (1960a). The development of stuttering: I. Changes in nine basic features. *Journal of Speech Hearing Disorders, 25,* 219–237.

Bloodstein, O. (1960b). The development of stuttering: II. Developmental phases. *Journal of Speech Hearing Disorders, 25,* 366–376.

Bloodstein, O. (1961). The development of stuttering: III. Theoretical and clinical implications. *Journal of Speech Hearing Disorders, 26,* 67–82.

Blood, G. W., Boyle, M. P., Blood, I. M., & Nalesnik, G. R. (2010). Bullying in children who stutter: Speech-language pathologists' perceptions and intervention strategies. *Journal of Fluency Disorders, 35*(2), 92–109.

Bluemel, C. (1932). Primary and secondary stammering. *Quarterly Journal of Speech, 18,* 187–200.

Bricker-Katz, G., Lincoln, M., & Cumming, S. (2013). Stuttering and work life: An interpretative phenomenological analysis. *Journal of Fluency Disorders, 38*(4), 342–355.

Carter, A., Breen, L., Yaruss, J. S., & Beilby, J. (2017). Self-efficacy and quality of life in adults who stutter. *Journal of Fluency Disorders, 54,* 14–23.

Caughter, S., & Crofts, V. (2018). Nurturing a resilient mindset in school-aged children who stutter. *American Journal of Speech-Language Pathology, 27,* 1111–1123.

Caughter, S., & Dunsmuir, S. (2017). An exploration of the mechanisms of change following an integrated group intervention for stuttering, as perceived by school-aged children who stutter (CWS). *Journal of Fluency Disorders, 51,* 8–23.

Chastain, P., & Bettagere, R. (2016). College students' and professors' perceptions of college students who stutter. *Contemporary Issues in Communication Science and Disorders, 43*(2), 206–222.

Conture, E. G. (1990). *Stuttering*. Englewood Cliffs: Prentice-Hall.

Craig, A. (2010). The association between quality of life and stuttering. *Journal of Fluency Disorders, 35*(3), 159–160.

Craig, A., Blumgart, E., & Tran, Y. (2009). The impact of stuttering on the quality of life in adults who stutter. *Journal of Fluency Disorders, 34,* 61–71.

Craig, A., Blumgart, E., & Tran, Y. (2011). Resilience and stuttering: Factors that protect people from the adversity of chronic stuttering. *Journal of Speech Language Hearing Research, 54*(6), 1485–1496.

Cummins, R. A. (2010). Fluency disorders and life quality: Subjective wellbeing vs. health-related quality of life. *Journal of Fluency Disorders, 35*(3), 161–172.

Daniels, D. E., Gabel, R. M., & Hughes, S. (2012). Recounting the K-12 school experiences of adults who stutter: A qualitative analysis. *Journal of Fluency Disorders, 37*(2), 71–82.

Erickson, S., & Block, S. (2013). The social and communication impact of stuttering on adolescents and their families. *Journal of Fluency Disorders, 38,* 311–324.

Ernst, R. (1892). *Das Stottern und seine Heilung – Ein Lehr- und Übungsbuch für Eltern und Lehrer, sowie zum Selbstgebrauche für Erwachsene zur gründlichen Beseitigung des Leidens*. Berlin: K. Siegismund.

Fiedler, P., & Standop, R. (1992). *Stottern. Ätiologie, Diagnose, Behandlung* (3. Aufl.). Weinheim: Psychologie-Verlags-Union.

Freud, D., Ezrati-Vinacour, R., Katz-Bernstein, N., & Fostick, L. (2017). The experience of stuttering among Ultra-Orthodox and Secular/Traditional Jews. *Journal of Fluency Disorders, 54,* 24–34.

Fröschels, E. (1921). Beiträge zur Symptomatologie des Stotterns. *Monatsschrift für Ohrenheilkunde, 55,* 1109–1112.

Guitar, B. (2006). *Stuttering: An integrated approach to its nature and treatment* (3. Aufl.). Baltimore: Williams & Wilkins.

Howell, P., Davis, S., & Williams, R. (2008). Late childhood stuttering. *Journal of Speech Language Hearing Research, 51,* 669–687.

Iverach, L., Jones, M., O'Brian, S., Block, S., Lincoln, M., Harrison, E., et al. (2010). Mood and substance use disorders among adults seeking speech treatment for stuttering. *Journal of Speech Language Hearing Research, 53*(5), 1178–1190.

Iverach, L., Lowe, R., Jones, M., O'Brian, S., Menzies, R. G., Packman, A., & Onslow, M. (2016). A speech and psychological profile of treatment-seeking adolescents who stutter. *Journal of Fluency Disorders, 51,* 24–38.

Johannsen, H. S. (2001a). Ätiologie und Verlaufsbedingungen des kindlichen Stotterns: Darstellung der Inhalte und Zielsetzung einer Längsschnittstudie. *Sprache Stimme Gehör, 25,* 10–13.

Johannsen, H. S. (2001b). Der Einfluss von Alter, Geschlecht, Symptomatologie, Heredität und Händigkeit auf den Verlauf des Stotterns im Kindesalter. *Sprache Stimme Gehör, 25,* 14–19.

Johannsen, H. S., & Schulze, H. (1998). Therapie von Redeflußstörungen bei Kindern und Erwachsenen. In G. Böhme (Hrsg.), *Sprach-, Sprech-, Stimm- und Schluckstörungen. Band 2: Therapie* (2. Aufl., S. 97–112). Stuttgart: G. Fischer.

Kefalianos, E., Onslow, M., Packman, A., Vogel, A., Pezic, A., Mensah, F., et al. (2017). The history of stuttering by 7 years of age: Follow-up of a prospective community cohort. *Journal of Speech Language Hearing Research, 60*(10), 2828–2839.

Koedoot, C., Bouwmans, C., Franken, M.-C., & Stolk, E. (2011). Quality of life in adults who stutter. *Journal of Communication Disorders, 44*(4), 429–443.

Konczak, J., Borutta, M., & Dichgans, J. (1997). The development of goal-directed reaching in infants. *Experimental Brain Research, 113,* 465–474.

Langevin, M., Packman, A., & Onslow, M. (2009). Peer responses to stuttering in the preschool setting. *American Journal of Speech-Language Pathology, 18,* 264–276.

Leech, K. A., Bernstein Ratner, N., Brown, B., & Weber, C. M. (2017). Preliminary evidence that growth in productive language differentiates childhood stuttering persistence and recovery. *Journal of Speech Language Hearing Research, 60*(11), 3097–3109.

Logan, K. J., & O'Connor, E. M. (2012). Factors affecting occupational advice for speakers who do and do not stutter. *Journal of Fluency Disorders, 37*(1), 25–41.

Ludwig, D. A. (1982). EMG changes during acquisition of a motor skill. *American Journal of Physical Medicine, 61,* 229–243.

McAllister, J., Collier, J., & Shepstone, L. (2012). The impact of adolescent stuttering on educational and employment outcomes: Evidence from a birth cohort study. *Journal of Fluency Disorders, 37,* 106–121.

Nadoleczny, M. (1926). *Kurzes Lehrbuch der Sprach- und Stimmheilkunde mit besonderer Berücksichtigung des Kindesalters*. Leipzig: Verlag von F.C.W. Vogel.

Nang, C., Hersh, D., Milton, K., & Lau, S. R. (2018). The impact of stuttering on development of self-identity, relationships, and quality of life in women who stutter. *American Journal of Speech-Language Pathology, 27,* 1244–1258.

Natke, U., Sandrieser, P., van Ark, M., Pietrowsky, R., & Kalveram, K Th. (2004). Linguistic stress, within-word position, and grammatical class in relation to early childhood stuttering. *Journal of Fluency Disorders, 29,* 109–122.

Natke, U., Sandrieser, P., Pietrowsky, R., & Kalveram, K Th. (2006). Disfluency data for German preschool children who stutter and comparison children. *Journal of Fluency Disorders, 31*(3), 165–176.

O'Brian, S., Jones, M., Packman, A., Menzies, R., & Onslow, M. (2011). Stuttering severity and educational attainment. *Journal of Fluency Disorders, 36*(2), 86–92.

Paden, E. P., Yairi, E., & Ambrose, N. G. (1999). Early stuttering II: Initial status of phonological abilities. *Journal of Speech Language Hearing Research, 42,* 1113–1124.

Panico, J., Healey, E. C., & Knopik, J. (2015). Elementary school students' perceptions of stuttering: A mixed model approach. *Journal of Fluency Disorders, 45,* 1–11.

Plexico, L. W., Erath, S., Shores, H., & Burrus, E. (2019). Self-acceptance, resilience, coping and satisfaction of life in people who stutter. *Journal of Fluency Disorders, 59,* 52–63.

Reilly, S., Onslow, M., Packman, A., Wake, M., Bavin, E., Prior, M., Eadie, P., Cini, E., Bolzonello, C., & Ukoumunne, O. (2009). Predicting stuttering onset by age 3 years: A prospective, community cohort study. *Pediatrics, 123,* 270–277.

Riley, G. D. (1981). *Stuttering Prediction Instrument for Young Children.* Austin: Pro-Ed.

Ryan, B. P. (2001). A longitudinal study of articulation, language, rate, and fluency of 22 preschool children who stutter. *Journal of Fluency Disorders, 26,* 107–127.

Sandrieser, P. (2004). *Eine zeitliche Analyse der Unflüssigkeiten im Sprechen von stotternden und nichtstotternden Kindern.* Dissertation an der Philosophischen Fakultät der Rheinisch-Westfälischen Technischen Hochschule Aachen.

Sandrieser, P., & Schneider, P. (2015). *Stottern im Kindesalter* (4. Aufl.). Stuttgart: Thieme.

Spencer, C., & Weber-Fox, C. (2014). Preschool speech articulation and nonword repetition abilities may help predict eventual recovery or persistence of stuttering. *Journal of Fluency Disorders, 41,* 32–46.

Stromsta, C. (1965). A spectographic study of dysfluency labeled as stuttering by parents. *De Therapia Vocis et Loquellae, 1,* 317–320.

Stromsta, C. (1986). *Elements of Stuttering.* Oshtemo: Atsmorts.

Tran, Y., Blumgart, E., & Craig, A. (2011). Subjective distress associated with chronic stuttering. *Journal of Fluency Disorders, 36,* 17–26.

Van Borsel, J., Brepoels, M., & de Coene, J. (2011). Stuttering, attractiveness and romantic relationships: The perception of adolescents and young adults. *Journal of Fluency Disorders, 36*(1), 41–50.

Van Riper, Ch. (1982). *The nature of stuttering* (2. Aufl.). Englewood Cliffs: Prentice-Hall.

Watkins, R. V., Yairi, E., & Ambrose, N. G. (1999). Early childhood stuttering III: Initial status of expressive language abilities. *Journal of Speech Language Hearing Research, 42,* 1125–1135.

Watts, A., Eadie, P., Block, S., Mensah, F., & Reilly, S. (2017). Language skills of children during the first 12 months after stuttering onset. *Journal of Fluency Disorders, 51,* 39–49.

Yairi, E. (1997). Disfluency characteristics of childhood stuttering. In R. F. Curlee & G. M. Siegel (Hrsg.), *Nature and treatment of stuttering: New directions* (2. Aufl., S. 49–78). Needham Heights: Allyn & Bacon.

Yairi, E., & Ambrose, N. G. (1992). Onset of stuttering in preschool children: Selected factors. *Journal of Speech and Hearing Research, 35*(4), 782–788.

Yairi, E., & Ambrose, N. G. (2013). Epidemiology of stuttering: 21st century advances. *Journal of Fluency Disorders, 38,* 66–87.

Yairi, E., Ambrose, N. G., & Niermann, R. (1993). The early months of stuttering: A developmental study. *Journal of Speech and Hearing Research, 36,* 521–528.

Yairi, E., Ambrose, N. G., Paden, E. P., & Throneburg, R. N. (1996). Predictive factors of persistence and recovery: Pathways of childhood stuttering. *Journal of Communication Disorders, 29,* 51–77.

Yairi, E., & Ambrose, N. (2005). *Early childhood stuttering*. Austin: Pro-Ed, Inc.

Yaruss, J. S., & Conture, E. G. (1993). F2 transitions during sound/syllable repetitions of children who stutter and predictions of stuttering chronicity. *Journal of Speech and Hearing Research, 36,* 868–882.

Zang, J., & Stemmer, E. (2014). Stottern und Schule. Individueller Nachteilsausgleich und inklusive Unterrichtsgestaltung. *Forum Logopädie, 28*(2), 24–27.

Variabilität des Stotterns 7

Inhaltsverzeichnis

7.1 Eigenschaften gestotterter Wörter 61
7.2 Effekte und Bedingungen zur Auftretenshäufigkeit des Stotterns 64
7.3 Apparative Sprechhilfen 68
Literatur. 79

Die Schwere des Stotterns kann bei einer Person stark schwanken (Constantino et al. 2016). Jede stotternde Person erlebt Momente, in denen sie flüssig spricht. Das episodische Auftreten ist sogar ein besonderes Kennzeichen des kindlichen Stotterns. Außerdem gibt es Bedingungen, die die Sprechflüssigkeit stotternder Personen beeinflussen. Die Effekte und Gesetzmäßigkeiten, die im Zusammenhang mit der Auftretenshäufigkeit des Stotterns beobachtet werden können, und die Untersuchung von Bedingungen, die Einfluss auf die Auftretenshäufigkeit haben, sind sowohl für das Verständnis der Störung als auch für die Ursachenforschung von Bedeutung.

7.1 Eigenschaften gestotterter Wörter

Die Symptomatik von stotternden Erwachsenen ist von jahrelangen Flucht- und Vermeidungsversuchen geprägt und dadurch meist weit entfernt von der ursprünglichen Kernsymptomatik. Es gibt jedoch einige allgemeine Kennzeichen der Wörter, bei denen Stottern auftritt. Stotterereignisse sind nicht zufällig innerhalb einer Äußerung verteilt, sondern bestimmte phonetische und syntaktische Eigenschaften von Wörtern beeinflussen deren Auftretenshäufigkeit.

Die grundlegenden Untersuchungen zu diesen »Loci« von Stotterereignissen stammen von Brown (Brown 1937, 1938a, b, c, 1945; Brown und Moren 1942; Johnson und Brown 1935). Sie ergaben, dass bei Erwachsenen Stotterereignisse gehäuft auftreten bei:

1. Wörtern, die mit einem Konsonanten beginnen,
2. »Inhaltswörtern« (Substantive, Verben, Adjektive und Adverbien) im Vergleich zu »Funktionswörtern« (Pronomen, Konjunktionen, Präpositionen und Artikel),
3. langen Wörtern,
4. den ersten drei Wörtern eines Satzes (vgl. auch Wingate 1979),
5. den Anfangslauten von Wörtern,
6. in zusammenhängender Sprache im Vergleich zu isoliert gesprochenen Wörtern und
7. betonten Silben.

Außerdem hat der Informationsgehalt eines Wortes Einfluss. Je größer dieser bei einem Wort in einem Lesetext ist, desto größer ist die Wahrscheinlichkeit, dass es gestottert wird (Schlesinger et al. 1965). Nonsensmaterial dagegen wird flüssiger produziert (Fröschels 1925; Eisenson und Horowitz 1945). Des Weiteren scheint die Auftretenshäufigkeit des Wortes selbst von Bedeutung zu sein. Sowohl bei Erwachsenen als auch bei Kindern, die stottern, steigt die Wahrscheinlichkeit von Stotterereignissen bei weniger häufig vorkommenden Wörtern (Anderson 2007; Bloodstein und Bernstein Ratner 2008). Auch tritt Stottern eher bei komplexeren Wörtern (Wolk und LaSalle 2015) und in längeren und komplexeren Äußerungen auf (Tsiamtsiouris und Cairns 2013).

Bei Schulkindern gelten dieselben linguistischen Regeln für Stotterereignisse wie bei Erwachsenen (zusammenfassend bei Bloodstein und Bernstein Ratner 2008), bei Vorschulkindern dagegen treten Stotterereignisse eher bei Funktionswörtern als bei Inhaltswörtern auf (Au-Yeung et al. 1998; Howell et al. 1999; Rommel 2001a, b; Dworzynski et al. 2003; Natke et al. 2004; Richels et al. 2010). Aussagen, dass Stotterereignisse bei Vorschulkindern vermehrt in der Mitte von Wörtern bzw. Silben zu finden sind (Rommel et al. 1997, 1999), beruhen auf Unterschieden in der Operationalisierung der Position des Stotterereignisses. In den Studien von Rommel und Kollegen wurden die Stotterereignisse auf diejenigen Laute bezogen, die als nächstes produziert werden sollten (Dieter Rommel 2003, persönliche Mitteilung), also z. B. »k-k-k-ann« auf »a«. Grundlage hierfür ist Wingates Theorie des Stotterns als *phonetic transition defect* (Wingate 1969; 1988, siehe Abschn. 10.3). Üblicherweise würde das Stotterereignis hier jedoch bei dem Anfangslaut lokalisiert. Auch bei Vorschulkindern ist überwiegend die erste Silbe und auch der erste Laut von Wörtern betroffen (Natke et al. 2004). Treten Wiederholungen bei Endsilben oder Endlauten von Wörtern auf, so deutet dies darauf hin, dass es sich um eine andere Form von Redeflussstörung als Stottern handelt (MacMillan et al. 2014; Teitler et al. 2016).

Bedeutung der Betonung
Dass gehäuft bei betonten Silben gestottert wird, hat möglicherweise eine besondere Bedeutung. Wingate (1976, 1979, 1985) setzte die Untersuchungen Browns zu diesem

7.1 Eigenschaften gestotterter Wörter

Aspekt fort und entwickelte vor diesem Hintergrund eine psycholinguistische Theorie des Stotterns (siehe Abschn. 10.3). Bei der Untersuchung des Betonungseffekts müssen zwei Störfaktoren berücksichtigt werden: Die Position des Stotterereignisses innerhalb des Wortes (im Englischen wie im Deutschen ist in 80 % aller Fälle die betonte Silbe auch die erste Silbe des Wortes) sowie die grammatikalische Klasse (Inhaltswörter tragen im Englischen wie im Deutschen üblicherweise die Betonung, während kurze Funktionswörter meist unbetont sind). Bergmann (1986) konnte zeigen, dass Stotterereignisse unabhängig von der phonologischen Struktur, vom Gebrauch der Wörter und von der Position der Wörter im Satz bei betonten Silben auftreten. Auch Prins et al. (1991) konnten bei zehn stotternden Jugendlichen vermehrt Stotterereignisse bei betonten Silben insbesondere mehrsilbiger Wörter feststellen. Natke et al. (2002) bestätigten den Betonungseffekt bei stotternden Jugendlichen und Erwachsenen unter Berücksichtigung des Positionseffekts.

Da Kinder häufiger bei Funktionswörtern als bei Inhaltswörtern stottern und Funktionswörter seltener betont werden, wurde vermutet, dass auch der Betonungseffekt bei Kindern nicht vorhanden oder weniger stark ausgeprägt sei (Bloodstein und Gantwerk 1967; Howell et al. 1999). Natke et al. (2004) konnten jedoch zeigen, dass bei Vorschulkindern, die im Durchschnitt erst 9 Monate lang stotterten, Funktionswörter ebenfalls häufig betonte Silben aufweisen und gerade bei diesen Wörtern der Betonungseffekt auftritt. Dabei wurden kurz betonte Silben am häufigsten und unbetonte Silben am seltensten gestottert.

Die Betonung gibt die rhythmische Struktur und damit einen Takt für das Sprechen vor (vgl. Jäncke und Bauer 1995). Sie spielt außerdem für die Sprachwahrnehmung eine große Rolle (Cutler und Swinney 1987). Betonte Silben mit ausreichender Dauer werden im Gegensatz zu kurzen bzw. unbetonten Silben auditiv kontrolliert (Natke 1999; Natke und Kalveram 2001a; Donath et al. 2002; Natke et al. 2003). Stotternde Vorschulkinder produzieren lang betonte Silben mit einer längeren Vokaldauer als nichtstotternde Vergleichskinder, was auf eine besondere Bedeutung auditiver Kontrollmechanismen hinweist (Natke et al. 2004). Trotz der Bedeutung der Betonung für das Sprechen und den Hinweisen auf einen Zusammenhang mit Stottern wurde der Betonungsaspekt in Untersuchungen des Stotterns mit wenigen Ausnahmen entweder nicht berücksichtigt oder die Betonung zumindest nicht systematisch variiert.

Die meisten Studien zu den Eigenschaften gestotterter Wörter stammen aus dem englischsprachigen Raum. Die Anzahl der Untersuchungen in anderen Sprachen nimmt jedoch zu und die Untersuchungen bestätigen die bisherigen Erkenntnisse weitgehend (Bloodstein und Bernstein Ratner 2008). Es sei noch darauf hingewiesen, dass die allgemeinen Kennzeichen gestotterter Wörter so zu verstehen sind, dass Stotterereignisse zwar gehäuft bei diesen Wörtern auftreten, jedoch auch immer bei Wörtern auftreten können, die diese Kennzeichen nicht aufweisen. Auch können andere Einflussfaktoren die Effekte überlagern. So könnte beispielsweise eine ausgeprägte Lautangst den Positionseffekt überwiegen, so dass dieser nicht mehr nachzuweisen ist.

Obwohl in diesem Kapitel häufig die Rede von Wörtern ist, sind doch Silben die essenziellen Einheiten, die von Sprechunflüssigkeiten betroffen sind. Das Auftreten von

Sprechunflüssigkeiten innerhalb von Wörtern kennzeichnet sogar gestotterte im Gegensatz zu normalen Sprechunflüssigkeiten (vgl. Abschn. 8.1).

> **Das Wichtigste in Kürze**
> Allgemeine Kennzeichen, bei denen Stottern gehäuft auftritt, sind: Wörter mit einem Konsonanten am Anfang; Inhaltswörter im Vergleich zu Funktionswörtern; lange Wörter; die ersten drei Wörter eines Satzes; Anfangslaute von Wörtern; zusammenhängende Sprache im Vergleich zu isoliert gesprochenen Wörtern; betonte Silben; höherer Informationsgehalt; komplexere Wörter und Sätze. Bei Kindern treten Stotterereignisse eher bei Funktions- als bei Inhaltswörtern auf. Die Kennzeichen bedingen sich zum Teil gegenseitig (z. B. Position und Betonung).

7.2 Effekte und Bedingungen zur Auftretenshäufigkeit des Stotterns

Es existieren einige grundlegende Effekte zum Auftreten von Stotterereignissen sowie bestimmte Bedingungen und Maßnahmen, die Stottern intensivieren bzw. reduzieren. Diese werden im Folgenden beschrieben.

Beim mehrmaligen Lesen eines Textes stottern Personen häufig an denselben Stellen (Johnson und Knott 1937), was *Konsistenzeffekt* genannt wird. Sechzig Prozent der gestotterten Wörter beim 10. Durchgang werden auch beim 1. Durchgang gestottert, 90 % in einem oder mehreren vorangegangenen Durchgängen. Zwischen den Personen unterscheiden sich die gestotterten Wörter jedoch beträchtlich. Dieser Effekt könnte darauf hinweisen, dass Stotterereignisse an bestimmte Hinweisreize gebunden sind, so wie es bei Lautängsten der Fall zu sein scheint. Die Personen könnten sich auch beim zweiten Lesen des Textes an die Stellen, bei denen sie beim ersten Lesen gestottert haben, erinnern und erneut mit Stottern reagieren. Dagegen spricht, dass der Effekt auch dann auftritt, wenn mehrere Wochen zwischen den Sitzungen liegen (Stefankiewicz und Bloodstein 1974). Van Riper (1982) fasst den Konsistenzeffekt weiter als Tendenz dahin gehend, dass Stottern wiederholt in denselben Situationen und bei denselben Wörtern auftritt. Stotternde Erwachsene können mit großer Treffsicherheit voraussagen, ob sie beim Nachsprechen einzelner Wörter (Van Riper 1937) bzw. bei welchen Wörtern in einem Lesetext (Johnson und Solomon 1937) sie stottern werden. Das Stottern wird antizipiert (Garcia-Barrera und Davidow 2015; Jackson et al. 2015). Trotzdem tritt Stottern, insbesondere bei Kindern, auch zusätzlich unerwartet auf (Silverman und Williams 1972). Der Konsistenzeffekt findet sich bereits bei jungen Kindern, die ihr Stottern noch nicht antizipieren (Bloodstein 1960), sodass hier andere Mechanismen als die Antizipation eine Rolle spielen müssen.

Cholin et al. (2016) stellen einen Fragebogen vor, mit dem sich das Ausmaß der Vorhersagbarkeit von Stotterereignissen messen lässt *(Premonitory Awareness in Stuttering Scale)*. Stotternde Personen, die einen hohen Wert auf dieser Skala haben, stottern weniger, was möglicherweise darauf zurückzuführen ist, dass sie ihr Sprechen in Erwartung des Stotterns besser anpassen können.

Werden bei einem Lesetext Wörter ausgeblendet, die in einem vorherigen Durchgang gestottert wurden, so treten beim erneuten Lesen bei den benachbarten Wörtern Stotterereignisse auf (*Adjacency Effect;* Johnson und Millsapps 1937). Dies ist auch der Fall, wenn zufällig ausgewählte, zuvor flüssig gesprochene Wörter ausgeblendet werden, allerdings nur in dem Fall, wenn vorher ein Durchgang erfolgte, bei dem gestotterte Wörter ausgeblendet wurden (Rappaport und Bloodstein 1971). Die Ausblendungen flüssig gesprochener Wörter scheinen dann als Hinweisreize für gestotterte Wörter zu fungieren.

Ein weiteres Merkmal des Stotterns ist der *Adaptationseffekt* (oder Adaptionseffekt). Er besteht darin, dass beim mehrmaligen Lesen desselben Textes die Anzahl der Stotterereignisse abnimmt (Johnson und Knott 1937; Van Riper und Hull 1955). Die Stotterreduktion ist bis zur fünften Wiederholung am größten, wobei die Stotterhäufigkeit dann auf ca. 50 % sinkt. Weitere Wiederholungen des Lesens haben keinen oder nur einen geringen Effekt. Nach einer Ruhephase tritt das Stottern nahezu in gleicher Schwere wie beim ersten Lesen auf. Der Adaptationseffekt wurde auch bei nichtstotternden Kindern bezüglich normaler Sprechunflüssigkeiten beobachtet (Williams et al. 1968). Einen Adaptationseffekt bei spontanem Sprechen und Stottern beobachtete Rousey (1958). Die Autorin ließ 18 stotternde Personen zehn Stunden täglich (!) an fünf aufeinanderfolgenden Tagen kontinuierlich spontan sprechen und stellte dabei eine Abnahme der Stotterschwere fest. Folgeuntersuchungen wurden nicht vorgenommen, so dass unbekannt ist, ob die erreichte Sprechflüssigkeit aufrechterhalten wurde.

Die genannten Effekte zeigen, dass Stottern Charakteristika von gelerntem Verhalten aufweist. Daher sollte die Symptomatik auch zumindest teilweise durch Verhaltenstherapie zu reduzieren sein, was auch tatsächlich der Fall ist (vgl. Kap. 11).

Stotterreduzierende und -intensivierende Bedingungen
Weitere Gesetzmäßigkeiten bezüglich des Stotterns bestehen in bestimmten Bedingungen, die Stottern intensivieren bzw. reduzieren. So verstärkt sich Stottern mit zunehmender Hörerzahl (Steer und Johnson 1936; Porter 1939) oder – laut allgemeiner klinischer Beobachtung – unter Zeitdruck oder mit dem Bemühen um flüssiges Sprechen. Erschöpfungszustände und Kaffeegenuss sollen ebenfalls symptomfördernd wirken (Van Riper 1982). Bestimmte experimentelle Bedingungen können Stottern hervorrufen, wie beispielsweise der *Stroop*-Test (Caruso et al. 1994) – auf den ansonsten stotternde und nichtstotternde Personen sprechmotorisch gesehen gleich reagieren (Van Lieshout et al. 2014) – und *Dual-Task*-Experimente (Bosshardt 1998, 1999, 2002). Stotternde Personen berichten häufig, dass sie schwerer stottern, wenn sie telefonieren, den eigenen Namen nennen, etwas wiederholen, was nicht verstanden worden ist, und wenn sie vor dem Sprechen warten mussten, wie z. B. in der Warteschlange beim Bäcker. Einige schildern, dass sie im Gespräch mit Autoritätspersonen oder bei emotionaler Erregung vermehrt stottern. Brundage et al. (2006) konnten nachweisen, dass stotternde

Personen in einem virtuellen Bewerbungsgespräch mit deutlich vermehrtem Stottern auf einen herausfordernden Kommunikationsstil im Vergleich zu einem unterstützenden Kommunikationsstil reagierten.

Unter einigen Bedingungen reduziert sich das Stottern zum Teil drastisch (Bloodstein 1949, 1995). Hierzu gehören Simultansprechen (beispielsweise das gemeinsame Vorlesen mit einer anderen Person), Chorsprechen (simultan in einer Gruppe), Schattensprechen (kurzzeitig verzögertes Nachsprechen unbekannter Inhalte), rhythmisches Sprechen, Singen, starke Verlangsamung des Sprechens, Änderung der Stimmlage, Flüstern, kontingente positive Verstärkung oder auch Bestrafung, Ablenkung, Suggestion, Entspannung sowie die so genannten apparativen Sprechhilfen, auf die im nächsten Kapitel eingegangen wird. Simultan-, Chor- und Schattensprechen sowie andere Maßnahmen, die meist unmittelbar zu flüssigerem Sprechen führen, werden Sprechhilfen genannt.

Einen möglichen Erklärungsansatz für die starke Reduktion des Stotterns unter einigen dieser Bedingungen liefern Davidow et al. (2009). Sie untersuchten die Länge sogenannter phonierter Intervalle, also der Dauer der Stimmlippenschwingung, während Chorlesen, Singen, rhythmischem Sprechen und prolongiertem Sprechen (vgl. auch Ingham et al. 2012). Dabei stellte sich heraus, dass sich bei allen Bedingungen die Anzahl kurzer phonierter Intervalle reduzierte, was wiederum mit einer Abnahme des Stotterns korrelierte. Die Autoren schlussfolgern, dass Therapieprogramme, die auf prolongiertem Sprechen basieren, von diesem Effekt profitieren können, indem sie die Anzahl kurzer phonierter Intervalle reduzieren und die Anzahl langer phonierter Intervalle steigern.

Stottern tritt auch reduziert auf, wenn die kommunikative Verantwortlichkeit abnimmt, wie z. B. Imitieren einer anderen Person, beim Sprechen von Nonsensmaterial, mit Kleinkindern, Haustieren oder ohne Zuhörer (Bloodstein 1949). Sheehan (1970, S. 4) beschreibt Letzteres mit dem Ausspruch: »Just as it takes two to tango, it takes two to stutter.« Dies erklärt auch möglicherweise den Adaptationseffekt, da dabei die Funktion der Informationsübermittlung beim Sprechen abnimmt.

Die Behauptung, dass stotternde Personen in nicht-dialogischen Situationen flüssig sprechen, wird häufig als Indiz für eine psychologische Verursachung des Stotterns angeführt (bezüglich der Erklärung des intermittierenden Auftretens von Stottern im Rahmen von *breakdown*-Theorien vgl. Abschn. 10.3). Es steht fest, dass Stottern ohne Zuhörer stark reduziert ist, jedoch auftreten kann (Hahn 1940; Langová und Šváb 1973). Nadoleczny (1926, S. 106) berichtet, dass 40 % seiner Fälle nach eigener Angabe auch dann stottern, wenn sie alleine sprechen. Das Ausmaß des Stotterns hängt also offenbar in hohem Maß vom Vorhandensein eines Zuhörers ab. Eindrucksvoll belegt dies eine Studie von Hood (1975), die ergab, dass Stottern reduziert auftritt, wenn die auditive Rückmeldung des Gegenübers maskiert und die Augen verdeckt sind im Vergleich zu einem hörenden und sehenden Gegenüber. Zuhören allein führte zu einem häufigeren Auftreten von Stotterereignissen als Sehen allein.

Verfremdung, Gewöhnung und Nacheffekt
Bloodstein und Bernstein Ratner (2008) führen eine Kategorie von stotterreduzierenden Maßnahmen auf den sogenannten *Maskeradeneffekt* zurück: Ändern stotternde Personen

ihr Sprechen in irgendeiner Art und Weise, sodass ihnen ihr Sprechen fremd erscheint, so reduziert sich ihr Stottern. Dies kann beispielsweise das Imitieren einer anderen Person oder das Sprechen in einem Dialekt sein. Bei praktisch allen Sprechhilfen wird das Sprechen stark verändert und damit verfremdet. Diese Verfremdung führt zunächst unmittelbar zu flüssigem Sprechen, wozu vermutlich die Verlagerung der Aufmerksamkeit aufgrund der Neuheit des Sprechens beiträgt. Nach einiger Zeit kommt es jedoch zum Wiederauftreten des Stotterns. Entweder kann die neue Art des Sprechens nicht aufrechterhalten werden (vgl. Abschn. 7.3.6), oder es tritt eine Gewöhnung an die neue Art zu sprechen ein, was dazu führen kann, dass die stotterreduzierende Wirkung abnimmt. Bloodstein (1995, S. 304) berichtet beispielsweise von einem Mann, der in eine andere Gegend zog und in dem dortigen Dialekt für einen Monat flüssig sprach. Er fing wieder an zu stottern, als dieser Dialekt zu seiner gewohnten Sprechweise wurde.

Die Sprechtechniken, die im Laufe der Zeit zur Reduzierung des Stotterns entwickelt wurden (vgl. Kap. 11), verändern die Atmung, die Phonation, die Artikulation, den Rhythmus oder die Geschwindigkeit des Sprechens beziehungsweise mehrere dieser Bereiche in Kombination. In der Therapie ist der Effekt bekannt, dass bei intensivem Einsatz von Sprechtechniken Stottern im nachfolgenden Sprechen vermindert auftritt, obwohl keine Sprechtechnik mehr angewendet wird. Man sagt, der Patient »wird flüssig«. Obwohl dieser Nacheffekt bekannt ist, finden sich in der Literatur nur kurze Hinweise darauf (Van Riper 1973; Starke 1993) und der Effekt wurde bislang nicht systematisch erforscht. So ist unbekannt, welche stotterreduzierenden Maßnahmen zu einem Nacheffekt führen und welche Nachhaltigkeit (Stärke und Dauer der Stotterreduktion nach Beendigung der Maßnahme) dieser jeweils aufweist. Stottertherapeuten nutzen einerseits den Effekt, dass Patienten »flüssig werden«, denn die Erhöhung des Anteils spontan flüssigen Sprechens ist natürlich erwünscht. Andererseits birgt der Effekt die Gefahr, dass der Patient dazu verleitet wird, die erlernten Sprechtechniken nicht mehr anzuwenden, obwohl diese noch weiter trainiert werden sollten (vgl. auch Natke et al. 2010).

Als Ursache für den Nacheffekt vermutet Starke (1993), dass bei den stotterreduzierenden Maßnahmen ein für das Stottern ursächlicher, gestörter Basisprozess »überübt« wird. Es würde eine Anpassung der sprechmotorischen Einstellung durch die vorangehenden Aktivitäten erfolgen, sodass Stottern in der Folge – zumindest für eine gewisse Zeit – reduziert auftritt. Treffen diese Überlegungen zu, so stünde der Nacheffekt in unmittelbarem Zusammenhang mit der Verursachung des einzelnen Stottereignisses (vgl. Pathophysiologie beim Stottern, Abschn. 10.5). Stellt sich heraus, dass die Nachhaltigkeit einer stotterreduzierenden Maßnahme mit der Übungsintensität korreliert, so wäre die Grundbedingung für eine Übungstherapie des Stotterns erfüllt, die den Nacheffekt gezielt nutzt (Starke 1993), und eine ursächlich wirkende Stottertherapie wäre gefunden.

Tab. 7.1 gibt einen Überblick über die verschiedenen Bedingungen und Maßnahmen, die das Auftreten von Stottereignissen intensivieren bzw. reduzieren.

Tab. 7.1 Bedingungen und Maßnahmen, die Stottern intensivieren bzw. reduzieren

Stotterintensivierung	Stotterreduktion
Adjacency Effect	Sprechtechniken
Zunehmende Hörerzahl	Wiederholtes Lesen (Adaptationseffekt)
Zeitdruck	Simultansprechen
Bemühen um flüssiges Sprechen	Chorsprechen
	Schattensprechen
Erschöpfung	Rhythmisches Sprechen
Stroop-Test	Singen
Dual-Task	Verlangsamung
…	Stimmlagenänderung
	Flüstern
	Kontingente positive Verstärkung/Bestrafung
	Ablenkung
	Suggestion
	Entspannung
	Apparative Sprechhilfen (Metronom, Maskierung, verzögerte und frequenzverschobene auditive Rückmeldung, Biofeedback)
	Nicht-dialogisches Sprechen

> **Das Wichtigste in Kürze**
>
> Es gibt einige grundlegende Effekte zum Auftreten von Stotterereignissen. Der Konsistenzeffekt besagt, dass Stottern gehäuft an denselben Stellen auftritt. Stotternde Menschen können vorhersagen, an welchen Stellen sie stottern werden. Beim wiederholten Sprechen nimmt Stottern ab (Adaptationseffekt). Stottern tritt verstärkt auf bei zunehmender Hörerzahl, unter Zeitdruck und mit dem Bemühen um flüssiges Sprechen. Unter bestimmten experimentellen Bedingungen lässt sich Stottern hervorrufen. Es gibt etliche Bedingungen, die zur Abnahme von Stottern führen: Simultansprechen, Chorsprechen, Schattensprechen, rhythmisches Sprechen, Singen, stark verlangsamtes Sprechen, Änderung der Stimmlage, Flüstern, Verstärkung, Bestrafung, Ablenkung, Suggestion, Entspannung sowie apparative Sprechhilfen. Stottern vermindert sich auch, wenn die kommunikative Verantwortlichkeit abnimmt. Stottern kann jedoch auch ohne Zuhörer auftreten. Einige der Bedingungen sind mit Vokaldehnungen verbunden, viele verfremden das Sprechen. Mit einer Gewöhnung tritt auch das Stottern wieder auf. Einige Sprechtechniken führen zu einem Nacheffekt: Setzt ein Stotternder eine Technik intensiv ein, spricht er eine Zeit lang flüssig, ohne die Technik weiter einzusetzen.

7.3 Apparative Sprechhilfen

Es gibt verschiedene technische Geräte, mit deren Hilfe stotternde Personen flüssiger sprechen können. Sie werden in Anlehnung an die in Abschn. 7.2 genannten Sprechhilfen, die ebenfalls häufig unmittelbar zur Reduktion des Stotterns führen, apparative

Sprechhilfen genannt. Mit ihrer Hilfe können selbst schwer stotternde Personen flüssiges Sprechen im Beisein von Zuhörern erleben, was sowohl die stotternde Person selbst als auch Laien oft stark beeindruckt. Unter die apparativen Sprechhilfen fallen das Metronom, Maskierung, verzögerte und frequenzverschobene auditive Rückmeldung sowie Biofeedback verschiedener physiologischer Funktionen. Analog zu den Sprechhilfen kann auch hier die häufig drastisch gesteigerte Sprechflüssigkeit unter Benutzung der Geräte nur schwer auf das Sprechen ohne Gerät übertragen werden. Üblicherweise tritt die Symptomatik bis auf kurz andauernde Nacheffekte (vgl. Abschn. 7.2) unvermindert wieder auf.

Theorien zur Wirkungsweise
Bevor die einzelnen apparativen Sprechhilfen beschrieben werden, sollen kurz die bestehenden Theorien zur Wirkungsweise angeführt werden. Nach der Ablenkungshypothese (Barber 1940) soll die Ablenkung von der Sprechproduktion oder von der gesamten Kommunikation für die Reduktion des Stotterns verantwortlich sein. Theorien einer auditiven Fehlfunktion (Stromsta 1957; Webster und Lubker 1968) erklären Stottern aus einem sensorischen Defekt im auditiven Kanal heraus, der durch Modifikation der auditiven Rückmeldung aufgehoben werde. Die dritte Theorie ist die der Vereinfachung von Sprechmustern, insbesondere die Verlangsamung des Sprechens in Verbindung mit der Vokaldehnung (*modified vocalization*, Wingate 1970, 1976; Perkins 1979), die durch die Geräte bewirkt werden soll. Sie bezieht sich auf Theorien des Stotterns als motorischer Dyskoordination und als Störung der Prosodie. Beispielsweise könnte die Vereinfachung des Sprechens zu einer Vereinfachung der motorischen Planung führen, wodurch das möglicherweise anfällige motorische System stotternder Personen unterhalb der Schwelle bleibt, ab der Stottern auftritt (vgl. Abschn. 10.3).

7.3.1 Metronom

Beim metrischen Sprechen wird das Sprechmuster an den Takt eines Metronoms angepasst, sodass die Silben in einem regelmäßigen Rhythmus und mit annähernd gleicher Betonung produziert werden. Der stotterreduzierende Effekt ist drastisch (Johnson und Rosen 1937). Der Takt kann durch visuelle, akustische oder taktile Reize erfolgen, wobei der akustisch, z. B. mit einem Tischmetronom dargebotene Takt dem taktilen überlegen ist (Tunner 1973). Es wurden auch tragbare Geräte entwickelt (z. B. »Pacemaster«, Haptometronom), die ihre Effektivität nach einem Anwendungszeitraum von 16 Monaten nur in geringem Maße verlieren (Trotter und Silverman 1974). Als Väter des Metronomsprechens gelten Serre d'Alais (1829, zitiert nach Hunt 1861) bzw. Colombat de L'Isère (1831), die auch Taktgeber entwickelten (»Isochrome« bzw. »Muthonome«).

Auch ohne externe Vorgabe eines Taktes kann das metrische Sprechen die Sprechflüssigkeit fördern, was das Sprechen zu einem Armschwung in Form einer liegenden Acht oder das Silbensprechen, bei dem die Betonungsunterschiede zwischen den Silben eliminiert werden (Andrews und Harris 1964; Andrews und Ingham 1972a, b), zeigen. Das metrische Sprechen verändert das Sprechen stark mit der Folge, dass es von stotternden Personen häufig als fremd und auffälliger als ihr eigenes Stottern empfunden wird. Der Transfer in den Alltag ist damit erschwert. Bei Therapien, in denen Metronomsprechen eingesetzt wird, zeigt sich, dass das stotterfreie Sprechen häufig nicht aufrechterhalten werden kann (Andrews et al. 1980). Die Sprechgeschwindigkeit ist beim metrischen Sprechen unter der Kontrolle des Taktes. In einer Untersuchung ergab sich, dass das Ausmaß der Symptomreduktion individuell von der Taktfrequenz abhängt, aber im Durchschnitt bei niedriger Taktfrequenz größer ist (Meyer und Mair 1963). Es kann aber auch bei hoher Taktfrequenz und damit hoher Sprechgeschwindigkeit zu einer Reduktion des Stotterns kommen (Fransella und Beech 1965; Hanna und Morris 1977).

Davidow et al. (2011) untersuchten eine Variante metrischen Sprechens, bei der abwechselnd jeweils eine Sekunde lang gesprochen und geschwiegen wurde. Sie stellten auch hierbei eine Stotterreduktion fest, die mit der Verlängerung von Vokaldauern einherging.

Da ein unregelmäßiger Takt weniger effektiv als ein regelmäßig dargebotener Takt ist (Meyer und Mair 1963; Fransella und Beech 1965; Fransella 1967), spricht dies für den Rhythmus und gegen Ablenkung als Wirkfaktor für die Stotterreduktion. In einer Untersuchung von Brady (1969) führte auch ein unregelmäßig dargebotener Takt zu einer Symptomreduktion, wobei die Probanden allerdings instruiert wurden, das Sprechen diesem Takt anzupassen. Brady folgert hieraus, dass die Taktschläge ein Signal zur Bildung der nächsten Silbe darstellten. Hierfür spricht auch eine Untersuchung, in der ein durch das eigene Sprechen der Versuchsperson ausgelöstes und damit silbenkontingentes Signal stotterreduzierend wirkte (Howell und El-Yaniv 1987). Kalveram entwickelte eine Apparatur, in der ein solches Signal nur bei Beginn der Phonation von betonten Silben gegeben wurde. Eine Stotterreduktion ist bei einigen Probanden beobachtet worden (Kalveram, persönliche Mitteilung 1995).

Die Rhythmisierung des Sprechens bei einem regelmäßigen Takt hat zur Folge, dass weniger Betonungsunterschiede zwischen den Silben realisiert werden. Dies wiederum führt zu einer Vereinfachung der Sprechproduktion und damit zu einer vereinfachten motorischen Planung. Auch dies mag einen stotterreduzierenden Einfluss haben.

7.3.2 Maskierung

Unter Maskierung wird die Ausschaltung der luft- und knochengeleiteten auditiven Rückmeldung des Sprachsignals durch künstliche Vertäubung verstanden. Hierzu wird über Kopfhörer meist »weißes Rauschen« dargeboten, bei dem alle Frequenzen dieselbe Energie aufweisen. Zuweilen wird der Begriff Maskierung aber auch gebraucht, wenn die auditive Rückmeldung nicht vollständig ausgeschaltet ist. So produziert das wohl bekannteste, tragbare Maskierungsgerät, der »Edinburgh-Masker«, in einer Ausführung einen Sinuston von 125 Hz, der das eigene Sprachsignal nicht verdeckt,

7.3 Apparative Sprechhilfen

sondern die Phonation imitieren soll. Dieser Ton wird mit Hilfe eines Kehlkopfmikrofons sprechkontingent dargeboten. In anderen Ausführungen variiert die Frequenz des Tones kontinuierlich mit der Grundfrequenz, so dass die Intonation wiedergegeben wird (Dewar et al. 1979). Ein ähnliches Gerät, der »Fluency Master« (Webster 1991), nimmt mit Hilfe eines Kehlkopfmikrofons die Stimmlippenschwingungen auf und meldet diese verstärkt zurück. Das Gerät wird in Websters *Precision Fluency Shaping Program* eingesetzt (siehe Abschn. 11.3).

Der symptomreduzierende Effekt der Maskierung wurde von Shane (1955) sowie Cherry und Sayers (1956) systematisch untersucht. Das Stottern wurde in diesen Untersuchungen fast vollständig eliminiert, wozu die Maskierung sowohl der Luft- als auch der Knochenleitung erforderlich war. Der Effekt nahm mit zunehmender Lautstärke des Maskierungsrauschens zu, was von Maraist und Hutton (1957) bestätigt werden konnte. Hier zeigte sich ein stotterreduzierender Effekt allerdings auch bei einer Rauschlautstärke von 50 dB, bei der die Personen ihr eigenes Sprechen noch hören konnten. Üblicherweise sind Rauschlautstärken von 90 bis 100 dB, die also nahe an der Schmerzschwelle liegen, für die Stotterreduktion nötig. Die kontinuierliche Maskierung ist effektiver als die zufällige Darbietung von Rauschen (Murray 1969), was gegen die Annahme spricht, dass reine Ablenkung für den Effekt verantwortlich sei. Eine Symptomreduktion ist auch dann festzustellen, wenn die Maskierung nur während der Phonation oder nur während Sprechpausen erfolgt (Sutton und Chase 1961; Webster und Dorman 1970).

Veränderung des Sprechens unter Maskierung
Das Sprechen unter Maskierung ändert sich bezüglich dreier Parameter (*Lombard-Effekt*): Die Sprache wird lauter, die Grundfrequenz erhöht sich und die Sprechrate verlangsamt sich, wobei die Vokale gedehnt werden (Wingate 1970). Der stotterreduzierende Effekt tritt auch dann auf, wenn nicht lauter gesprochen wird. Der Effekt ist sogar am größten, wenn die Differenz zwischen Sprechlautstärke und Maskierung maximal ist (Garber und Martin 1977). Wäre die Veränderung der Sprechmuster für die Symptomreduktion verantwortlich, so wäre zu erwarten, dass das Ausmaß dieser Veränderungen mit der Reduktion korreliert. Das Ergebnis von Garber und Martin spricht zumindest bezüglich der Sprechlautstärke gegen diese Annahme.

In der Studie von Dewar et al. (1979) mit dem »Edinburgh-Masker« benutzten 67 Probanden das Maskierungsgerät mindestens sechs Monate lang. Von den Probanden gaben 70 % an, dass die Stotterreduktion bei der Benutzung des Gerätes unverändert angehalten habe.

7.3.3 Verzögerte auditive Rückmeldung

Bei der verzögerten auditiven Rückmeldung (DAF für *delayed auditory feedback*) wird dem Sprecher das Sprachsignal unverändert, aber zeitlich verzögert über Kopfhörer zurückgemeldet. Hierbei werden Verzögerungszeiten von wenigen Millisekunden bis zu einer halben Sekunde verwendet. Früher dienten modifizierte Tonbandgeräte, bei denen der Abstand zwischen Aufnahme- und Wiedergabekopf bzw. die Bandgeschwindigkeit die Verzögerungszeit bestimmte, der technischen Realisation. Heute sind digitale Soundchips erhältlich, die eine Verzögerung in hochwertiger Tonqualität bewerkstelligen und normalerweise in Hall- oder Echogeräten Verwendung finden.

Lee (1950, 1951) beschäftigte sich als erster mit den Auswirkungen von DAF auf das Sprechen sprachlich unauffälliger Personen. Die beobachteten Effekte sind Wiederholungen und Dehnungen von Silben und Lauten sowie eine Erhöhung der Sprechlautstärke (vgl. auch Black 1951). Diese Effekte werden seither unter dem Begriff *Lee*-Effekt zusammengefasst. Lee (1951) nannte diese Sprechunflüssigkeiten aufgrund der Ähnlichkeit mit Stottersymptomen *artificial stutter*. Sie sind abhängig von der gewählten Verzögerungszeit (am stärksten bei etwa 200 ms), von Alter, Geschlecht, Persönlichkeitsmerkmalen und Sprachmaterial (siehe Röck 1977). Bei männlichen Personen treten mehr Sprechunflüssigkeiten als bei weiblichen auf (Chon et al. 2013), wobei der Einfluss des Geschlechts von der Sprechaufgabe und der Verzögerungszeit abhängt (Bachrach 1964; Corey und Cuddapah 2008). Die Wiederholungen und Dehnungen finden sich häufiger bei betonten Silben (Fairbanks und Guttman 1958), was ein Hinweis auf die besondere Bedeutung der Betonung beim Stottern sein könnte (siehe Abschn. 7.1).

Die auch von Fachleuten kolportierte Aussage, DAF führe bei nichtstotternden Personen zum Stottern, während stotternde Personen unter DAF flüssiger sprächen, ist zumindest unpräzise. Zunächst unterscheidet sich das »künstliche Stottern« von normal sprechenden Personen unter DAF in vielerlei Hinsicht vom idiopathischen Stottern. So fehlen nicht nur die für Stottern typischen Anspannungen und Mitbewegungen, sondern Wiederholungen finden sich eher bei Endsilben, und Dehnungen treten eher bei Vokalen als bei Anfangslauten von Wörtern auf, was für Stottern jeweils untypisch ist (Neelley 1961; Wingate 1970). Des Weiteren muss die gewählte Verzögerungszeit beachtet werden. Bei längeren Verzögerungszeiten von 200 bis 300 ms zeigen stotternde Personen nämlich ebenso »künstliches Stottern«, wie es nichtstotternde Personen tun (»negativer *Lee*-Effekt«, Lotzmann 1961). Dagegen tritt der stotterreduzierende Effekt (z. B. Neelley 1961) bei kürzeren Verzögerungszeiten auf, bei denen sich – auch bei normal sprechenden Personen – meist keine Sprechunflüssigkeiten zeigen. So reduzieren Verzögerungszeiten von 50 bis 100 ms Stottern am wirksamsten (Lotzmann 1961), die individuell optimale Verzögerungszeit schwankt allerdings erheblich (Soderberg 1969).

Zu beachten ist weiter, dass zwischen spontan flüssigem Sprechen unter DAF mit kurzen Verzögerungszeiten und instruiertem Sprechen mit langen Verzögerungszeiten unterschieden werden muss. In der Untersuchung von Lotzmann (1961) mussten die Probanden Texte vorlesen, ohne dass sie hierzu besonders instruiert wurden. Häufig können selbst schwer stotternde Personen unter DAF mit langen Verzögerungszeiten flüssig sprechen, wenn sie aufgefordert werden, der Rückmeldung »zu folgen«. Damit ist gemeint, die Silben derart zu produzieren, dass sie noch während ihrer Produktion wahrgenommen werden können. Es resultiert ein extrem gedehntes Sprechen mit einem charakteristischen Rhythmus (»DAF-Voice«), das dem prolongierten Sprechen (vgl. Abschn. 11.3) ähnelt. Dies ist wiederum bei stotternden genauso wie bei sprachlich unauffälligen Personen der Fall. Manche Personen zeigen dieses Sprechen auch spontan bei kürzeren Verzögerungszeiten, ohne dass sie hierzu instruiert werden (Natke 2000).

Während Butler und Galloway (1957) feststellten, dass der *Lee*-Effekt mit zunehmender Rückmeldelautstärke wächst, ergab eine Untersuchung von Gibney (1972), dass der stotterreduzierende Effekt mit zunehmender Rückmeldelautstärke nachlässt. Howell et al. (1983) variierten die Aussprachelautstärke und stellten eine Verstärkung der Effekte unter DAF mit zunehmender Aussprachelautstärke fest. Bei Untersuchungen mit DAF ist es daher erforderlich, sowohl die rückgemeldete als auch die produzierte Lautstärke zu kontrollieren. Schließlich ist die stotterreduzierende Wirkung sowohl bei schnellen wie bei langsamen Sprechgeschwindigkeiten zu beobachten, wobei die Reduktion des Stotterns bei schneller Sprechgeschwindigkeit geringer ausfällt (zusammengefasst in Lincoln et al. 2006). Es wurde weiterhin nachgewiesen, dass Sprechen unter DAF die Sprechnatürlichkeit positiv beeinflussen kann (Stuart und Kalinowski 2004), wobei Logopäden und Betroffene die Sprechnatürlichkeit unter DAF positiver beurteilen als andere Zuhörer (Van Borsel und Eeckhout 2008).

Auch für DAF wurden tragbare Geräte entwickelt (z. B. von den Firmen Casa Futura Technologies, Boulder, USA, und Janus [»SpeechEasy«], Greenville, USA). Apps für Smartphones sind ebenso verfügbar. Im Vergleich zum metrischen Sprechen kann der Sprecher nur schwer angehalten werden, nach Ablegen des Gerätes mit DAF-Voice zu sprechen (Van Riper 1973), was den Transfer erschwert.

Einsatz in der Therapie
Als erster setzte Goldiamond (1965) DAF in der Therapie des Stotterns ein, wobei nicht der Prolongations-Effekt ausgenutzt wurde, sondern die künstlich hervorgerufenen Sprechunflüssigkeiten bei langen Verzögerungszeiten wurden als aversiver Reiz bezüglich des Stotterns eingesetzt. Es gab Fluency-Shaping-Programme, bei denen DAF-Geräte eingesetzt werden (Curlee und Perkins 1969, 1973; Ryan und Van Kirk 1974; Ingham und Andrews 1973). Die verzögerte Rückmeldung dient dann dazu, in der Anfangsphase der Therapie ein verlangsamtes und gedehntes Sprechen einzuüben (siehe Abschn. 11.3). Mit Schulkindern wurde ebenfalls erfolgreich Therapie unter Verwendung von DAF durchgeführt (Ryan und Van Kirk Ryan 1995).

Auch der alleinige Einsatz von DAF als Therapie wurde untersucht. Van Borsel et al. (2003) ließen stotternde Erwachsene bei minimaler therapeutischer Anleitung drei Monate lang im Durchschnitt 30 min pro Tag unter DAF sprechen. Messungen in verschiedenen Sprechsituationen ohne die Benutzung des DAF-Gerätes ergaben, dass die Stotterhäufigkeit nach den drei Monaten um mehr als die Hälfte geringer als vorher war. Ob es sich dabei um einen Nacheffekt im eigentlichen Sinne (vgl. Abschn. 7.2) oder einen unspezifischen Therapieeffekt handelt, ist unklar. In zwei klinischen Studien wurde der Einsatz eines tragbaren DAF-Geräts für einen Zeitraum von 4 Monaten untersucht

(O'Donnell et al. 2008; Pollard et al. 2009). Beide Studien kamen zu interindividuell sehr unterschiedlichen Ergebnissen bezüglich der Reduktion der Stotterereignisse sowie der subjektiven Zufriedenheit mit dem Gerät. Es konnte kein signifikanter Gruppeneffekt gefunden werden (Pollard et al. 2009). Eine Untersuchung von Gallop und Runyan (2012) zu Langzeiteffekten über 13 bis 59 Monate bestätigt die große Varianz der Ergebnisse. Die positiven Effekte unter Laborbedingungen lassen sich offenbar nicht ohne weiteres auf die klinische Praxis mit alltäglichen Sprechsituationen übertragen und es sind weitere klinische Studien notwendig, bevor klare Empfehlungen bezüglich des Einsatzes tragbarer DAF-Geräte gegeben werden können.

Theorien zur Wirkungsweise
Lee (1950) selbst gibt die erste Erklärung für das Auftreten der Sprechunflüssigkeiten unter DAF. Er nimmt eine Hierarchie von Rückmeldeschleifen für Phoneme, Silben usw. an, über die die Sprechproduktion kontrolliert werde. Er gibt die Rückmeldung dabei, dass eine Einheit nicht produziert wurde, so werde diese Einheit erneut produziert, also wiederholt. Black (1951) argumentiert ähnlich, indem er annimmt, dass über die auditive Rückmeldung kontrolliert werde, ob die einzelnen Sprachsegmente sequenziell richtig angeordnet seien. Fairbanks und Guttman (1958) vermuten, dass jede Einheit beim Sprechen automatisch von der vorherigen Einheit ausgelöst werde. Wenn das verzögerte Signal von der ersten Einheit während der Ausführung der zweiten Einheit dominiere, werde die zweite Einheit wiederholt. Borden (1979) glaubt, dass der *Lee*-Effekt dadurch zustande komme, dass der Sprecher vermehrt Aufmerksamkeit auf den auditiven Kanal richte, was unter normalen Bedingungen nicht der Fall sei. Howell et al. (1983) halten Interferenzen, die durch den Rhythmus des verzögerten Signals resultierten, für die Ursache der Sprechunflüssigkeiten, während das eigentliche Sprachsignal keine Rolle spiele.

Obwohl die Effekte auf das Sprechen bei keiner anderen apparativen Sprechhilfe deutlicher in Erscheinung treten als bei DAF, besteht auch hier keine Einigkeit über die Ursache der stotterreduzierenden Wirkung. Sheehan (1970) führt den stotterreduzierenden Effekt von DAF auf Ablenkung zurück, Starkweather (1987) auf eine verlangsamte Sprechrate, Wingate (1976) auf prolongierte Vokale und Van Riper (1982) auf verstärkte Verwendung der Propriozeption, d. h. der Lage- und Bewegungsempfindung, anstelle der auditiven Rückmeldung. Der Sprecher könnte den auditiven Kanal weniger nutzen, wie Van Riper annimmt, oder auch gerade verstärkt in die Sprechproduktion einbeziehen, wie Borden meint.

Grundlage für Wingates Hypothese, dass die Stotterreduktion unter DAF auf die Prolongation der Vokale zurückzuführen ist, ist nicht nur die Beobachtung der »DAF-Voice«. Auch kurze Verzögerungszeiten von 50 ms führen zu Verlängerungen der Phonationsdauer (Kalveram und Jäncke 1989; Jäncke 1991; Natke 1999), die jedoch nicht auffällig wirken. Die Verlängerungen treten nur bei betonten Silben auf, die wiederum im Gegensatz zu unbetonten Silben der auditiven Kontrolle unterliegen und am häufigsten gestottert werden (vgl. Abschn. 7.1).

7.3.4 Frequenzverschobene auditive Rückmeldung

Bei der frequenzverschobenen auditiven Rückmeldung (FAF für *frequency-shifted auditory feedback*), die seit Ende der 1980er Jahre im Zusammenhang mit Stottern untersucht wird, wird das gesamte Spektrum des luftgeleiteten Sprachsignals verschoben, so dass der Sprecher sich höher bzw. tiefer sprechen hört. Eine Verschiebung der Frequenzen um 50 % nach unten entspricht beispielsweise einer um eine Oktave tieferen Rückmeldung. Auch für FAF gibt es tragbare Geräte sowie Apps für Smartphones.

Howell et al. (1987) untersuchten anhand von Lesetexten als erste die stotterreduzierende Wirkung von FAF. Sie stellten bei einer Verschiebung von -1 Oktave eine größere Wirkung als bei DAF (Verzögerungszeit 50 ms) und dem »Edinburgh-Masker« fest. Außerdem ergab sich eine größere stotterreduzierende Wirkung, wenn die Frequenzverschiebung kontinuierlich erfolgte, als wenn lediglich bei den ersten 33 ms jeder Silbe die Frequenz verschoben wurde. In weiteren Untersuchungen mit Lesetexten wurden keine Unterschiede zwischen verschiedenen FAF-Bedingungen (Frequenzverschiebung um ±1, ±½ Oktave bei Hargave et al., 1994; ±½, ±¼ Oktave bei Stuart et al. 1996), zwischen DAF (Verzögerungszeit 50 ms) und FAF (Verschiebung +1 Oktave) (Kalinowski et al. 1993) und zwischen DAF (Verzögerungszeit 50 ms), FAF (Verschiebung −½ Oktave) und beiden in Kombination (MacLeod et al. 1995) festgestellt. In all diesen Untersuchungen wurde zusätzlich die Sprechgeschwindigkeit variiert. In keinem Fall ergab sich ein Unterschied in der Stotterreduktion zwischen normaler und schneller Sprechgeschwindigkeit, was von den Autoren gegen die Annahme angeführt wird, dass verlangsamtes Sprechen für die Stotterreduktion notwendig sei (siehe Abschn. 7.3.6). Ingham et al. (1997) untersuchten als erste zusätzlich zur Lesebedingung Spontansprache unter FAF. In vier Einzelfallstudien erhielten sie inkonsistente Befunde. Eine Person zeigte keinen Effekt, eine Person nur zu Beginn der Äußerung, eine Person zeigte eine Verminderung der Aussprachequalität und eine Person eine deutliche Stotterreduktion. Die Autoren verneinen somit einen generellen stotterreduzierenden Effekt von FAF. Armson und Stuart (1998) untersuchten die Wirkung von FAF (Verschiebung −¼ Oktave) bei einem Lesetext und einem Monolog. Hier ergab sich nur beim Lesetext eine Stotterreduktion, jedoch nicht beim Monolog. Außerdem traten große interindividuelle Unterschiede bei der Stotterreduktion auf. Im Gegensatz dazu fanden Antipova et al. (2008) bei 8 verschiedenen Bedingungen (DAF, FAF und Kombinationen beider) durchweg eine stotterreduzierende Wirkung beim Halten eines Monologs, wobei DAF mit einer Verzögerung von 75 ms sowie die Kombination mit einer Frequenzverschiebung von −½ Octave am effektivsten waren. In einer Untersuchung von Natke (2000) zeigte sich beim Lesen kein genereller stotterreduzierender Effekt unter FAF (Verschiebung −½ Oktave), während unter DAF (Verzögerungszeit 53 ms) alle Probanden eine Stotterreduktion zeigten. Kalinowski et al. (1998) untersuchten Telefongespräche, die als eine der schwierigsten Sprechsituationen für stotternde Personen gelten (Trotter und Bergmann 1957; James et al. 1999; Vanryckeghem et al. 2017). Die Probanden sollten dabei einem schriftlich vorgegebenen Gespräch möglichst folgen, so dass möglicherweise zum Teil abgelesen wurde. Es zeigte sich eine Stotterreduktion um 55 % unter FAF (Verschiebung −½ Oktave) und 60 % unter DAF (Verzögerungszeit 50 ms). Stuart et al. (2008) konnten nachweisen, dass beim Lesen unter FAF auch die Länge der verbleibenden Stotterereignisse signifikant abnimmt. Howell et al. (1999) verglichen die Reaktionen von 9- bis 11-jährigen Kindern auf FAF mit denen von Erwachsenen und stellten fest, dass bei Kindern eine geringere Reduktion des Stotterns auftrat als bei Erwachsenen (10 % bei Kindern im Vergleich zu 65 % bei Erwachsenen).

Zusammenfassend lässt sich sagen, dass die Befunde zwar inkonsistent sind, die Stotterreduktion unter FAF im Einzelfall jedoch erheblich sein kann. Nach einer Sichtung der Forschungsarbeiten zu DAF und FAF der vorangegangenen 10 Jahre berichten Lincoln et al. (2006), dass bei stotternden Erwachsenen die Unflüssigkeiten zu 40–85 % unter DAF oder FAF abnehmen.

Da eine Änderung der Stimmlage zur Reduktion des Stotterns führen kann (Ramig und Adams 1980, 1981) und die Vokaldehnung unter DAF im Verdacht steht, die Stotterreduktion ähnlich wie beim prolongierten Sprechen (siehe Abschn. 11.3) herbeizuführen, stellt sich auch bei FAF die Frage nach dem Einfluss auf sprechmotorische Parameter. Dieser wurde in der Vergangenheit eingehend untersucht. Auffällige Veränderungen des Sprechens wie unter DAF bei langen Verzögerungszeiten sind unter FAF nicht zu beobachten. In Untersuchungen, bei denen eine Frequenzverschiebung der auditiven Rückmeldung bei kontinuierlicher Vokalisation erfolgte, wurden geringe kompensatorische Änderungen der Grundfrequenz beobachtet (Burnett et al. 1997; Larson 1998). Dies ist auch beim Sprechen von Testwörtern der Fall, wobei die Vokaldauer nicht beeinflusst wird (Natke und Kalveram 2001a, b; Donath et al. 2002). Beim spontanen Sprechen stotternder Personen unter FAF (Frequenzverschiebung um ±½ Oktave) tritt schließlich weder eine Änderung der Grundfrequenz noch der Sprechgeschwindigkeit auf (Natke et al. 2001). Die Untersuchungen zur Vokalisation und zum Sprechen mit Testwörtern haben also einen Mechanismus zur Kontrolle der Grundfrequenz aufgedeckt. Dieser ist beim Singen wirksamer als beim Sprechen (Natke et al. 2003). Es zeigte sich aber auch, dass weder Änderungen in der Grundfrequenz noch in der Sprechgeschwindigkeit mit der Stotterreduktion unter FAF einhergehen, somit also nicht für diese verantwortlich sein können.

Analogie zum Maskeradeneffekt
Bekanntermaßen sprechen stotternde Personen flüssiger, wenn sie in irgendeiner Art und Weise sprechen, die ihnen fremd ist (Maskeradeneffekt, siehe Abschn. 7.2). Eine Verfremdung des rückgemeldeten Sprechens ist bei FAF offensichtlich, so dass dieser Aspekt hier möglicherweise eine größere Bedeutung hat als bei anderen stotterreduzierenden Maßnahmen. Einige Personen berichteten, dass das Sprechen unter FAF auf sie wirke, als ob eine andere Person unisono mit ihnen spräche. Diese Parallele zum Simultansprechen könnte ebenfalls für den stotterreduzierenden Effekt von Bedeutung sein. Unger et al. (2012) stellten in einer Untersuchung fest, dass bei mittel bis schwer stotternden Personen auch bei einer Kontrollbedingung, bei der die auditive

7.3 Apparative Sprechhilfen

Rückmeldung unverändert blieb, eine Stotterreduktion zu beobachten war. Sie schlussfolgern, dass DAF und FAF nicht allein für den stotterreduzierenden Effekt verantwortlich sein könne.

7.3.5 Biofeedback

Mittels Biofeedback soll der Patient mit Hilfe der Rückmeldung physiologischer Funktionen größere Kontrolle über diese erlangen. Während des Stotterns sind ein erhöhter Muskeltonus und abnorme Atemmuster festgestellt worden (vgl. Abschn. 5.3). Durch Biofeedback soll die stotternde Person lernen, entweder diese Muster den normalen Sprechabläufen willkürlich anzugleichen oder Sprechmuster zu erwerben, die zu stotterfreiem Sprechen führen (z. B. den weichen Stimmeinsatz). Die Symptome sollen demnach durch Biofeedback abgeschwächt oder ihr Auftreten verhindert werden.

In einigen Studien wurde Biofeedback mittels Elektroencephalografie (EEG) (z. B. Moore et al. 1975) sowie mittels Elektroglottografie (Messung der Stimmlippenschwingungen), Plethysmografie (Messung durchblutungsbedingter Volumenschwankungen eines Körperabschnitts) und Pneumotachografie (Messung der Strömungsgeschwindigkeit der Atemluft) in Kombination zur Überwachung von Phonation, Atmung und Atemfluss (Dembrowski und Watson 1991) eingesetzt. In der Mehrzahl der Untersuchungen wurde Elektromyografie (EMG)-Biofeedback angewendet (Alexander 1975; Guitar 1975; Lanyon et al. 1976; Lanyon 1977; Legewie et al. 1975). Üblicherweise wird dabei mit Hilfe von Oberflächenelektroden die Muskelaktivität des M. Masseter oder der Muskeln im Bereich des Kehlkopfes abgeleitet. Die Rückmeldung der Muskelanspannung erfolgt visuell oder akustisch, wie beispielsweise bei Hanna et al. (1975) durch einen Ton, dessen Frequenz mit wachsender Anspannung steigt. Das Ziel besteht dann darin, die Höhe dieses Tons beim Sprechen möglichst niedrig zu halten. Die Untersuchungen zeigen, dass die Kontrolle der Muskelaktivität schnell erlernt und symptomreduzierend eingesetzt werden kann. Auch Therapieprogramme mit Hilfe von EMG-Biofeedback wurden entwickelt (Lanyon 1977; Craig und Cleary 1982; mit Kindern: Craig et al. 1996, vgl. Abschn. 11.8). Guitar (1975) fand in einer Untersuchung mit EMG-Biofeedback von Lippe, Kinn, Kehlkopf und dem M. Facialis als Kontrolle, dass die Probanden unterschiedlich gut von den Ableitungsstellen profitierten, so dass eine individuelle Anpassung sinnvoll erscheint. Tragbare Biofeedback-Geräte wurden nicht entwickelt, obwohl die Verwendung in einem intensiven In-Vivo-Training Erfolg versprechend sein könnte. Es wäre beispielsweise heute technisch realisierbar, eine visuelle Rückmeldung des Stimmeinsatzes in eine Brille zu integrieren *(augmented reality display)*.

Computer-Einsatz

Des Weiteren gibt es Computerprogramme, die Atem- und Stimmkurve in Echtzeit auf dem Bildschirm visualisieren (*computer-aided fluency establishment trainer*, CAFET: Goebel 1988; *Dr. Fluency/speak:gentle/Flunatic*: Euler und Wolff von Gudenberg 2000).

Sie fallen nicht direkt unter die apparativen Sprechhilfen, da sie nicht unmittelbar zu flüssigem Sprechen führen, sondern unter therapeutischer Anleitung in Fluency-Shaping-Therapien verwendet werden (siehe Abschn. 11.3). Oft wird dabei mit einem Atemgürtel die Zwerchfellatmung überwacht bzw. mithilfe des Lautstärkepegels ein weicher Stimmeinsatz, kontinuierliche Phonation oder Silbensprechen eingeübt. Der Patient durchläuft ein Stufenprogramm, bei dem der Computer die erfolgreiche Absolvierung der einzelnen Stufen überwacht. Nach Abschluss der Intensivphase soll der Patient weiter zu Hause am Computer üben. Ob der Computer Vorteile beim »Überlernen« der neuen Bewegungsmuster und damit in der Aufrechterhaltung der Sprechflüssigkeit gegenüber nicht computergestützten Therapieprogrammen bringt, ist offen. Ergebnisse der »Kasseler Stottertherapie« sind jedoch positiv (Euler und Wolff von Gudenberg 2001; Euler et al. 2009).

7.3.6 Resümee zu apparativen Sprechhilfen

Bislang kann keine Theorie zur Wirkungsweise apparativer Sprechhilfen die Stotterreduktion ausreichend erklären. Ablenkung allein ist vermutlich nicht für das gesamte Ausmaß der Symptomreduktion verantwortlich, da die Reduktion auch über längere Zeit anhält. Eine Verlangsamung des Sprechens führt zur Stotterreduktion, wobei es insbesondere auf die Vokaldehnung ankommt (Adams et al. 1973), wie sie beispielsweise unter verzögerter, nicht jedoch unter frequenzverschobener auditiver Rückmeldung auftritt. Stuart und Kalinowski (1996) meinen, es herrsche das Paradigma vor, eine erhöhte Sprechflüssigkeit könne nur durch eine langsamere Sprechgeschwindigkeit erreicht werden. Aufgrund ihrer oben beschriebenen Studien zur Stotterreduktion und Variation der Sprechgeschwindigkeit unter verzögerter und frequenzverschobener auditiver Rückmeldung sprechen sie von einer Krise in der Untersuchung des Stotterns, da dieses Paradigma infrage gestellt würde. Bereits frühere Studien zum Chorsprechen und zur Modifikation der Sprechrate haben jedoch ergeben, dass eine verlangsamte Sprechrate keine notwendige Bedingung für eine Stotterreduktion darstellt (vgl. Bloodstein und Bernstein Ratner 2008). Möglicherweise führt bei einigen stotterreduzierenden Maßnahmen die *relative* Dehnung der betonten Vokale, die auch ohne eine Verlangsamung der Sprechrate realisiert werden kann, wenn andere Segmente entsprechend verkürzt werden (Stager und Ludlow 1993), zur Stotterreduktion (vgl. Bergmann 1985; Natke et al. 2001). Bei anderen Bedingungen können dagegen abweichende Wirkmechanismen vorliegen.

Bei den apparativen Sprechhilfen scheinen stotternde Personen prinzipiell in der gleichen Art und Weise zu reagieren wie nichtstotternde Personen. Auch das unflüssige Sprechen nichtstotternder Personen wird durch die Sprechhilfen flüssiger (Metronomsprechen: Silverman 1971; Maskierung: Wingate 1970; DAF: Stark und Pierce 1970). Dies legt nahe, dass durch die apparativen Sprechhilfen allgemeine, vom Stottern unabhängige Wirkmechanismen ablaufen, die für flüssiges Sprechen förderlich sind.

Einsatz in der Behandlung
Wie eingangs erwähnt, tritt das Stottern nach Abschalten der Geräte wieder unvermindert auf. Haben die Geräte eine veränderte Sprechweise zur Folge, wie es beim Metronomsprechen oder bei der verzögerten auditiven Rückmeldung der Fall ist, so ist das Beibehalten dieser Sprechweise genauso wie bei den nicht-apparativen Sprechhilfen schwer. Gründe hierfür mögen die Interferenz der künstlichen Sprechweise mit der Spontaneität des Sprechens, der hohe erforderliche Kontrollaufwand und die Unnatürlichkeit des resultierenden Sprechens sein. Starke (1995a) weist darauf hin, dass die künstliche Sprechweise den Gebrauch der Prosodie einschränkt und es somit zu Unverträglichkeiten zwischen Inhalt, Prosodie und Kontext kommen kann. Die Person läuft damit Gefahr, missverstanden zu werden.

Die apparativen Sprechhilfen können wie erwähnt ergänzend in Fluency-Shaping-Therapien eingesetzt werden. Aber auch als rein prothetische Maßnahme haben sie durchaus ihre Berechtigung. Dabei muss die Effektivität und Auffälligkeit des Sprechens im Einzelfall überprüft werden, da beides z. B. bei verzögerter und frequenzverschobener auditiver Rückmeldung stark schwanken kann (Natke 2000; Lincoln et al. 2010).

Für die Erforschung des Stotterns können die apparativen Sprechhilfen eine große Rolle spielen. Man verspricht sich von der Untersuchung stotterreduzierender Bedingungen und ihrer Wirkungsweise Hinweise auf die Natur des Stotterns. Ihre Untersuchung stellt eine interessante Alternative zu den gängigen Gruppenuntersuchungen dar (vgl. Abschn. 9.9). Dabei geht es vorrangig um die Ablaufprozesse beim Stotterereignis, also um die Pathophysiologie beim Stottern (siehe Abschn. 10.3).

> **Das Wichtigste in Kürze**
> Apparative Sprechhilfen führen häufig unmittelbar zu einer Reduktion des Stotterns. Diese sind das Metronom, Maskierung, verzögerte und frequenzverschobene auditive Rückmeldung sowie Biofeedback. Bis auf kurz andauernde Nacheffekte wirken die Sprechhilfen wie eine Prothese: Sie wirken, während man sie benutzt, und nach Ablegen tritt Stottern wieder auf. Auch bei einigen apparativen Sprechhilfen wird die Vokaldehnung als ursächlich für den Effekt angenommen. Biofeedback wird auch in einigen Stottertherapien angewendet, um bestimmte Atem- oder Sprechmuster zu trainieren.

Literatur

Adams, M. R., Lewis, J. I., & Besozzi, T. E. (1973). The effect of reduced reading rate on stuttering frequency. *Journal of Speech and Hearing Research, 16,* 671–675.
Alexander, A. B. (1975). An experimental test of assumptions relating to the use of electromyographic biofeedback as a general relaxation training technique. *Psychophysiology, 12,* 656–662.

Anderson, J. D. (2007). Phonological neighborhood and word frequency effects in the stuttered disfluencies of children who stutter. *Journal of Speech, Language, and Hearing Research, 50,* 229–247.

Andrews, G., & Harris, M. (1964). *The syndrome of stuttering.* London: Heinemann.

Andrews, G., & Ingham, R. J. (1972a). An approach to the evaluation of stuttering therapy. *Journal of Speech and Hearing Research, 15,* 296–302.

Andrews, G., & Ingham, R. J. (1972b). Stuttering: An evaluation of follow-up procedures for syllable-timed speech/token system therapy. *Journal of Communication Disorders, 5,* 307–319.

Andrews, G., Guitar, B., & Howie, P. (1980). Meta-analysis of the effects of stuttering treatment. *Journal of Speech and Hearing Disorders, 45,* 287–307.

Antipova, E. A., Purdy, S. C., Blakeley, M., & Williams, S. (2008). Effects of altered auditory feedback (AAF) on stuttering frequency during monologue speech production. *Journal of Fluency Disorders, 33,* 274–290.

Armson, J., & Stuart, A. (1998). Effect of extended exposure to frequency-altered feedback on stuttering during reading and monologue. *Journal of Speech, Language, and Hearing Research, 41,* 479–490.

Au-Yeung, J., Howell, P., & Pilgrim, L. (1998). Phonological words and stuttering on function words. *Journal of Speech, Language, and Hearing Research, 41,* 1019–1030.

Bachrach, D. L. (1964). Sex differences in reactions to delayed auditory feedback. *Perceptual and Motor Skills, 19,* 81–82.

Barber, V. (1940). Studies in the psychology of stuttering, XVI: Rhythm as a distraction in stuttering. *Journal of Speech Disorders, 5,* 29–42.

Bergmann, G. (1985). Apparative Sprechhilfen und Theorien des Stotterns. Ein Literaturüberblick. *Beiträge zur Phonetik und Linguistik, 50,* 7–94.

Bergmann, G. (1986). Stuttering as a prosodic disturbance. *Journal of Speech and Hearing Research, 29,* 290–300.

Black, J. W. (1951). The effect of delayed side-tone upon vocal rate and intensity. *Journal of Speech and Hearing Disorders, 16,* 56–60.

Bloodstein, O. (1949). Conditions under which stuttering is reduced or absent: A review of literature. *Journal of Speech Disorders, 14,* 295–302.

Bloodstein, O. (1960). The development of stuttering: I. Changes in nine basic features. *Journal of Speech and Hearing Disorders, 25,* 219–237.

Bloodstein, O. (1995). *A handbook on stuttering* (5. Aufl.). San Diego: Singular Publishing Group.

Bloodstein, O., & Bernstein Ratner, N. (2008). *A handbook on stuttering* (6. Aufl.). San Diego: Singular Publishing Group.

Bloodstein, O., & Gantwerk, B. F. (1967). Grammatical function in relation to stuttering in young children. *Journal of Speech and Hearing Research, 10,* 786–789.

Borden, G. J. (1979). An interpretation of research on feedback interruption in speech. *Brain and Language, 7,* 307–319.

Bosshardt, H. G. (1998). Speech fluency under dual-task conditions. In E. C. Healey & H. F. M. Peters (Hrsg.), *Proceedings of the 2nd World Congress on Fluency Disorders.* The International Fluency Association, S. 47–50.

Bosshardt, H. G. (1999). Effects of concurrent mental calculation on stuttering, inhalation and speech timing. *Journal of Fluency Disorders, 24,* 43–72.

Bosshardt, H. G. (2002). Effects of concurrent cognitive processing on the fluency of word repetition: Comparison between persons who do and do not stutter. *Journal of Fluency Disorders, 27,* 93–114.

Brady, J. P. (1969). Studies on the metronome effect on stuttering. *Behaviour Research and Therapy, 7,* 197–204.

Brown, S. F. (1937). The influence of grammatical function on the incidence of stuttering. *Journal of Speech Disorders, 2,* 207–215.

Brown, S. F. (1938a). A further study of stuttering in relation to various speech sounds. *Quarterly Journal of Speech, 24,* 390–397.

Brown, S. F. (1938b). The theoretical importance of certain factors influencing the incidence of stuttering. *Journal of Speech Disorders, 3,* 223–230.

Brown, S. F. (1938c). Stuttering with relation to word accent and word position. *Journal of Abnormal and Social Psychology, 33,* 112–120.

Brown, S. F. (1945). The loci of stutterings in the speech sequence. *Journal of Speech Disorders, 10,* 181–192.

Brown, S. F., & Moren, A. (1942). The frequency of stuttering in relation to word length during oral reading. *Journal of Speech Disorders, 7,* 153–159.

Brundage, S. B., Graap, K., Gibbons, K. F., Ferrer, M., & Brooks, J. (2006). Frequency of stuttering during challenging and supportive virtual reality job interviews. *Journal of Fluency Disorders, 31,* 325–339.

Burnett, T. A., Senner, J. E., & Larson, C. R. (1997). Voice F0 responses to pitch-shifted auditory feedback: A preliminary study. *Journal of Voice, 11,* 202–211.

Butler, R. A., & Galloway, F. T. (1957). Factorial analysis of the delayed speech feedback phenomenon. *Journal of the Acoustic Society of America, 29,* 632–635.

Caruso, A. J., Chodzko Zajko, W. J., Bidinger, D. A., & Sommers, R. K. (1994). Adults who stutter: Responses to cognitive stress. *Journal of Speech and Hearing Research, 37,* 746–754.

Cherry, C., & Sayers, B. (1956). Experiments upon the total inhibition of stammering by external control, and some clinical results. *Journal of Psychosomatic Research, 1,* 233–246.

Cholin, J., Heiler, S., Whillier, A., & Sommer, M. (2016). Premonitory Awareness in Stuttering Scale (PAiS). *Journal of Fluency Disorders, 49,* 40–50.

Chon, H., Kraft, S. J., Zhang, J., Loucks, T., & Ambrose, N. G. (2013). Individual variability in delayed auditory feedback effects on speech fluency and rate in normally fluent adults. *Journal of Speech, Language, and Hearing Research, 56*(2), 489–504.

Colombat de L'Isère, M. (1831) *Du Bégaiement et tous les Autres Vices de la Parole Traîtés par Nouvelles Méthodes.* (2. Aufl.), Paris.

Constantino, C. D., Leslie, P., Quesal, R. W., & Yaruss, J. S. (2016). A preliminary investigation of daily variability of stuttering in adults. *Journal of Communication Disorders, 60,* 39–50.

Corey, D. M., & Cuddapah, V. A. (2008). Delayed auditory feedback effects during reading and conversation tasks: Gender differences in fluent adults. *Journal of Fluency Disorders, 33,* 291–305.

Craig, A., & Cleary, P. J. (1982). Reduction of stuttering by young male stutterers using EMG feedback. *Biofeedback Self-Regulation, 7,* 241–255.

Craig, A., Hancock, K., Chang, E., McCready, C., Shepley, A., McCaul, A., Costello, D., Harding, S., Kehren, R., Masel, C., & Reilly, K. (1996). A controlled clinical trial for stuttering in persons aged 9 to 14 years. *Journal of Speech and Hearing Research, 39,* 808–826.

Curlee, R. F., & Perkins, W. H. (1969). Conversational rate control therapy for stuttering. *Journal of Speech and Hearing Disorders, 34,* 245–250.

Curlee, R. F., & Perkins, W. H. (1973). Effectiveness of a DAF conditioning program for adolescent and adult stutterers. *Behaviour Research and Therapy, 11,* 395–401.

Cutler, A., & Swinney, D. A. (1987). Prosody and the development of comprehension. *Journal of Child Language, 14,* 145–167.

Davidow, J. H., Bothe, A. K., Andreatta, R. D., & Ye, J. (2009). Measurement of phonated intervals during four fluency-inducing conditions. *Journal of Speech Language and Hearing Research, 52,* 188–205.

Davidow, J. H., Bothe, A. K., & Ye, J. (2011). Systematic studies of modified vocalization: Speech production changes during a variation of metronomic speech in persons who do and do not stutter. *Journal of Fluency Disorders, 36,* 93–109.

Dembrowski, J., & Watson, B. C. (1991). An instrumented method for assessment and remediation of stuttering: A single-subject case study. *Journal of Fluency Disorders, 16,* 241–273.

Dewar, A., Dewar, A. D., Austin, W. T. S., & Brash, H. M. (1979). The long term use of an automatically triggered auditory feedback masking device in the treatment of stammering. *British Journal of Disorders of Communication, 14,* 219–229.

Donath, T. M., Natke, U., & Kalveram, K. T. (2002). Effects of frequency-shifted auditory feedback on voice F0 contours in syllables. *Journal of the Acoustic Society of America, 111,* 357–366.

Dworzynski, K., Howell, P., & Natke, U. (2003). Predicting stuttering from linguistic factors for German speakers in two age groups. *Journal of Fluency Disorders, 28,* 95–113.

Eisenson, J., & Horowitz, E. (1945). The influence of propositionality on stuttering. *Journal of Speech Disorders, 10,* 193–197.

Euler, H. A., & Wolff von Gudenberg, A. (2000). Die Kasseler Stottertherapie (KST). Ergebnisse einer computergestützten Biofeedbacktherapie für Erwachsene. *Stimme Sprache Gehör, 24,* 71–79.

Euler, H. A., & Wolff von Gudenberg, A. (2001). *Daten über die Ergebnisse einer strukturierten Nachsorge am Beispiel des Behandlungskonzeptes der Kasseler Stottertherapie.* Vortrag auf der 18. Wissenschaftlichen Jahrestagung der Deutschen Gesellschaft für Phoniatrie und Pädaudiologie, Frankfurt a. M., 28.–30. September, 2001. www.kasseler-stottertherapie.de/_documents/KST-DGPP.pdf. Zugegriffen: 16. März 2005.

Euler, H. A., Wolff von Gudenberg, A., Jung, K., & Neumann, K. (2009). Computergestützte Therapie bei Redeflussstörungen: Die langfristige Wirksamkeit der Kasseler Stottertherapie (KST). *Sprache Stimme Gehör, 33,* 193–201.

Fairbanks, G., & Guttman, N. (1958). Effects of delayed auditory feedback upon articulation. *Journal of Speech and Hearing Research, 1,* 12–22.

Fransella, F. (1967). Rhythm as a distractor in the modification of stuttering. *Behaviour Research and Therapy, 5,* 253–255.

Fransella, F., & Beech, H. R. (1965). An experimental analysis on the effect of rhythm on the speech of stutterers. *Behaviour Research and Therapy, 3,* 195–201.

Fröschels, E. (1925). *Lehrbuch der Sprachheilkunde (Logopädie)* (2. Aufl.). Leipzig: Deuticke.

Gallop, R. F., & Runyan, C. M. (2012). Long-term effectiveness of the SpeechEasy fluency-enhancement device. *Journal of Fluency Disorders, 37,* 334–343.

Garber, S. F., & Martin, R. R. (1977). Effects of noise and increased vocal intensity on stuttering. *Journal of Speech and Hearing Research, 20,* 233–240.

Garcia-Barrera, M. A., & Davidow, J. H. (2015). Anticipation in stuttering: A theoretical model of the nature of stutter prediction. *Journal of Fluency Disorders, 44,* 1–15.

Gibney, N. J. (1972). Delayed auditory feedback: Changes in the volume intensity and the delay interval as variables affecting the fluency of stutterers' speech. *British Journal of Psychology, 64,* 55–63.

Goebel, M. D. (1988). *CAFET: Computer-aided fluency establishment trainer.* Annandale Fluency Clinic: Handbuch.

Goldiamond, I. (1965). Stuttering and fluency as manipulatable operant response classes. In L. Krasner & L. P. Ullman (Hrsg.), *Research in behavior modification* (S. 106–156). New York: Holt.

Guitar, B. (1975). Reduction of stuttering frequency using analog electromyographic feedback. *Journal of Speech and Hearing Research, 18,* 672–685.

Hahn, E. (1940). A study of the relationship between the social complexity of the oral reading situation and the severity of stuttering. *Journal of Speech Disorders, 5,* 5–14.

Hanna, R., & Morris, S. (1977). Stuttering, speech rate, and the metronome effect. *Perceptual and Motor Skills, 44,* 452–454.

Hanna, R., Wilfling, F., & McNeill, B. (1975). A biofeedback treatment for stuttering. *Journal of Speech and Hearing Disorders, 40,* 270–273.

Hood, S. B. (1975). Effect of communicative stress on the frequency and form-types of disfluent behavior in adult stutterers. *Journal of Fluency Disorders, 1,* 36–47.

Howell, P., & El-Yaniv, N. (1987). The effects of presenting a click in syllable-initial position on the speech of stutterers: Comparison with a metronome click. *Journal of Fluency Disorders, 12,* 249–256.

Howell, P., Powell, D. J., & Khan, I. (1983). Amplitude contour of the delayed signal and interference in delayed auditory feedback tasks. *Journal of Experimental Psychology: Human Perception and Performance, 9,* 772–784.

Howell, P., El-Yaniv, N., & Powell, D. J. (1987). Factors affecting fluency in stutterers when speaking under altered auditory feedback. In H. F. M. Peters & W. Hulstijn (Hrsg.), *Speech motor dynamics in stuttering* (S. 361–369). New York: Springer.

Howell, P., Au-Yeung, J., & Sackin, S. (1999). Exchange of stuttering from function words to content words with age. *Journal of Speech, Language, and Hearing Research, 42,* 345–354.

Hunt, J. (1861) *Stammering and stuttering, their nature and treatment.* London: Hafner facsimile (Erstveröffentlichung 1967).

Ingham, R. J. (2012). Comments on recent developments in stuttering treatment maintenance research using the Camperdown Program. *Journal of Speech, Language, and Hearing Research, 55*(1), 306–309.

Ingham, R. J., & Andrews, G. (1973). An analysis of a token economy in stuttering therapy. *Journal of Applied Behavior Analysis, 6,* 219–229.

Ingham, R. J., Moglia, R. A., Frank, P., Ingham, J. C., & Cordes, A. K. (1997). Experimental investigation of the effects of frequency-altered auditory feedback on the speech of adults who stutter. *Journal of Speech, Language, and Hearing Research, 40,* 361–372.

Jackson, E. S., Yaruss, J. S., Quesal, R. W., Terranova, V., & Whalen, D. H. (2015). Responses of adults who stutter to the anticipation of stuttering. *Journal of Fluency Disorders, 45,* 38–51.

James, S. E., Brumfitt, S. M., & Cudd, P. A. (1999). Communicating by telephone: Views of a group of people with stuttering impairment. *Journal of Fluency Disorders, 24,* 299–317.

Jäncke, L. (1991). The ‚audio-phonatoric coupling' in stuttering and nonstuttering adults: Experimental contributions. In H. F. M. Peters, W. Hulstijn, & C. W. Starkweather (Hrsg.), *Speech motor control and stuttering* (S. 171–180). Amsterdam: Elsevier Science.

Jäncke, L., & Bauer, A. (1995). Sprechkoordination. *Psychologische Beiträge, 37,* 453–497.

Johnson, W., & Brown, S. F. (1935). Stuttering in relation to various speech sounds. *Quarterly Journal of Speech, 21,* 481–496.

Johnson, W., & Knott, J. R. (1937). Studies in the psychology of stuttering: I. The distribution of stuttering in successive readings of the same material. *Journal of Speech Disorders, 2,* 17–19.

Johnson, W., & Millsapps, S. L. (1937). Studies in the psychology of stuttering: VI. The role of cues representative of past stuttering in the distribution of stuttering moments during oral reading. *Journal of Speech Disorders, 2,* 101–104.

Johnson, W., & Rosen, I. (1937). Effects of certain changes in speech patterns upon frequency of stuttering. *Journal of Speech Disorders, 2,* 101–104.

Johnson, W., & Solomon, A. (1937). Studies in the psychology of stuttering: IV. A quantitative study of expectation of stuttering as a process involving a low degree of consciousness. *Journal of Speech Disorders, 2,* 95–97.

Kalinowski, J., Armson, J., Roland-Mieszkowski, M., Stuart, A., & Gracco, V. L. (1993). Effects of alterations in auditory feedback and speech rate on stuttering frequency. *Language and Speech, 36,* 1–16.

Kalinowski, J., Stuart, A., Rastatter, M. P., Miller, R. K., Zimmermann, S., & Shine, R. (1998) Examination of altered auditory feedback: Therapeutic implications. In E. C. Healey & H. F. M. Peters (Hrsg.), *Proceedings of the 2nd World Congess on Fluency Disorders.* The International Fluency Association, S. 54–57.

Kalveram, K. T., & Jäncke, L. (1989). Vowel duration and voice onset time for stressed and nonstressed syllables in stutterers under delayed auditory feedback condition. *Folia phoniatrica et Logopaedica, 41,* 30–42.

Langová, J., & Šváb, L. (1973). Reduction of stuttering under experimental social isolation. *Folia Phoniatrica et Logopaedica, 25,* 17–22.

Lanyon, R. J. (1977). Effect of biofeedback-based relaxation on stuttering during reading and spontaneous speech. *Journal of Consulting and Clinical Psychology, 45,* 860–866.

Lanyon, R. J., Barrington, C. C., & Newman, A. C. (1976). Modification of stuttering through EMG biofeedback: A preliminary study. *Behaviour Research and Therapy, 7,* 96–103.

Larson, C. R. (1998). Cross-modality influences in speech motor control: The use of pitch shifting for the study of F0 control. *Journal of Communication Disorders, 31,* 489–503.

Lee, B. S. (1950). Effects of delayed speech feedback. *Journal of the Acoustic Society of America, 22*(6), 824–826.

Lee, B. S. (1951). Artificial stutter. *Journal of Speech and Hearing Disorders, 16,* 53–55.

Legewie, H., Cleary, P., & Rackensperger, W. (1975). EMG recording and biofeedback in the diagnosis and therapy of stuttering: A case study. *European Journal of Behavioural Analysis and Modification, 1,* 137–143.

Lincoln, M., Packman, A., & Onslow, M. (2006). Altered auditory feedback and the treatment of stuttering: A review. *Journal of Fluency Disorders, 31,* 71–89.

Lincoln, M., Packman, A., Onslow, M., & Jones, M. (2010). An experimental investigation of the effect of altered auditory feedback on the conversational speech of adults who stutter. *Journal of Speech, Language, and Hearing Research, 53*(5), 1122–1131.

Lotzmann, G. (1961). Zur Anwendung variierter Verzögerungszeiten bei Balbuties. *Folia Phoniatrica et Logopaedica, 13,* 276–312.

MacLeod, J., Kalinowski, J., Stuart, A., & Armson, J. (1995). Effect of single and combined altered auditory feedback on stuttering frequency at two speech rates. *Journal of Communication Disorders, 28,* 217–228.

MacMillan, V., Kokolakis, A., Sheedy, S., & Packman, A. (2014). End-word dysfluencies in young children: A clinical report. *Folia Phoniatrica et Logopedica, 66*(3), 115–125.

Maraist, J. A., & Hutton, C. (1957). Effects of auditory masking upon the speech of stutterers. *Journal of Speech and Hearing Disorders, 22,* 385–389.

Meyer, V., & Mair, J. M. M. (1963). A new technique to control stammering: A preliminary report. *Behaviour Research and Therapy, 1,* 251–254.

Moore, W. H., Dunster, J. R., & Lang, M. K. (1975). The effects of alpha biofeedback conditioning on stutterers verbal behavior: A case report and some clinical implications. *Journal of Biofeedback, 2,* 19–28.

Murray, F. P. (1969). An investigation of variably induced white noise upon moments of stuttering. *Journal of Communication Disorders, 2,* 109–114.

Nadoleczny, M. (1926). *Kurzes Lehrbuch der Sprach- und Stimmheilkunde mit besonderer Berücksichtigung des Kindesalters.* Leipzig: Verlag von F.C.W. Vogel.

Natke, U. (1999). Die Kontrolle der Phonationsdauer bei stotternden und nichtstotternden Personen: Einfluss der Rückmeldelautstärke und Adaptation. *Sprache Stimme Gehör, 23,* 198–205.

Natke, U. (2000). Stotterreduktion bei frequenzverschobener und verzögerter auditiver Rückmeldung. *Folia Phoniatrica et Logopedica, 52,* 151–159.

Natke, U., & Kalveram, K. T. (2001a). Effects of frequency shifted auditory feedback on fundamental frequency in long stressed and unstressed syllables. *Journal of Speech, Language, and Hearing Research, 44,* 577–584.

Natke, U., & Kalveram, K. T. (2001b). Fundamental frequency and vowel duration under frequency shifted auditory feedback in stuttering and nonstuttering adults. In H.-G. Bosshardt, J. S. Yaruss & H. F. M. Peters (Hrsg.), *Fluency disorders: Theory, research, treatment and self-help. Proceedings of the Third World Congress of Fluency Disorders in Nyborg, Denmark (S. 66–71).* Nijmegen: Nijmegen University Press.

Natke, U., Grosser, J., & Kalveram, K. T. (2001). Fluency, fundamental frequency, and speech rate under frequency shifted auditory feedback in stuttering and nonstuttering persons. *Journal of Fluency Disorders, 26,* 227–241.

Natke, U., Grosser, J., Sandrieser, P., & Kalveram, K. T. (2002). The duration component of the stress effect in stuttering. *Journal of Fluency Disorders, 27,* 305–318.

Natke, U., Donath, T. M., & Kalveram, K. T. (2003). Control of voice fundamental frequency in speaking versus singing. *Journal of the Acoustic Society of America, 113,* 1587–1593.

Natke, U., Sandrieser, P., van Ark, M., Pietrowsky, R., & Kalveram, K. T. (2004). Linguistic stress, within-word position, and grammatical class in relation to early childhood stuttering. *Journal of Fluency Disorders, 29,* 109–122.

Natke, U., Alpermann, A., Heil, W., Kuckenberg, S., & Zückner, H. (2010). Langzeiteffekte der Intensiv-Modifikation Stottern (IMS). *Sprache Stimme Gehör, 34,* 155–164.

Neelley, J. N. (1961). A study of the speech behavior of stutterers and nonstutterers under normal and delayed auditory feedback. *Journal of Speech and Hearing Disorders, Monograph Supplement, 7,* 63–82.

O'Donnell, J. J., Armson, J., & Kiefte, M. (2008). The effectiveness of SpeechEasy during situations of daily living. *Journal of Fluency Disorders, 33,* 99–119.

Perkins, W. H. (1979). From psychoanalysis to discoordination. In H. H. Gregory (Hrsg.), *Controversies about Stuttering Therapy* (S. 97–127). Baltimore: University Park Press.

Pollard, R., Ellis, J. B., Finan, D., & Ramig, P. R. (2009). Effects of the SpeechEasy on objective and perceived aspects of stuttering: A 6-month, phase I clinical trial in naturalistic environments. *Journal of Speech Language and Hearing Research, 52,* 516–533.

Porter, H. (1939). Studies in the psychology of stuttering, XIV. *Journal of Speech Disorders, 4,* 323–334.

Prins, D., Hubbard, C. P., & Krause, M. (1991). Syllabic stress and the occurence of stuttering. *Journal of Speech and Hearing Research, 34,* 1011–1016.

Ramig, P., & Adams, M. R. (1980). Rate reduction strategies used by stutterers and nonstutterers during high- and low-pitched speech. *Journal of Fluency Disorders, 5,* 27–41.

Ramig, P., & Adams, M. R. (1981). Vocal changes in stutterers and nonstutterers during high- and low-pitched speech. *Journal of Fluency Disorders, 6,* 15–33.

Rappaport, B., & Bloodstein, O. (1971). The role of random blackout cues in the distribution of moments of stuttering. *Journal of Speech and Hearing Research, 14,* 874–879.

Richels, C., Buhr, A., Conture, E., & Ntourou, K. (2010). Utterance complexity and stuttering on function words in preschool-age children who stutter. *Journal of Fluency Disorders, 35,* 314–331.

Röck, E. (Hrsg.). (1977). *Verzögerte auditive Rückkopplung (VAR). Persönlichkeit, Leistung, Belastung.* Bern: Huber.

Rommel, D. (2001a). Die Bedeutung der Sprache für den Verlauf des Stotterns im Kindesalter. *Sprache Stimme Gehör, 25,* 25–33.

Rommel, D. (2001b). The influence of psycholinguistic variables on stuttering in childhood. In H. G. Bosshardt, J. S. Yaruss, & H. F. M. Peters (Hrsg.), *Fluency disorders: Theory, research, treatment and self-help. Proceedings of the Third World Congress on fluency disorders in Nyborg, Denmark* (S. 195–202). Nijmegen: Nijmegen University Press.

Rommel, D., Häge, A., Johannsen, H. S., & Schulze, H. (1997). Linguistic aspects of stuttering in childhood. In W. Hulstijn, H. F. M. Peters, & P. H. H. M. van Lieshout (Hrsg.), *Speech production: Motor control, brain research, and fluency disorders* (S. 603–610). Amsterdam: Elsevier Science.

Rommel, D., Häge, A., Kalehne, P., & Johannsen, H. S. (1999). Development, maintenance, and recovery of childhood stuttering: Prospective longitudinal data 3 years after first contact. *Forschungsbericht 65*, Ulm: Verlag der Phoniatrischen Ambulanz der Universität Ulm.

Rousey, C. L. (1958). Stuttering severity during prolonged spontaneous speech. *Journal of Speech and Hearing Research, 1*, 40–47.

Ryan, B. P. (1974). *Programmed therapy for stuttering in children and adults*. Springfield, Ill.: Thomas.

Ryan, B. P., & Van Kirk Ryan, B. (1974). The establishment, transfer, and maintenance of fluent speech in 50 stutterers using delayed auditory feedback and operant procedures. *Journal of Speech and Hearing Research, 39*, 3–10.

Ryan, B. P., & Van Kirk Ryan, B. (1995). Programmed stuttering treatment for children: Comparison of two establishment programs through transfer, maintenance, and follow-up. *Journal of Speech and Hearing Research, 38*, 61–75.

Schlesinger, I. M., Forte, M., Fried, B., & Melkman, R. (1965). Stuttering, information, load, and response strength. *Journal of Speech and Hearing Disorders, 30*, 32–36.

Shane, M. L. S. (1955). Effect on stuttering of alteration in auditory feedback. In W. Johnson (Hrsg.), *Stuttering in children and adult*. Minneapolis: University of Minnesota Press.

Sheehan, J. G. (1970). *Stuttering: Research and therapy*. New York: Harper & Row.

Silverman, F. H. (1971). The effect of rhythmic auditory stimulation on the disfluency of nonstutterers. *Journal of Speech and Hearing Research, 14*, 350–355.

Silverman, F. H., & Williams, D. E. (1972). Prediction of stuttering by school-age stutterers. *Journal of Speech and Hearing Research, 15*, 189–193.

Soderberg, G. A. (1969). Delayed auditory feedback and the speech of stutterers: A review of studies. *Journal of Speech and Hearing Disorders, 34*, 20–29.

Stager, S. V., & Ludlow, C. L. (1993). Speech production changes under fluency-evoking conditions in nonstuttering speakers. *Journal of Speech and Hearing Research, 36*, 245–253.

Stark, R. E., & Pierce, B. R. (1970). The effects of delayed auditory feedback on a speech-related task in stutterers. *Journal of Speech and Hearing Research, 13*, 239–244.

Starke, A. (1993). Ansichten zur therapeutischen Aufgabe »Stottern«. *Die Sprachheilarbeit, 38*(5), 250–254.

Starke, A. (1995) Why do stutterers reject artificial speech? The message incompatibility conflict. In C. W. Starkweather & H. F. M. Peters (Hrsg.), *Proceedings of the first world congress on fluency disorders*. The International Fluency Association, S. 450–452.

Starkweather, C. W. (1987). *Fluency and stuttering*. Englewood Cliffs: Prentice-Hall.

Steer, M. D., & Johnson, W. (1936). An objective study of the relationship between psychological factors and the severity of stuttering. *Journal of Abnormal and Social Psychology, XXXI*, 36–46.

Stefankiewicz, S. P., & Bloodstein, O. (1974). The effect of a four-week interval on the consistency of stuttering. *Journal of Speech and Hearing Research, 17*, 134–140.

Stromsta, C. (1957). A methodology related to the determination of the phase angle of bone-conducted speech sound energy of stutterers and nonstutterers. *Speech Monograph, 24*, 147–148.

Stuart, A., & Kalinowski, J. (1996). Fluent speech, fast articulatory rate, and delayed auditory feedback: Creating a crisis for a scientific revolution? *Perceptual and Motor Skills, 82,* 211–218.

Stuart, A., & Kalinowski, J. (2004). The perception of speech naturalness of post-therapeutic and altered auditory feedback speech of adults with mild and severe stuttering. *Folia Phoniatrica et Logopedica, 56,* 347–357.

Stuart, A., Frazier, C. L., Kalinowski, J., & Vos, P. W. (2008). The effect of frequency altered feedback on stuttering duration and type. *Journal of Speech Language and Hearing Research, 51,* 889–897.

Sutton, S., & Chase, R. A. (1961). White noise and stuttering. *Journal of Speech and Hearing Research, 4,* 72.

Teitler, N. B., Ferré, S., & Dailly, C. (2016). Specific subtype of fluency disorder affecting French speaking children: A phonological analysis. *Journal of Fluency Disorders, 50,* 33–43.

Trotter, W., & Bergmann, M. (1957). Stutterers' and nonstutterers' reactions to speech situations. *Journal of Speech and Hearing Disorders, 22,* 40–45.

Trotter, W. D., & Silverman, F. H. (1974). Does the effect of pacing speech with a miniature metronome on stuttering wear off? *Perceptual and Motor Skills, 39,* 429–430.

Tsiamtsiouris, J., & Cairns, H. S. (2013). Effects of sentence-structure complexity on speech initiation time and disfluency. *Journal of Fluency Disorders, 38,* 30–44.

Tunner, W. (1973). Verhaltensmodifikation bei Sprechstörungen. In J. C. Brengelmann & W. Tunner (Hrsg.), *Behaviour therapy – Verhaltenstherapie* (S. 128–134). München: Urban & Schwarzberg.

Unger, J. P., Glück, C. W., & Cholewa, J. (2012). Immediate effects of AAF devices on the characteristics of stuttering: A clinical analysis. *Journal of Fluency Disorders, 37,* 122–134.

Van Borsel, J., & Eeckhout, H. (2008). The speech naturalness of people who stutter speaking under delayed auditory feedback as perceived by different groups of listeners. *Journal of Fluency Disorders, 33,* 241–251.

Van Borsel, J., Reunes, G., & Van den Bergh, N. (2003). Delayed auditory feedback in the treatment of stuttering: Clients as consumers. *Journal of Language and Communication Disorders, 38,* 119–129.

Van Lieshout, P., Ben-David, B., Lipski, M., & Namasivayam, A. (2014). The impact of threat and cognitive stress on speech motor control in people who stutter. *Journal of Fluency Disorders, 40,* 93–109.

Van Riper, C. (1937). The preparatory set in stuttering. *Journal of Speech Disorders, 2,* 149–154.

Van Riper, C. (1973). *The treatment of stuttering.* Englewood Cliffs: Prentice-Hall. Deutsche Übersetzung des 2. Teils: *Die Behandlung des Stotterns.* (7. Aufl.), Köln: Demosthenes-Verlag der Bundesvereinigung Stottern & Selbsthilfe e. V., 2016.

Van Riper, C. (1982). *The nature of stuttering* (2. Aufl.). Englewood Cliffs: Prentice-Hall.

Van Riper, C., & Hull, C. J. (1955). The quantitative measurement of the effect of certain situations on stuttering. In W. Johnson & R. R. Leutenegger (Hrsg.), *Stuttering in children and adults* (S. 199–206). Minneapolis: University of Minnesota Press.

Vanryckeghem, M., Matthews, M., & Xu, P. (2017). Speech situation checklist-revised: Investigation with adults who do not stutter and treatment-seeking adults who stutter. *American Journal of Speech-Language Pathology, 26,* 1129–1140.

Webster, R. L. (1991). Manipulation of vocal tone: Implications for stuttering. In H. F. M. Peters, A. Hulstijn, & C. W. Starkweather (Hrsg.), *Speech motor control and stuttering* (S. 535–545). Amsterdam: Elsevier Science.

Webster, R. L., & Dorman, M. D. (1970). Decreases in stuttering frequency as a function of continious and contingent forms of auditory masking. *Journal of Speech and Hearing Research, 13,* 82–86.
Webster, R. L., & Lubker, B. B. (1968). Masking of auditory feedback in stutterers' speech. *Journal of Speech and Hearing Research, 11,* 221–222.
Williams, D. E., Silverman, F. H., & Kools, J. A. (1968). Disfluency behavior of elementary school stutterers and nonstutterers: The adaptation effect. *Journal of Speech and Hearing Research, 11,* 622–630.
Wingate, M. E. (1969). Stuttering as phonetic transition defect. *Journal of Speech and Hearing Disorders, 34*(1), 107–108.
Wingate, M. E. (1970). Effect on stuttering of changes in audition. *Journal of Speech and Hearing Research, 13,* 861–873.
Wingate, M. E. (1976). *Stuttering. Theory and treatment.* New York: Irvington Publishers.
Wingate, M. E. (1979). The first three words. *Journal of Speech and Hearing Research, 22,* 604–612.
Wingate, M. E. (1985). Stuttering as a prosodic disorder. In R. F. Curlee & W. H. Perkins (Hrsg.), *Nature and treatment of stuttering: New directions* (S. 215–235). San Diego: College-Hill Press.
Wingate, M. E. (1988). *The structure of stuttering. A psycholinguistic analysis.* New York: Springer.
Wolk, L., & LaSalle, L. R. (2015). Phonological complexity in school-aged children who stutter and exhibit a language disorder. *Journal of Fluency Disorders, 43,* 40–53.

Diagnostik

Inhaltsverzeichnis

8.1 Differenzialdiagnose 89
8.2 Messung der Stotterschwere 92
Literatur. 99

8.1 Differenzialdiagnose

Hinweise auf Unterschiede zwischen Stottern und spasmodischer Dysphonie, Mutismus, Poltern sowie erworbenem Stottern finden sich in Kap. 2. Die Diagnose manifesten Stotterns stellt abgesehen von Grenzfällen (z. B. »verinnerlichtes« Stottern, siehe Kap. 5) kein Problem dar (Young 1984). Im Folgenden wird auf die Diagnose beginnenden Stotterns und das generelle Auftreten von Sprechunflüssigkeiten bei Kindern eingegangen.

Normale und stottertypische Sprechunflüssigkeiten
Im Verlauf der Sprachentwicklung, vor allem im Alter zwischen 2½ und 4 Jahren, treten bei fast allen Kindern Sprechunflüssigkeiten auf (Johnson et al. 1959; Starkweather 1987). Diese *normalen Sprechunflüssigkeiten* sind Wiederholungen von mehrsilbigen Wörtern oder Satzteilen, Revisionen, Satzabbrüche, ungefüllte oder gefüllte Pausen (z. B. »äh«) und Einschübe. Yairi (1982) hält den Zeitraum zwischen zwei und drei Jahren für die instabilste Phase der Entwicklung flüssigen Sprechens. Es gibt Hinweise darauf, dass sich Sprechunflüssigkeiten bei bestimmten Stufen der Sprachentwicklung häufen, so zum Beispiel, wenn Kinder versuchen, komplexere Satzstrukturen zu verwenden, bzw. wenn sie diese beherrschen und beginnen, sie gewohnheitsmäßig zu gebrauchen (vgl. Bloodstein und Bernstein Ratner 2008).

Bei zweijährigen Kindern variiert die Art der normalen Sprechunflüssigkeiten interindividuell stark. Außerdem tritt das unflüssige Sprechen intermittierend auf (Yairi 1981). Yairi (1982) stellte bei 33 zweijährigen Kindern bei dreimaliger Untersuchung im Abstand von jeweils vier Monaten eine kontinuierliche Abnahme von Teilwortwiederholungen und Einschüben und eine Zunahme von Revisionen und Wiederholungen von Phrasen fest. Ein ungewöhnlicher, plötzlicher Anstieg von Wiederholungen von kurzen Segmenten wurde in einigen Fällen beobachtet und deutet möglicherweise auf den Beginn von abnormen Sprechunflüssigkeiten hin (Yairi 1997).

Guitar (2006) fasst die Untersuchungen zu normalen Sprechunflüssigkeiten zusammen und kommt bei normal sprechenden Vorschulkindern auf einen Durchschnittswert von sieben normalen Sprechunflüssigkeiten je 100 Wörter, wobei die Wortwiederholungen typischerweise einfach auftreten. Es können jedoch auch bis zu 25 % unflüssig gesprochene Wörter auftreten (Yairi 1981). Auch Erwachsene sprechen bis zu 20 % ihrer Sprechzeit unflüssig, wobei die Sprechunflüssigkeiten jedoch zunehmend funktionell eingesetzt werden, d. h. Pausen oder Einschübe dienen beispielsweise dazu, Zeit zur weiteren Sprechplanung zu gewinnen oder einen Sprecherwechsel zu verhindern (Starkweather 1987).

Von normalen Sprechunflüssigkeiten können *stottertypische Sprechunflüssigkeiten*, worunter Teilwort- und Einsilberwiederholungen, Dehnungen und Blocks (vgl. Kernverhalten, Abschn. 5.1.1) verstanden werden, hinsichtlich mehrerer Dimensionen unterschieden werden. Nach Yairi (1997b) betrifft dies

- *die Quantität:* größere Auftretenshäufigkeit, größere Anzahl von Wiederholungseinheiten, längere Dauer;
- *die Qualität:* häufigeres Auftreten von Sprechunflüssigkeits-Clustern und längere Cluster, Verhältnis von verschiedenen Sprechunflüssigkeitstypen und Anzahlen von Wiederholungseinheiten;
- *die physikalische Dimension:* schnellere Wiederholungen, eventuell besondere akustische Eigenschaften (siehe Abschn. 6.2) und
- *die physiologische Dimension:* spannungsreiche Mitbewegungen.

Die oben genannten Unterschiede können bereits kurz nach Beginn des Stotterns, also bei Vorschulkindern, beobachtet werden. Demnach kann sehr frühes Stottern von normalen Sprechunflüssigkeiten klar unterschieden werden, wobei bei einzelnen Symptomen sowie Grenzfällen die Differenzierung schwierig sein kann. Aus diesem Grund ist auch ein Training zur Bewertung der Stotterhäufigkeit für eine zuverlässige Diagnostik notwendig (vgl. Abschn. 8.2.1)

Bezüglich der Quantität der Sprechunflüssigkeiten bei Vorschulkindern liegen einige Untersuchungen vor (Ambrose und Yairi 1999; Pellowski und Conture 2002; Natke et al. 2006; Boey et al. 2007). Sie zeigen zum einen, dass stottertypische Sprechunflüssigkeiten auch bei normal sprechenden Kindern auftreten (siehe auch Bloodstein 1970; Johannsen et al. 1991; Hartmann et al. 1989). Zum anderen ist die Häufigkeit stottertypischer Sprechunflüssigkeiten bei als stotternd diagnostizierten Kindern wesentlich höher (siehe auch Abschn. 10.2). Als natürliche Grenze hat sich in den oben aufgeführten Untersuchungen für englisch- und deutschsprachige Vorschulkinder eine Häufigkeit von drei stottertypischen Sprechunflüssigkeiten auf 100 Silben herausgestellt. Nur sehr wenige als stotternd diagnostizierte Kinder zeigen weniger als 3 % und nur sehr wenige als normal sprechend eingestufte Kinder 3 % oder mehr stottertypische Sprechunflüssigkeiten. Eine Untersuchung von Johnson et al. (2009) zeigt, dass die Klassifizierung als stotternd oder nichtstotternd bei Vorschulkindern (3–5 Jahre) sogar unabhängig vom Gesprächspartner (Elternteil/Untersucher), dem Gesprächsort (zu Hause/in der Klinik) und dem Gesprächskontext (Gespräch/Erzählung) ist. Trotzdem sollte sich die Diagnose nicht allein auf das Zählen stottertypischer Sprechunflüssigkeiten beschränken, denn zum einen könnte die Stotterhäufigkeit in der Untersuchungssituation nicht repräsentativ sein und zum anderen könnte das Kind durch ein ausgeprägtes Vermeidungsverhalten das Auftreten von Stotterereignissen verhindern.

Auch in der Anzahl der Wiederholungseinheiten repetitiver stottertypischer Sprechunflüssigkeiten unterscheiden sich stotternde und nichtstotternde Kinder (Ambrose und Yairi 1999; Natke et al. 2006). Allerdings sind die Gruppenunterschiede im Mittel gering, sodass sie kaum für die klinische Diagnose herangezogen werden können. Häufiges Wiederholen ist allerdings nur bei stotternden Kindern zu beobachten. Normale Sprechunflüssigkeiten treten im Übrigen bei stotternden und nichtstotternden Kindern gleich häufig auf (Natke et al. 2006).

Nichthilfreiche Bezeichnungen
Es war und ist teilweise immer noch verbreitet, das Auftreten stottertypischer Sprechunflüssigkeiten mit Begriffen wie Entwicklungsstottern, physiologisches Stottern, Entwicklungsunflüssigkeiten oder entwicklungsbedingte Sprechunflüssigkeiten zu belegen. Dies geschieht entweder, weil nicht zwischen stottertypischen und normalen Sprechunflüssigkeiten unterschieden wird oder weil eine Remission für sehr wahrscheinlich gehalten wird (vgl. Abschn. 4.4). Das Auftreten stottertypischer Sprechunflüssigkeiten vor diesem Hintergrund als Teil einer normalen Entwicklung darzustellen, wird dem Phänomen jedoch nicht gerecht und ist nicht hilfreich. Stottertypische Sprechunflüssigkeiten stellen eine deutliche Abweichung des normalen bzw. normal unflüssigen Sprechens dar, auch wenn es zum Beispiel bei Wortwiederholungen zu Grenzfällen kommen kann.

Um Stottern in seiner gesamten Entwicklung zu verstehen, muss zwischen der Diagnose und dem Verlauf (Chronifizierung bzw. Remission) unterschieden werden. Hiervon wiederum ist die Therapieindikation abzugrenzen, die sich an der Prognose orientieren sollte. Dies soll an dem folgenden Beispiel erläutert werden: Ein dreijähriges Kind zeigt vier stottertypische Sprechunflüssigkeiten auf 100 Silben. Es stottert somit. Das bedeutet nicht, dass es weiter stottern wird. Die Wahrscheinlichkeit ist sogar groß, dass es das Stottern wieder verliert. Dass das Kind stottert, bedeutet auch nicht, es deswegen sofort behandeln zu müssen. Möglicherweise entscheidet man sich, die Bezugspersonen zu beraten und die Entwicklung des Stotterns zu beobachten. Vielleicht hat man aber auch deutliche Ansatzpunkte für eine Therapie, wenn das Kind beispielsweise bereits Anstrengungsreaktionen und Vermeidungsverhalten zeigt. In diesem Fall sollte das Kind unabhängig von seinem Alter behandelt werden (vgl. Abschn. 11.5).

Screening-Instrumente
Inzwischen liegen mehrere, auch für Laien anwendbare Screening-Instrumente vor, anhand derer ein Verdacht auf Stottern überprüft und weitere Untersuchungen eingeleitet werden können. Die *Screeningliste Stottern* (SLS) ist das älteste Screeningverfahren (Riley und Riley 1989) und liegt auch in deutscher Übersetzung vor (Sandrieser und Schneider 2015). Anhand weniger Fragen, die die Eltern beantworten, können Ärzte entscheiden, ob eine weitere Diagnostik sinnvoll oder nicht ist bzw. eine Wiederholung des Screenings in 3 Monaten ratsam ist. Sowohl die Sensitivität als auch die Spezifität der SLS haben sich in einer flämischen Studie als zufriedenstellend erwiesen (Stes und Boey 1997). Ein weiteres Früherkennungsinstrument für Stottern wurde von Kohler und Braun (2015) entwickelt und beinhaltet eine Version für Laien (»Redeflusskompass 3.0«) sowie eine Version für Fachleute (»Stotterkompass«). Das *Bochum-Aachener Stotterscreening* (BASS) wurde auf seinen Einsatz bei der U8-Vorsorgeuntersuchung hin geprüft und ergab eine hohe Spezifität jedoch geringere Sensitivität (Neumann et al. 2014).

> **Das Wichtigste in Kürze**
> Fast alle Kinder zeigen in ihrer Sprachentwicklung normale Sprechunflüssigkeiten, zu denen Wiederholungen von mehrsilbigen Wörtern oder Satzteilen, Revisionen, Satzabbrüche, ungefüllte und gefüllte Pausen sowie Einschübe zählen. Von diesen lassen sich stottertypische Sprechunflüssigkeiten, d. h. Teilwort- und Einsilberwiederholungen, Dehnungen und Blocks abgrenzen. Zeigen Kinder mehr als 3 % Silben mit stottertypischen Sprechunflüssigkeiten, so spricht man von Stottern. Das Auftreten von stottertypischen Sprechunflüssigkeiten ist immer eine deutliche Abweichung des normalen Sprechens. Die Entscheidung, ob und welche Therapie erfolgt, sollte sich am Störungsbild und an der Prognose orientieren. Begriffe wie »Entwicklungsstottern« oder »entwicklungsbedingte Sprechunflüssigkeiten« sind irreführend.

8.2 Messung der Stotterschwere

Ein Konsens darüber, was als »Schwere des Stotterproblems« (vgl. Starke 1993b) zu gelten hat, besteht nicht. Es liegt daher auch kein einheitlicher Test vor, mit dem sich Erfolg in der Stottertherapie quantitativ und objektiv beurteilen ließe. Stattdessen werden verschiedene Sprechflüssigkeitsmaße erhoben (objektive Messungen) sowie Fragebögen zur Erfassung von Gefühlen und Einstellungen (subjektive Messungen) verwendet, um unterschiedliche Therapieeffekte zu erfassen. Die Deutung der Ergebnisse und insbesondere die Beantwortung der Frage, was als Therapieerfolg zu gelten hat (vgl. Grohnfeldt 1992; Starkweather 1993), kann je nach Therapieansatz höchst unterschiedlich ausfallen.

8.2.1 Objektive Messungen

Die Stotterhäufigkeit, die den Prozentsatz gestotterter Wörter oder Silben bezeichnet, ist zur Messung des Stotterns am meisten verbreitet. Während die Stotterhäufigkeit den Anteil gestotterter Wörter oder Silben bezogen auf die Wort-/Silbenanzahl angibt, ist die Bezugsgröße für die Stotterrate eine Zeiteinheit (z. B. gestotterte Silben pro Minute). Es gibt somit Wechselwirkungen zwischen Stotterrate und Sprechgeschwindigkeit.

Die Anzahl der Stotterereignisse in einer Äußerung kann reliabel bestimmt werden, wenn der Beobachter erfahren ist, sorgfältig definiert wird, was als Stotterereignis zu gelten hat, und die Sprechprobe wiederholt angehört werden kann. Eine Verbesserung der Reliabilität kann über ein auditives Training erreicht werden (Ingham und Cordes 1999; Einarsdóttir und Ingham 2008; Alpermann 2011). Probleme bereitet zuweilen die Unterscheidung zwischen normalen und gestotterten Sprechunflüssigkeiten sowie die Zuordnung einer Sprechunflüssigkeit zu einem bestimmten Wort innerhalb einer Äußerung (Young 1984). Meist wird eine Transliteration (schriftsprachliche Notation des Gesprochenen im Vergleich zu einer phonetischen Transkription) der Sprechprobe angefertigt, um die Stotterereignisse markieren und die Wörter bzw. Silben zählen zu können. Dabei hilft ein Kodierungssystem, wie es Schneider und Zückner (2018) mit der »Aachener Analyse unflüssigen Sprechens« (AAUS) vorstellen. Kern- und Sekundärsymptomatik sowie normale Sprechunflüssigkeiten lassen sich mit diesem System auch hinsichtlich qualitativer Aspekte (Dauer, Anzahl von Wiederholungseinheiten) kodieren. Anhand von Filmbeispielen werden die Sprechunflüssigkeitstypen demonstriert. Bernstein Ratner und MacWhinney (2018) stellen die *Fluency Bank* vor, eine frei zugängliche Datenbank für Sprechproben und Transkriptionen, die auch ein Kodierungssystem sowie Auswertungs-Tools zur Verfügung stellt.

Die Stotterhäufigkeit kann auch direkt während des Sprechens (live oder später anhand einer Audio- oder Videoaufnahme) mithilfe zweier Zähler erhoben werden, indem z. B. mit der rechten Hand alle flüssigen Wörter und mit der linken Hand alle unflüssigen Wörter gezählt werden (Neilson und Andrews 1993). Rousseau et al. (2008) empfehlen dabei die Verwendung einer Videoaufnahme, da bei ihrem Vergleich der Urteile von vier erfahrenen Logopäden die Stotterhäufigkeit bei einer rein auditiven Beurteilung um 20 % niedriger lag als bei einer audiovisuellen Beurteilung. Dem widersprechen die Aussagen von Ingham et al. (1993a), die bei der Beurteilung von Sprechproben anhand der Zeit-Intervall-Methode (siehe unten) keine signifikanten Unterschiede zwischen den Urteilern mit und ohne Bildunterstützung fanden. Von Bedeutung scheint auch der Umfang der Sprechprobe zu sein. So fanden Sawyer und Yairi (2006) bei Sprechproben stotternder Kinder signifikante Unterschiede zwischen den ersten 300 Silben einer Sprechprobe und 4 darauffolgenden jeweils 300silbigen Teilen. Sawyer und Yairi empfehlen daher vor allem bei Kindern mit wenigen Stotterereignissen die Erhebung einer längeren Sprechprobe, um eine valide Aussage über den Stotterschweregrad treffen zu können. Der Durchschnittswert für die Stotterhäufigkeit beim Lesen liegt bei etwa 10 % unflüssig gesprochener Wörter (Bloodstein und Bernstein Ratner 2008).

Für die Spontansprache kann die Stotterhäufigkeit bezogen auf Silben mit dem Faktor 1,5 bei Erwachsenen und 1,15 bei 3- bis 5-jährigen Kindern auf Wörter umgerechnet werden (Yaruss 2000).

Schwere des Stotterns
Die Stotterhäufigkeit gibt nur eingeschränkt Auskunft über die Schwere der Symptomatik, da beispielsweise viele leichte Blocks einen höheren Wert ergeben als wenige sehr schwere und lang andauernde. Häufig wird daher zusätzlich die Sprechgeschwindigkeit erhoben, um aus der Kombination dieser beiden Maße auf die Stotterschwere hinsichtlich der zeitlichen Dimension schließen zu können (Andrews und Ingham 1971). Direkt ist dies möglich, indem die Dauer der einzelnen Sprechunflüssigkeiten bestimmt wird. Starkweather (1993) hat hierzu den *Percentage of Discontinuous Speech Time* (PDST) vorgeschlagen, bei dem die Dauer der Sprechunflüssigkeiten in Beziehung zu der Gesamtdauer der Äußerung gesetzt wird. Außerdem wird bei diesem Maß nicht zwischen gestotterten und nicht gestotterten Sprechunflüssigkeiten unterschieden, da eine Unterscheidung für Beobachter kaum möglich sei (Williams und Kent 1958; Moore und Perkins 1990), die klinische Diagnose bei einer Person aber im Regelfall keine Schwierigkeiten bereitet. Der PDST kann bestimmt werden, indem die ursprüngliche Sprechprobe digitalisiert und durch Herausschneiden der unflüssigen Passagen am Computer zu einer quasi-flüssigen Sprechprobe verkürzt wird. Die Differenz zwischen der Dauer der ursprünglichen und der Dauer der quasi-flüssigen Sprechprobe entspricht der Dauer der gesamten Sprechunflüssigkeiten, die in der Sprechprobe aufgetreten sind. Der PDST spiegelt das Fortschreiten im Sprechfluss wider und ist damit von unmittelbarer Bedeutung für die stotternde Person. Bislang wurde dieses Maß nur in wenigen Studien bei der Untersuchung unflüssigen Sprechens verwendet (Ludlow und Braun 1993; Natke 2000; Grosser et al. 2001; Natke et al. 2001). Bei einer Stotterhäufigkeit von 8,1 % ergab sich beispielsweise ein Wert für den PDST von 25,4 %, etwa ein Viertel der Sprechzeit wurde also in diesem Fall unflüssig gesprochen (Natke 2000).

Eine gröbere, aber dennoch sehr verbreitete Einschätzung des Stotterschweregrades erfolgt mithilfe von Rating-Skalen (Shenker 2006). Dabei wird z. B. anhand einer Skala von 1–9 (1 = sehr leichtes Stottern; 9 = sehr schweres Stottern) der Schweregrad subjektiv eingeschätzt. Eine Untersuchung von O'Brian et al. (2004) zeigte, dass die Werte auf einer 9-Punkte-Skala relativ gut mit der Häufigkeit gestotterter Silben korrelieren mit der Ausnahme von Sprechern, die sehr wenige, aber deutliche Stotterereignisse in ihrem Sprechen aufweisen. Onslow und Kollegen empfehlen für Evaluationsstudien elternbasierte Schweregradeinschätzungen als eine Alternative zur Verwendung der Stotterhäufigkeit (Onslow et al. 2018).

Ein weiteres Verfahren zur Messung des Stotterns, die Zeit-Intervall-Auswertung, wurde von Cordes et al. (1992) vorgeschlagen. Hierbei wird die Sprechprobe in Intervalle mit einer Dauer von beispielsweise 3 s unterteilt, diese werden in zufälliger Reihenfolge abgespielt und dabei als »gestottert« bzw. »flüssig« bewertet. Die Auswertung ist weniger präzise als die oben beschriebenen Verfahren, weist aber hohe

Reliabilitätswerte auf. Sie ist mit der Einschränkung verbunden, dass Änderungen der Stotterrate über einem Maximalwert (entspricht dem Kehrwert der Intervalldauer) nicht erfasst werden (Howell und Thomas 2002). Die Intervalldauer muss daher in Abhängigkeit von den erwarteten Veränderungen in der Stotterrate festgelegt werden. Das Verfahren wurde eingehend untersucht (Ingham et al. 1993b; Cordes und Ingham 1994, 1995, 1996, 1999; Ingham und Cordes 1997, 1999). Es wurde eine Software entwickelt, die Sprechproben automatisch in Intervalle vorgegebener Dauer aufteilt und diese dem Beurteiler randomisiert präsentiert (Natke 2005). Im Anschluss kann der Beurteiler jeweils seine Bewertung abgeben. Die Gesamtauswertung erfolgt automatisch. Als dritte Kategorie neben »flüssig« und »gestottert« kann »Stottern bearbeitet/Sprechtechnik« gewählt werden, womit zusätzlich der Einsatz von Blocklöse- bzw. Sprechtechniken erfasst werden kann (modifizierte Zeit-Intervall-Auswertung). Eine erste Untersuchung dieser modifizierten Version ergab bei deutschen Lehrlogopäden und erfahrenen Stottertherapeuten eine zufriedenstellende Beurteilerübereinstimmung (intra und inter), was darauf hindeutet, dass Sprechtechniken zuverlässig von gestottertem und flüssigem Sprechen unterschieden werden können (Alpermann et al. 2010). In einer Folgeuntersuchung wiesen Alpermann et al. (2012) die Konstruktvalidität der modifizierten Zeit-Intervall-Auswertung nach, indem sie Sprechproben zweier Therapiegruppen (Stottermodifikation und Fluency Shaping) sowie einer Kontrollgruppe mit dem Verfahren untersuchten.

Standardisierte Verfahren

Ein allgemeines Bild der Stotterschwere, bei dem sowohl quantitative als auch qualitative Merkmale berücksichtigt werden, versucht das *Stuttering Severity Instrument* (SSI) nach Riley (1972) zu liefern. Es handelt sich dabei um ein standardisiertes Verfahren, das für die Anwendung im klinischen Alltag konzipiert ist und mit dem der Stotterschweregrad anhand einer Punkteskala (*Riley*-Skala) in fünf Kategorien von sehr leicht bis sehr schwer eingeordnet wird. Hierbei gehen folgende Maße in die Bewertung ein: 1) Die auf Wörter bezogene Stotterhäufigkeit, wobei Wiederholungen und Dehnungen als Stotterereignisse gewertet werden, bei einem Lesetext und bei freiem Sprechen der Person über ihren Beruf, 2) die mittlere Dauer der drei längsten Blocks und 3) die anhand einer Skala beurteilte Schwere der Mitbewegungen. In der aktuellen Version (SSI-4) wird zusätzlich die Sprechnatürlichkeit beurteilt (Riley 2009). Anstatt nachträglich eine Transliteration anzufertigen, sollen während des Sprechens die flüssig und unflüssig gesprochenen Wörter mit waagerechten bzw. senkrechten Strichen protokolliert werden, was einige Übung erfordert. Seit der 3. Auflage des Instruments (Riley 1994) wird die Stotterhäufigkeit auf Silben bezogen. Eine deutsche Übersetzung findet sich bei Sandrieser und Schneider (2015). Eine aktuelle Überprüfung der Reliabilität des SSI-4 ergab eine nicht zufriedenstellende Inter- und Intrabeurteilerübereinstimmung, vor allem bei der Beurteilung motorischen Begleitverhaltens (Davidow und Scott 2017). Während die relative Beurteilerübereinstimmung (bezogen auf die Gesamtübereinstimmung) recht gut ausfällt, weist die absolute Beurteilerübereinstimmung, die über einen Abgleich der einzelnen Werte ermittelt wird, auf die Fehleranfälligkeit des SSI-4 hin. Aus diesem

Grund muss beim Einsatz des SSI-4 im klinischen Bereich mit Reliabilitätseinbußen gerechnet werden und es wird empfohlen, eigene Bewertungen mit Kollegen abzugleichen (Karimi et al. 2014).

Eine Alternative zum SSI stellt der *Test of Childhood Stuttering* (TOCS, Gillam et al. 2009) dar, der allerdings noch nicht in deutscher Sprache erhältlich ist. Der TOCS ist für 4–12jährige stotternde Kinder normiert und ermittelt die Sprechflüssigkeit über vier Sprechaufgaben. Ergänzend stehen zwei elternbasierte Rating-Skalen zur Verfügung, anhand derer Eltern die Unflüssigkeiten ihres Kindes sowie die daraus entstehenden Konsequenzen bewerten können. In einer Studie mit 183 Eltern-Kind-Paaren stellte sich heraus, dass Eltern nicht nur akkurate Urteile über Sprechunflüssigkeiten ihres Kindes treffen können, sondern sich über diese Skalen auch die Besorgnis der Eltern gut abbilden lässt (Tumanova et al. 2018).

Natürlichkeit des Sprechens
In Fluency-Shaping-Therapien (vgl. Abschn. 11.3) wird das Sprechen zu Beginn der Therapie stark verfremdet und nach und nach dem natürlich klingenden Sprechen angeglichen. Dies lässt sich messen, indem die Natürlichkeit des Sprechens mit Hilfe einer 9-Punkte-Skala beurteilt wird (Martin et al. 1984). Selbst ungeübte Beobachter erreichen dabei eine zufrieden stellende Interrater-Reliabilität und -Übereinstimmung, wobei Frauen laut einer Studie von Carey und Kollegen Sprecher nach einer Therapie signifikant natürlicher einstuften als Männer (Carey et al. 2018). Die perzeptive Natürlichkeit des Sprechens besagt selbstverständlich nichts darüber aus, ob auch tatsächlich natürlich im Sinne von unkontrolliert gesprochen wird.

8.2.2 Subjektive Messungen

Die gemessene Schwere der hör- und sichtbaren Symptomatik muss keinesfalls damit übereinstimmen, wie schwer sich das Stotterproblem für die Person darstellt. Daher versucht man in der Diagnostik und Evaluation von Stottertherapien mittels Fragebögen zusätzlich Informationen über Gefühle und Einstellungen der Patienten sowie ihr Erleben von Alltagssituationen zu erhalten. Viele der zur Verfügung stehenden Fragebögen wurden im englischen Sprachraum entwickelt und ins Deutsche übersetzt (siehe Tab. 8.1).

Franic und Bothe (2008) untersuchten die psychometrischen Eigenschaften von 10 anglo-amerikanischen Fragebögen, u. a. des *S 24, CAT, PSI-V* und *OASES*. Keines der genannten Verfahren lieferte einen vollständigen Nachweis seiner Validität und Reliabilität, weshalb Franic und Bothe keines der Verfahren für den individuellen Gebrauch empfehlen. Für Therapieeffektivitätsstudien halten sie die Verwendung des *S 24, PSI* und *CAT* nur unter Vorsicht und bei Erwartung großer Veränderungen für empfehlenswert. Verstärkte Bemühungen zur Validierung unternahmen seitdem Vanryckeghem und Kollegen für verschiedene Versionen des *CAT* (Clark et al. 2012; Vanryckeghem und

Tab. 8.1 Überblick verbreiteter englischsprachiger Fragebögen (und ihrer deutschen Übersetzungen) zur Erfassung unterschiedlicher Aspekte des Stotterns

Originalversion	Deutsche Übersetzung	Fokus	Altersgruppe
Perception of Stuttering Inventory – Vermeidungsskala (PSI-V) (Woolf 1967)	PSI-V (Frischmuth, 1978, veröffentlicht in Renner 1995)	Vermeidungsverhalten	Erwachsene
Modifizierte Erickson-Skala (S 24) (Erickson 1969; Andrews und Cutler 1974)	S 24 (Jehle et al. 1989)	Einstellung zur Kommunikation	Erwachsene
Locus of Control-Skala (LCB) (Craig et al. 1984)	LCB-Skala (Jehle 1994)	Verhaltenskontrolle	Erwachsene
Communication Attitude Test (CAT) (Brutten und Dunham 1989; Vanryckeghem und Brutten 2011)	CAT (Neumann und Euler, in Sperling 2012)	Einstellung zur Kommunikation	KiddyCAT: Vorschulkinder CAT: Schulkinder BigCAT: Erwachsene
Wright & Ayre Stuttering Self-Rating Profile (WASSP) (Wright und Ayre 2000	WASSP (Kellner: Wright und Ayre 2013)	Subjective Einschätzung der Stottersymptomatik	Erwachsene
Overall Assessment of the Speaker´s Experience of Stuttering (OASES) (Yaruss und Quesal 2006)	OASES (Euler et al. 2016)	Erfahrungen mit Stottern/Lebensqualität	OASES-S: Schüler OASES-T Jugendliche OASES-A Erwachsene

Brutten 2011, 2012). Des Weiteren wurde der OASES in viele andere Sprachen übersetzt und zum Teil in diesen Ländern normiert bzw. validiert (Blumgart et al. 2012; Koedoot et al. 2011; Kohmäscher 2017; Lankman et al. 2015; Sakai et al. 2017). Zang und Kollegen zeigten für eine Vorläuferversion des *OASES-S*, den *AKES*, dass dieser zuverlässig in der Evaluation ambulanter Stottertherapien eingesetzt werden kann (Zang et al. 2010).

Trotz der Vielzahl bestehender Instrumente wurden im letzten Jahrzehnt weitere Fragebögen neu konzipiert und weiterentwickelt. Die *Palin Parent Rating Scales* erlaubt eine Einschätzung der Auswirkungen des Stotterns auf Kinder bis zu 14 Jahren und ihre Familien aus Sicht der Eltern und stellt laut den Autoren ein reliables und valides Verfahren dar (Millard und Davis 2016). Andere Fragebögen richten sich an stotternde Erwachsene und thematisieren die Selbst-Stigmatisierung (*Self-Stigma of Stuttering Scale,* 4 S, Boyle 2015), nicht hilfreiche Gedanken (*Unhelpful Thoughts and Beliefs About Stuttering Scales,* UTBAS-6, Iverach et al. 2016), die Antizipation von Stottern (*Premonitory Awareness in Stuttering Scale,* PAiS, Cholin et al. 2016), die Zufriedenheit mit der Kommunikation in alltäglichen Situationen (*Satisfaction with Communication in*

Tab. 8.2 Überblick originär deutschsprachiger Fragebögen zur Erfassung unterschiedlicher Aspekte des Stotterns

Verfahren	Fokus	Altersgruppe	Stand der Normierung
Fragebogen zur Einschätzung der subjektiven Zufriedenheit und Belastung durch Stottern (ZBS) (Rapp 2009)	Psychosoziale Belastung durch Stottern	Erwachsene	Deutsche Normwerte liegen vor
Kinder erleben ihr Stottern (KES) (Walther 2009)	Auswirkungen des Stotterns	4–7jährige Kinder	Noch nicht normiert
Fragebogen zum Sprechen (Cook 2013)	Psychosoziale Belastung	8–17jährige Kinder/ Jugendliche	Deutsche Normwerte liegen vor
Bonner Langzeit-Evaluationsskala zur Lebenssituation Stotternder (BLESS) (Prüß und Richardt 2015)	ICF-kompatible Eingangs- und Verlaufsdiagnostik	Kinder ab 12 Jahren, Jugendliche, Erwachsene	in Normierung
Desensibilisierungs-fragebogen Stottern (DST) (Zückner 2017)	Grad der Desensibilisierung	Erwachsene	Deutsche Normwerte liegen vor

Everyday Speaking Situations Scale, SCESS, Karimi et al. 2018) und die Generalisierung von Therapieeffekten (Alameer et al. 2017).

Inzwischen liegen auch einige Fragebögen vor, die spezifisch für den deutschsprachigen Raum entwickelt wurden und zum Teil bereits validiert wurden bzw. sich in Validierung befinden (siehe Tab. 8.2).

Das Wichtigste in Kürze

Die Stotterschwere kann nicht anhand eines einzelnen Tests erhoben werden, sondern erfordert eine Kombination von objektiven und subjektiven Messungen. Objektive Messungen betreffen die äußerlich wahrnehmbaren Symptome; hierfür liegen standardisierte sowie nicht-standardisierte Verfahren vor. Subjektive Messungen erfassen die inneren Symptome von Stottern bzw. Verhaltensweisen wie Vermeideverhalten, die äußerlich nicht zu beobachten sind. Hierfür liegen verschiedene Fragebögen vor, anhand derer das subjektive Erleben des Stotterns in seiner Gänze oder für spezifische Aspekte erfasst werden kann. Während in der Vergangenheit englische Fragebögen ins Deutsche übersetzt, jedoch nicht validiert wurden, liegen inzwischen auch Verfahren mit deutschen Normwerten vor.

Literatur

Alameer, M., Meteyard, L., & Ward, D. (2017) Stuttering generalization self-measure: Preliminary development of a self-measuring tool. *Journal of Fluency Disorders, 53*, 41–51.

Alpermann, A. (2011). *Modified time-interval analysis. Investigation of a measuring instrument for the evaluation of speech fluency before and after stuttering treatments*. Aachen: Shaker.

Alpermann, A., Huber, W., Natke, U., & Willmes, K. (2010). Measurement of trained speech patterns in stuttering: Interjudge and intrajudge agreement of experts by means of modified time-interval analysis. *Journal of Fluency Disorders, 35*, 299–313.

Alpermann, A., Huber, W., Natke, U., & Willmes, K. (2012). Construct validity of modified time-interval analysis in measuring stuttering and trained speaking patterns. *Journal of Fluency Disorders, 37*, 42–53.

Ambrose, N. G., & Yairi, E. (1999). Normative disfluency data for early childhood stuttering. *Journal of Speech, Language, and Hearing Research, 42*, 895–909.

Andrews, G., & Cutler, J. (1974). Stuttering therapy: The relation between changes in symptom level and attitudes. *Journal of Speech and Hearing Disorders, 39*, 312–319.

Andrews, G., & Ingham, R. J. (1971). Stuttering: Considerations in the evaluation of treatment. *British Journal of Communication Disorders, 6*, 129–138.

Bernstein Ratner, N., & MacWhinney, B. (2018). Fluency bank: A new resource for fluency research and practice. *Journal of Fluency Disorders, 56*, 69–80.

Bloodstein, O. (1970). Stuttering and normal nonfluency: A continuity hypothesis. *British Journal of Disorders of Communication, 5*, 30–39.

Bloodstein, O., & Bernstein Ratner, N. (2008). *A handbook on stuttering* (6. Aufl.). San Diego: Singular Publishing Group.

Blumgart, E., Tran, Y., Yaruss, J. S., & Craig, A. (2012). Australian normative data for the overall assessment of the speaker's experience of stuttering. *Journal of Fluency Disorders, 37*(2), 83–90.

Boey, R. A., Wuyts, F. L., Van de Heyning, P. H., De Bodt, M. S., & Heylen, L. (2007). Characteristics of stuttering-like disfluencies in Dutch-speaking children. *Journal of Fluency Disorders, 32*, 310–329.

Boyle, M. P. (2015). Identifying correlates of self-stigma in adults who stutter. Further establishing the construct validity of the Self-Stigma of Stuttering Scale (4S). *Journal of Fluency Disorders, 43*, 17–27.

Brutten, G. J., & Dunham, S. L. (1989). The communication attitude test: A normative study of grade school children. *Journal of Fluency Disorders, 14*, 371–377.

Carey, B., Erickson, S., & Block, S. (2018). Effect of control samples and listener attributes on speech naturalness ratings of people who stutter. *Journal of Fluency Disorders, 57*, 59–64.

Cholin, J., Heiler, S., Whillier, A., & Sommer, M. (2016). Premonitory awareness in stuttering scale (PAiS). *Journal of Fluency Disorders, 49*, 40–50.

Clark, C. E., Conture, E. G., Frankel, C. B., & Walden, T. A. (2012). Communicative and psychological dimensions of the KiddyCAT. *Journal of Communication Disorders, 45*(3), 223–234.

Cook, S. (2013). Fragebogen zur psychosozialen Belastung durch das Stottern für Kinder und Jugendliche. *L.O.G.O.S. Interdisziplinär, 21*(2), 97–105.

Cordes, A. K., & Ingham, R. J. (1994). Time-interval measurement of stuttering: Effects of interval duration. *Journal of Speech and Hearing Research, 37*, 779–788.

Cordes, A. K., & Ingham, R. J. (1995). Judgments of stuttered and nonstuttered intervals by recognized authorities in stuttering research. *Journal of Speech and Hearing Research, 38*, 33–41.

Cordes, A. K., & Ingham, R. J. (1996). Time-interval measurement of stuttering: Establishing and modifying judgment accuracy. *Journal of Speech and Hearing Research, 39*, 298–310.

Cordes, A. K., & Ingham, R. J. (1999). Effects of time-interval judgment training on real-time measurement of stuttering. *Journal of Speech and Hearing Research, 42*, 862–879.

Cordes, A. K., Ingham, R. J., Frank, P., & Ingham, J. C. (1992). Time-interval analysis of interjudge and intrajudge agreement for stuttering event judgments. *Journal of Speech, Language, and Hearing Research, 35*, 483–494.

Craig, A. R., Franklin, J. A., & Andrews, G. (1984). A scale to measure locus of control of behaviour. *British Journal of Medical Psychology, 57*, 173–180.

Davidow, J. H., & Scott, K. A. (2017). Intrajudge and interjudge reliability of the stuttering severity instrument-fourth edition. *American Journal of Speech-Language Pathology, 26*, 1105–1119.

Einarsdóttir, J., & Ingham, R. J. (2008). The effect of stuttering measurement training on judging stuttering occurrence in preschool children who stutter. *Journal of Fluency Disorders, 33*, 167–179.

Erickson, R. L. (1969). Assessing communication attitudes among stutterers. *Journal of Speech and Hearing Research, 12*, 711–724.

Franic, D. M., & Bothe A. K. (2008). Psychometric evaluation of condition-specific instruments used to assess health-related quality of life, attitudes, and related constructs in stuttering. *American Journal of Speech-Language Pathology, 17*, 60–80.

Gillam, R., Logan, K., & Pearson, N. (2009). *TOCS: Test of childhood stuttering*. Austin: Pro-Ed.

Grohnfeldt, M. (1992). Was ist „Erfolg" in der Stottertherapie? *Die Sprachheilarbeit, 37*, 227–239.

Grosser, J., Natke, U., Langefeld, S., & Kalveram, K. T. (2001). Reduction in stuttering by delayed and frequency shifted auditory feedback: Effects of adaptation and sex differences. In H. G. Bosshardt, J. S. Yaruss, & H. F. M. Peters (Hrsg.), *Fluency disorders: Theory, research, treatment and self-help. Proceedings of the Third World Congress of Fluency Disorders in Nyborg, Denmark* (S. 422–426). Nijmegen: Springer.

Guitar, B. (2006). *Stuttering: An integrated approach to its nature and treatment* (3. Aufl.). Baltimore: Williams & Wilkins.

Hartmann, S., Schlicksupp, A., & Jehle, P. (1989). Der Zusammenhang zwischen dem Alter und der Sprechunflüssigkeit von flüssig sprechenden Vorschulkindern. *Sprache Stimme Gehör, 13*, 26–31.

Howell, P., & Thomas, C. (2002). Meta-analysis and scientific standards in efficacy research: A reply to Ingham and Bothe and Storch. *Journal of Fluency Disorders, 27*, 177–184.

Ingham, R. J., & Cordes, A. K. (1997). Identifying the authoritative judgments of stuttering: Comparisons of self-judgments and observer judgments. *Journal of Speech and Hearing Research, 40*, 581–594.

Ingham, R. J., & Cordes, A. K. (1999). Effects of time-interval judgments training on real-time measurement of stuttering. *Journal of Speech and Hearing Research, 42*, 862–879.

Ingham, R. J., Cordes, A. K., & Finn, P. (1993a). Time-interval measurement of stuttering: Systematic replication of Ingham, Cordes, and Gow (1993). *Journal of Speech and Hearing Research, 36*, 1168–1176.

Ingham, R. J., Cordes, A. K., & Gow, M. L. (1993b). Time-interval measurement of stuttering: Modifying interjudge agreement. *Journal of Speech and Hearing Research, 36*, 503–515.

Iverach, L., Heard, R., Menzies, R., Lowe, R., O'Brian, S., Packman, A., et al. (2016). A brief version of the unhelpful thoughts and beliefs about stuttering scales: The UTBAS-6. *Journal of Speech, Language, and Hearing Research, 59*(5), 964–972.

Jehle, P. (1994). *Kurz- und langfristige Ergebnisse der Behandlung des Stotterns mit dem Therapieprogramm von Boberg und Kully. Bericht über einen Modellversuch*. Forschungsbericht. Frankfurt: Deutschen Instituts für Internationale Pädagogische Forschung.

Jehle, P., Kühn, T., & Renner, J. A. (1989). Einstellungen Stotternder und Nicht-Stotternder zur Kommunikation: Einige Ergebnisse aus der Anwendung der Skala „S 24" von Erickson und Andrews/Cutler. *Die Sprachheilarbeit, 34,* 121–128.

Johannsen, H. S., Schulze, H., Rommel, D., & Sieron, J. (1991). Stottern im Kindesalter: Forschungsperspektiven. *Sprache Stimme Gehör, 15,* 95–100.

Johnson, W., & Associates. (1959). *The onset of stuttering.* Minneapolis: University of Minnesota Press.

Johnson, K. N., Karrass, J., Conture, E. G., & Walden, T. (2009). Influence of stuttering variation on talker group classification in preschool children: Preliminary findings. *Journal of Communication Disorders, 42,* 195–210.

Karimi, H., O'Brian, S., Onslow, M., & Jones, M. (2014). Absolute and relative reliability of percentage of syllables stuttered and severity rating scales. *Journal of Speech, Language, and Hearing Research, 57*(4), 1284–1295.

Karimi, H., Onslow, M., Jones, M., O'Brian, S., Packman, A., Menzies, R., et al. (2018). The satisfaction with communication in everyday speaking situations (SCESS) scale: An overarching outcome measure of treatment effect. *Journal of Fluency Disorders, 58,* 77–85.

Koedoot, C., Versteegh, M., & Yaruss, J. S. (2011). Psychometric evaluation of the Dutch translation of the Overall Assessment of the Speaker's Experience of Stuttering for adults (OASES-A-D). *Journal of Fluency Disorders, 36*(3), 222–230.

Kohler, J., & Braun, W. (2015). Instrumente zur Früherkennung und Früherfassung des beginnenden Stotterns. Redeflusskompass 3.0 und Stotterkompass – zwei komplementäre Hilfsmittel für Laien und Fachleute. *Forum Logopädie, 29*(2), 6–12.

Kohmäscher, A. (2017). Lässt sich die Lebensqualität Stotternder (er)messen? Deutsche OASES-Fragebögen als Ergänzung einer ICF-orientierten Stotterdiagnostik. *Forum Logopädie, 31*(2), 12–15.

Lankman, R. S., Yaruss, J. S., & Franken, M.-C. (2015). Validation and evaluation of the Dutch translation of the Overall Assessment of the Speaker's Experience of Stuttering for School-age children (OASES-S-D). *Journal of Fluency Disorders, 45,* 27–37.

Ludlow, C. L., & Braun, A. (1993). Research evaluating the use of neuropharmacological agents for treating stuttering: Possibilities and problems. *Journal of Fluency Disorders, 18,* 169–182.

Martin, R. R., Haroldson, S. K., & Triden, K. A. (1984). Stuttering and speech naturalness. *Journal of Speech and Hearing Disorders, 49,* 53–58.

Millard, S. K., & Davis, S. (2016). The Palin parent rating scales: Parents' perspectives of childhood stuttering and its impact. *Journal of Speech and hearing Disorders, 59*(5), 950–963.

Moore, S., & Perkins, W. (1990). Validity and reliability of judgments of authentic and simulated stuttering. *Journal of Speech and Hearing Disorders, 55,* 383–391.

Natke, U. (2000). Stotterreduktion bei frequenzverschobener und verzögerter auditiver Rückmeldung. *Folia Phoniatrica et Logopaedica, 52,* 151–159.

Natke, U. (2005). *Software zur Zeitintervall-Messung von Stottern.* Neuss: Natke.

Natke, U., Grosser, J., & Kalveram, K. T. (2001). Fluency, fundamental frequency, and speech rate under frequency shifted auditory feedback in stuttering and nonstuttering persons. *Journal of Fluency Disorders, 26,* 227–241.

Natke, U., Sandrieser, P., Pietrowsky, R., & Kalveram, K. T. (2006). Disfluency data for German preschool children who stutter and comparison children. *Journal of Fluency Disorders, 31*(3), 165–176.

Neilson, M. D., & Andrews, G. (1993). Intensive fluency training of chronic stutterers. In R. F. Curlee (Hrsg.), *Stuttering and related disorders of fluency* (S. 139–165). New York: Thieme.

Neumann, K., Euler, H. A., & Schneider, P. (2014). *Identifikation von Stottern im Vorschulalter.* Köln: Demosthenes-Verlag der Bundesvereinigung Stottern & Selbsthilfe e.V.

O'Brian, S., Packman, A., Onslow, M., & O'Brian, N. (2004). Measurement of stuttering in adults: Comparisons of stuttering-rate and severity-scaling methods. *Journal of Speech, Language, and Hearing Research, 47,* 1081–1087.

Onslow, M., Jones, M., O'Brian, S., Packman, A., Menzies, R., Lowe, R., et al. (2018). Comparison of percentage of syllables stuttered with parent-reported severity ratings as a primary outcome measure in clinical trials of early stuttering treatment. *Journal of Speech, Language, and Hearing Research, 61*(4), 811–819.

Pellowski, M. W., & Conture, E. G. (2002). Characteristics of speech disfluency and stuttering behaviors in 3- and 4-year-old children. *Journal of Speech, Language, and Hearing Research, 45,* 20–34.

Prüß, H., & Richardt, K. (2015). Bonner Langzeit-Evaluationsskala zur Lebenssituation Stotternder (BLESS). Ein neues praxisorientiertes Instrument zur Diagnostik, Therapieplanung und Evaluation für stotternde Kinder ab 12 Jahren Jugendliche und Erwachsene. *Forum Logopädie, 29*(2), 14–18.

Rapp, M. (2009). Fragebogen zur Einschätzung der subjektiven Zufriedenheit und Belastung mit Stottern (ZBS). In U. Beusheusen (Hrsg.), *Therapeutische Entscheidungsfindung in der Sprachtherapie. Grundlagen und 14 Fallbeispiele* (S. 354–356). München: Elsevier.

Renner, J. A. (1995). *Erfolg in der Stottertherapie*. Berlin: Marhold.

Riley, G. D. (1972). A stuttering severity instrument for children and adults. *Journal of Speech and Hearing Disorders, 37,* 314–322.

Riley, G. D. (1994). *Stuttering severity instrument for children and adults (SSI-3)* (3. Aufl.). Austin: Pro-Ed.

Riley, G. D. (2009). *Stuttering severity instrument for children and adults* (4. Aufl.). Austin: Pro-Ed.

Riley, G. D., & Riley, J. A. (1989). Physician's screening procedure for children who may stutter. *Journal of Fluency Disorders, 14*(1), 57–66.

Rousseau, I., Onslow, M., Packman, A., & Jones, M. (2008). Comparisons to audio and audiovisual measures of stuttering frequency and severity in preschool-age children. *American Journal of Speech-Language Pathology, 17,* 173–178.

Sakai, N., Chu, S. Y., Mori, K., & Yaruss, J. S. (2017). The Japanese version of the overall assessment of the speaker's experience of stuttering for adults (OASES-A-J): Translation and psychometric evaluation. *Journal of Fluency Disorders, 51,* 50–59.

Sandrieser, P., & Schneider, P. (2015). *Stottern im Kindesalter* (4. Aufl.). Stuttgart: Thieme.

Sawyer, J., & Yairi, E. (2006). The effect of sample size on the assessment of stuttering severity. *American Journal of Speech-Language Pathology, 15,* 36–44.

Schneider, P., & Zückner, H. (2018). *Aachener Analyse unflüssigen Sprechens* (3. Aufl.). Neuss: Natke.

Shenker, R. C. (2006). Connecting stuttering management and measurement: I. Core speech measures of clinical proces and outcome. *International Journal of Language & Communication Disorders, 41,* 355–364.

Sperling, L. (2012). *Validierung der Behavior Assessment Battery für den deutschen Sprachraum*. Dissertation, Universitätsklinikum, Frankfurt a. M.

Starke, A. (1993b). Umfrage unter Absolventen eines Therapieprogramms für stotternde Erwachsene. In H. S. Johannsen & L. Springer (Hrsg.), *Stottern: Münster 19.-22.5.1993*. Ulm: Verlag Phoniatrische Ambulanz der Universität Ulm.

Starkweather, C. W. (1987). *Fluency and stuttering*. Englewood Cliffs: Prentice-Hall.

Starkweather, C. W. (1993). Issues in the efficacy of treatment for fluency disorders. *Journal of Fluency Disorders, 18,* 151–168.

Stes, R., & Boey, R. (1997). *DIS Detectie Instrument voor Stotteren (Detection Instrument for Stuttering)*. Antwerp: CIOOS-vzw.

Tumanova, V., Choi, D., Conture, E. G., & Walden, T. A. (2018). Expressed parental concern regarding childhood stuttering and the test of childhood stuttering. *Journal of Communication Disorders, 72,* 86–96.

Vanryckeghem, M., & Brutten, G. J. (2011). The BigCAT: A normative and comparative investigation of the communication attitude of nonstuttering and stuttering adults. *Journal of Communication Disorders, 44*(2), 200–206.

Vanryckeghem, M., & Brutten, G. J. (2012). A comparative investigation of the BigCAT and Erickson S-24 measures of speech-associated attitude. *Journal of Communication Disorders, 45*(5), 340–347.

Walther, C. (2009). Wie erleben stotternde Kinder ihr Sprechen? Eine empirische Untersuchung. *Forum Logopädie, 23,* 24–28.

Williams, D. E., & Kent, L. R. (1958). Listener evaluations of speech interruptions. *Journal of Speech and Hearing Research, 11,* 622–630.

Woolf, G. (1967). The assessment of stuttering as struggle, avoidance and expectancy. *British Journal of Disorders of Communication, 2,* 158–171.

Wright, L., & Ayre, A. (2000). *WASSP: Wright & Ayre stuttering self-rating profile*. Bicester: Winslow.

Wright, L., & Ayre, A. (2013). *WASSP: Das Wright & Ayre Stotter-Selbsteinschätzungs-Profil*. Köln: Demosthenes-Verlag der Bundesvereinigung Stottern & Selbsthilfe e. V.

Yairi, E. (1981). Disfluencies of normally speaking two-year-old children. *Journal of Speech and Hearing Research, 24,* 490–495.

Yairi, E. (1982). Longitudinal studies of disfluencies in two-year-old children. *Journal of Speech and Hearing Research, 25,* 155–160.

Yairi, E. (1997). Disfluency characteristics of childhood stuttering. In R. F. Curlee & G. M. Siegel (Hrsg.), *Nature and treatment of stuttering: New directions* (2. Aufl., S. 49–78). Needham Heights: Allyn & Bacon.

Yaruss, J. S. (2000). Converting between word and syllable counts in children's conversational speech samples. *Journal of Fluency Disorders, 25,* 305–316.

Yaruss, J. S., & Quesal, R. W. (2006). Overall Assessment of the Speaker's Experience of Stuttering (OASES): Dokumenting multiple outcomes in stuttering treatment. *Journal of Fluency Disorders, 31,* 90–115.

Young, M. A. (1984). Identification of stuttering and stutterers. In R. F. Curlee & W. Perkins (Hrsg.), *Nature and treatment of stuttering: New directions* (S. 31–48). San Diego: College-Hill Press.

Zang, J., Zückner, H., & Schulte, K. (2010). Erprobung eines Diagnostikinstruments zur Erfassung verdeckter Merkmale in der niederfrequenten ambulanten Stottertherapie. *Sprache Stimme Gehör, 34*(03), e10–e15.

Zückner, H. (2017). Desensibilisierungsfragebogen Stottern (DST) – Ein Verfahren zur Erfassung des Desensibilisierungsstatus von stotternden Erwachsenen. *Forum Logopädie, 2,* 6–11.

Unterschiede zwischen stotternden und nichtstotternden Personen

9

Inhaltsverzeichnis

9.1	Persönlichkeit und psychosoziales Umfeld	105
9.2	Exekutivfunktionen	108
9.3	Intelligenz	109
9.4	Sprachliche Fähigkeiten	110
9.5	Auditive Verarbeitung	111
9.6	Akustische und kinematische Studien flüssigen Sprechens	112
9.7	Nichtsprachliche Tätigkeiten	117
9.8	Zerebrale Dominanz und Hirnforschung	118
9.9	Resümee zu Gruppenunterschieden	121
	Literatur	123

Zwischen stotternden und nichtstotternden Personen bestehen keine einfachen physischen Unterschiede, die ursächlich für Stottern sind. Dies zeigt bereits das intermittierende Auftreten des Stotterns, also die grundsätzliche Fähigkeit der stotternden Person, flüssig sprechen zu können. Dies betonte bereits Warren (1837), was Dieffenbach vier Jahre später nicht davon abhielt, bei stotternden Personen Teile der Zungenwurzel zu entfernen (vgl. Abschn. 11.1). Von Gruppenunterschieden diffiziler Natur erhofft man sich allerdings bis heute einen Beitrag zu Verursachungstheorien des Stotterns.

9.1 Persönlichkeit und psychosoziales Umfeld

In vergangenen Zeiten schrieb die Fachwelt stotternden Personen allgemeine Persönlichkeitseigenschaften zu wie Nervosität, leichte Reizbarkeit, Misstrauen gegenüber der Umwelt und Ängstlichkeit (z. B. Colombat de L'Isère 1831; Gutzmann 1894;

Nadoleczny 1926). Solche Einschätzungen bzw. Stereotypen sind auch heute unter Laien weit verbreitet (vgl. Abschn. 5.4.2), wozu vermutlich beiträgt, dass viele nichtstotternde Personen die Erfahrung gemacht haben, dass sie selbst unflüssig sprechen, wenn sie emotional erregt sind. Studien, in denen die physiologische Erregung anhand der Herzrate, Hautleitfähigkeit und Kortisol-Ausschüttung gemessen wurde, ergaben keine generellen Unterschiede zwischen den Gruppen (Caruso et al. 1994; Peters und Hulstijn 1984; Weber und Smith 1990; van der Merwe et al. 2012), es sei denn im Zusammenhang mit dem Auftreten von Stotterereignissen (siehe Abschn. 5.3).

Die meisten Untersuchungen zur Persönlichkeit von stotternden Personen wurden zwischen 1930 und 1960 durchgeführt, wobei das Interesse von Forschern an psychosozialen Aspekten im Zusammenhang mit Stottern ungebrochen ist. Sheehan (1970) sowie Iverach et al. (2010) kommen zu dem Ergebnis, dass stotternde Personen kein gemeinsames Persönlichkeitsprofil zeigen und in Gruppenuntersuchungen anhand von Persönlichkeitstests nicht von normal sprechenden Kontrollpersonen unterschieden werden können. Bloodstein und Bernstein Ratner (2008) folgern nach Sichtung einer Vielzahl von Studien, dass stotternde Personen die Tendenz zu einer ungünstigeren sozialen Anpassung aufwiesen, die Werte allerdings im Normbereich lägen. Iverach et al. (2010) fanden unter den sogenannten *Big Five* der Persönlichkeitspsychologie signifikant höhere Werte in den Bereichen Neurotizismus, Gewissenhaftigkeit und Verträglichkeit bei stotternden Erwachsenen vor Beginn einer Stottertherapie. Die Autoren vermuten, dass diese Unterschiede zur Normgruppe das Ergebnis der psychischen und sozialen Auswirkungen von Stottern auf den Lebensverlauf sind. Bestätigt wird diese Hypothese von einer deutschen Studie, in der stotternde Erwachsene mit hohen Neurotizismus-Werten auch eine starke Beeinträchtigung ihrer Lebensqualität angaben (Bleek et al. 2012).

Ein ähnlicher Entwicklungszusammenhang wird für soziale Ängste angenommen (vgl. Abschn. 5.2). Die bisherige Studienlage deutet darauf hin, dass sich stotternde Kinder in Bezug auf soziale Ängste nicht von anderen Kindern unterscheiden. Etwa im Schul- und Teenageralter scheinen soziale Ängste zuzunehmen, so dass die erhöhten Angstwerte bei Erwachsenen als Folge und nicht als Ursache des Stotterns anzusehen sind (Alm 2014; Kefalianos et al. 2014). Im Erwachsenenalter sind soziale Ängste sehr beständig und werden von einer Vielzahl miteinander zusammenhängender Faktoren aufrechterhalten (Iverach et al. 2017). In diesem Zusammenhang ist interessant, dass keine Beziehung zwischen Stottern und Substanz-, Alkohol- bzw. Zigarettenkonsum festgestellt werden konnte, wie man sie bei höheren Angstwerten erwarten würde (Iverach et al. 2010; Heelan et al. 2016). Ein generell erhöhtes Auftreten von Depressionen oder anderen affektiven Störungen bei stotternden Erwachsenen konnte bislang in der Literatur nicht konsistent nachgewiesen werden (Tran et al. 2011; Manning und Beck 2013). Es ist wahrscheinlicher, dass eine Subgruppe stotternder Erwachsener davon betroffen ist (Tran et al. 2018), bei denen sich möglicherweise eine geringe soziale Unterstützung negativ auf den Affekt auswirkt (Blumgart et al. 2014).

Temperament
Studien zum Temperament stotternder Personen werden zunehmend an jungen Kindern durchgeführt, da in einem jungen Alter das Temperament weniger vom Stottern geprägt ist und vermutet wird, dass das Temperament die Entwicklung von Stottern mitbeeinflusst. Temperament bezieht sich dabei auf den angeborenen und relativ stabilen Teil der Persönlichkeit, der bestimmt, wie Menschen agieren und mit ihrer Umwelt interagieren. Dabei werden verschiedene Dimensionen des Temperaments unterschieden, unter anderem die negative Emotionalität, Fähigkeit zur Anpassung, Selbstregulierung, Reaktivität und Geselligkeit. Bisherige Studien deuten darauf hin, dass sich stotternde Kinder schlechter an Veränderungen anpassen können (Anderson et al. 2003; Schwenk et al. 2007). Eggers et al. (2010) fanden bei 116 Kindern im Alter zwischen 3 und 8 Jahren Unterschiede zwischen Stotternden und Nichtstotternden hinsichtlich der Selbstregulierung *(Effortful Control)* und negativen Emotionalität, wobei die Stotterschwere und die Therapiedauer keinen Einfluss hatten. Auch in anderen experimentellen Studien fiel es stotternden Vorschulkindern schwerer als ihren flüssig sprechenden Altersgenossen, ihre Emotionen zu regulieren, bzw. sie erwiesen sich als emotional reaktiver (Johnson et al. 2010; Ntourou et al. 2013). Conture und Kollegen kommen zu dem vorsichtigen Schluss, dass sich stotternde Kinder in Teilen ihres Temperaments von nichtstotternden Kindern unterscheiden und einige dieser Aspekte auch mit Schwankungen der Stotterhäufigkeit in Verbindung gebracht werden könnten (Conture et al. 2013; Jones et al. 2014). Es ist dabei jedoch anzumerken, dass die Befunde stark von der Messmethode abhängen und sich die Ergebnisse aus Eltern- bzw. Kindaussagen von direkten Verhaltensbeobachtungen stark unterscheiden können (Anderson et al. 2003).

Eltern-Kind-Interaktion
Schulze (1989) fasst die Ergebnisse von 69 empirischen Untersuchungen und eigenen Arbeiten zu psychosozialen Variablen und Stottern zusammen. Der Autor resümiert, dass Eltern stotternder Kinder keine typischen Persönlichkeitscharakteristika aufwiesen, zwar eine Reihe von Einzelbefunden hinsichtlich der Einstellungen der Eltern und der Eltern-Kind-Interaktion vorlägen, die Ergebnisse jedoch inkonsistent bzw. widersprüchlich seien und somit nicht dafür sprächen, dass für Stottern bestimmte Einstellungen, Interaktionsmuster oder ein bestimmtes Familienklima charakteristisch seien. Yairi (1997) merkt an, dass die Forschung zum Umfeld stotternder Kinder wenig definitive Antworten gegeben habe. Er folgert dennoch, dass stotternde Kinder mit größerer Wahrscheinlichkeit aus einem ungünstigen psychosozialen Umfeld kämen als nichtstotternde Kinder, betont jedoch gleichzeitig, dass sie nicht in einer pathologischen Umgebung aufwüchsen.

Einige Studien, in denen Eltern stotternder Kinder untersucht wurden, ergaben, dass diese perfektionistischer und dominanter waren sowie höhere Anforderungen und Erwartungen insbesondere bezüglich Sprache aufwiesen als Eltern nichtstotternder Kinder (Moncur 1952; Darley 1955; Johnson et al. 1959). Dabei traten große

Überlappungen zwischen den Gruppen auf. Da Eltern befragt wurden, deren Kinder bereits eine Zeit lang gestottert hatten, kann nicht ausgeschlossen werden, dass sich die Einstellungen als Folge des Stotterns ihrer Kinder ergeben haben. Entsprechende Kontrollgruppen mit Eltern von Kindern, die andere sprachliche Auffälligkeiten aufweisen, wurden nicht untersucht. In der Längsschnittstudie von Andrews und Harris (1964) wurden keine höheren Anforderungen der Eltern an ihre stotternden Kinder festgestellt.

9.2 Exekutivfunktionen

In den letzten zwei Jahrzehnten richtete sich der Fokus von Forschern zunehmend auf Exekutivfunktionen stotternder Personen und einen möglichen ursächlichen Zusammenhang. Exekutivfunktionen umfassen kognitive Kontroll- und Regulationsprozesse, »die ein schnelles, zielorientiertes und situationsangepasstes Denken und Handeln ermöglichen und gleichzeitig unangebrachtes Verhalten hemmen« (Stuber-Bartmann 2018, S. 7). Sie gehören zur Fähigkeit der Selbstregulierung (vgl. Abschn. 9.1) und betreffen dabei vor allem kognitive Prozesse im Unterschied zur emotionalen Selbstregulation. Einige Forscher gehen davon aus, dass Exekutivfunktionen mindestens aus den Komponenten Arbeitsgedächtnis, Reaktionshemmung und flexible Aufmerksamkeitssteuerung bestehen (Ofoe et al. 2018). Da die Selbstregulierung als ein Teil des Temperaments angesehen wird (vgl. Abschn. 9.1), sind diese Fähigkeiten als relativ stabil anzusehen.

Das Arbeitsgedächtnis stotternder Kinder zeigte sich in der Studie von Anderson und Wagovich (2010) insofern als beeinträchtigt, als diese Kinder bei der Wiederholung von Nonsens-Wörtern schlechter abschnitten. Die Autoren betonen jedoch, dass Gruppenunterschiede bei Einzelaufgaben weniger relevant seien als die Interaktion verschiedener Leistungen und die Art der Herangehensweise an solche Aufgaben. Eggers et al. (2010) kommen in ihrer Studie zu dem Schluss, dass stotternde Kinder zwischen 3 und 8 Jahren laut Aussagen ihrer Eltern mehr Schwierigkeiten haben, Impulse zu unterdrücken und ihre Aufmerksamkeit zu lenken. Kraft und Kollegen konnten zusätzlich in zwei Studien einen Zusammenhang zwischen Stotterschweregrad und der sogenannten *Effortful Control* herstellen (vgl. Abschn. 9.1). Je schlechter es Kindern in experimentellen Aufgaben gelang, eine dominante Reaktion zu unterdrücken und eine weniger dominante Reaktion zu aktivieren, desto höher war ihr Stotterschweregrad (Kraft et al. 2019). Den Befund einer schlechteren Reaktionshemmung bestätigt die Meta-Analyse von Ofoe et al. (2018), laut der stotternde Kinder bei der Fähigkeit zur Reaktionshemmung etwa eine halbe Standardabweichung unter den Fähigkeiten der nichtstotternden Kinder liegen. Auch in Bezug auf die Aufmerksamkeit schätzen Eltern stotternder Kinder deren Fähigkeit zur Aufmerksamkeitsfokussierung schlechter ein als Eltern nichtstotternder Kinder. Diesem Befund widersprechend schneiden stotternde Kinder in experimentellen Aufgaben zur Reaktionshemmung und Aufmerksamkeitsfokussierung nicht durchgängig schlechter ab, was darauf hindeutet, dass die Beeinträchtigungen nicht klinisch bedeutsam sind oder nur einige Kinder betreffen (Eggers et al. 2012; Eggers et al. 2013). In einer aktuellen Studie zur Aufmerksamkeitslenkung und Reizunterdrückung an finnischen Grundschulkindern zeigten sich keine zeitlichen Unterschiede, jedoch in der Fehlerhäufigkeit (Eggers und Jansson-Verkasalo 2017). Insgesamt stellt sich derzeit noch die Frage, anhand welcher Aufgaben Exekutivfunktionen am besten getestet werden können und welche Aufgaben bzw. Angaben von Eltern eine mögliche Beeinträchtigung am besten erfassen.

Das überproportional hohe Vorkommen (von Anteilen) einer Aufmerksamkeitsstörung bei stotternden Kindern (siehe Abschn. 4.5) verdeutlicht die Bedeutsamkeit der Erforschung von Exekutivfunktionen bei stotternden Personen. Dies gilt auch für den klinischen Kontext. In einer australischen Stichprobe von 185 Vorschulkindern, die kurz zuvor eine Stottertherapie beendet hatten, wiesen die Hälfte aller Kinder erhöhte ADHS-Symptome auf (Druker et al. 2019). Der Behandlungsumfang lag bei diesen Kindern um 25 % höher als bei Kindern ohne Aufmerksamkeitsprobleme, wodurch die Autoren vermuten, dass neben dem Geschlecht und dem Stotterschweregrad auch Aufmerksamkeitsleistungen beeinflussen, wie gut ein Kind auf eine Stottertherapie anspricht.

9.3 Intelligenz

In Studien zur Intelligenz stotternder Schulkinder ergaben sich Werte im Normbereich bzw. etwas niedrigere Werte (Darley 1955; Johnson et al. 1942; Schindler 1955; Andrews und Harris 1964). Die Arbeiten von Schindler (1955) sowie Andrews und Harris (1964) zeichnen sich durch die Untersuchung von parallelisierten Kontrollgruppen aus. In beiden Studien ergab sich für die stotternde Gruppe ein mittlerer Intelligenzquotient von etwa 95 und für die nichtstotternde Gruppe ein mittlerer I. Q. von etwa 100. Da meist auch verbale Aufgaben eingesetzt wurden, kann nicht ausgeschlossen werden, dass das Ergebnis durch Stottern beeinflusst wurde.

Zwei Untersuchungen, in denen nonverbale Tests verwendet wurden, ergaben unterschiedliche Befunde: Nippold et al. (1991) fanden keine Unterschiede zwischen stotternden und nichtstotternden Jungen im Grundschulalter. Bei Yairi et al. (1996) ergaben sich etwas geringere I. Q.-Werte für stotternde Kinder. Des Weiteren korrelierten hier höhere Werte mit einer größeren Wahrscheinlichkeit für die Remission. Die Untersuchungen deuten auf einen Unterschied zwischen den Mittelwerten der beiden Gruppen hin, der zwar gering und kaum von praktischer Bedeutung ist, der aber genauso wie die Beobachtung, dass Stottern unter geistig Behinderten stärker verbreitet ist (siehe Abschn. 4.5), der Erklärung bedarf. Eine Untersuchung weist darauf hin, dass stotternde Studenten im Durchschnitt einen höheren I. Q. besitzen als nichtstotternde Studenten (Fruewald 1936). Da stotternde Personen im Durchschnitt nicht intelligenter sind als nichtstotternde, ist eine mögliche Erklärung, dass sich stotternde Personen ein Studium weniger zutrauen, wenn sie keine überdurchschnittliche Begabung aufweisen.

9.4 Sprachliche Fähigkeiten

Stotternde Kinder schneiden im Durchschnitt hinsichtlich ihrer sprachlichen Fähigkeiten schlechter als nichtstotternde ab (Nadoleczny 1926; Berry 1938; Andrews und Harris 1964; Arndt und Healey 2001; Ntourou et al. 2011) und weisen 2,5 bis 3 mal so häufig wie nichtstotternde Kinder Artikulationsstörungen auf (Berry 1938; Bloodstein 1958; Andrews und Harris 1964; Williams und Silverman 1968; Accordi et al. 1983, zitiert nach Bloodstein und Bernstein Ratner 2008; Blood et al. 2003). Accordi et al. (1983) fanden bei 2802 stotternden Personen bei 27,8 % zusätzliche Sprechstörungen, insbesondere Störungen der Artikulation, während der Prozentsatz bei 1602 nichtstotternden Kindern nur 6,5 % betrug. Es gibt auch anderslautende Untersuchungsergebnisse. So fanden Clark et al. (2013) bei 277 Kindern im Vorschulalter keinen Zusammenhang zwischen Stottern und Artikulationsstörungen gemessen mit einem standardisierten Test. Zu beachten ist, dass unzweifelhaft die Mehrzahl der stotternden Kinder weder eine Sprachentwicklungsverzögerung noch Artikulationsstörungen aufweist, die Sprachentwicklung also normal verläuft.

Bezüglich linguistischer und phonologischer Aspekte kommt Bernstein Ratner (1997) in einem Übersichtsartikel zu dem Ergebnis, dass Unterschiede zwischen stotternden und nichtstotternden Kindern gering seien, bessere Testverfahren angewendet werden müssten sowie nach Subgruppen mit entsprechenden Defiziten gesucht werden müsse, bei denen ein Zusammenhang mit Stottern bestehe. Hubbard Seery et al. (2007) schlussfolgern nach Sichtung zahlreicher Studien, dass die sprachlichen Fähigkeiten stotternder Kinder in der Regel im und teilweise sogar über dem Normbereich lägen, aber stotternde Kinder dennoch im Mittel schlechter abschnitten als vergleichbare Altersgenossen. Bloodstein und Bernstein Ratner (2008) merken an, dass sich sprachliche Schwächen stotternder Kinder eher bei experimentellen Aufgaben als bei klinischen Sprachtests zeigten, was die Subtilität der Unterschiede betone. Yaruss et al. (1998) fanden bei einer Überprüfung der sprachlichen Fähigkeiten von 100 stotternden Kindern eine deutliche Abweichung von der Normalverteilung. Mit 54 % (im Vergleich zu 29 % bei nichtstotternden Kindern) hatten deutlich mehr stotternde Kinder entweder sehr gute oder sehr schlechte Testergebnisse, was beides einen möglichen Risikofaktor für Stottern darstellen könnte. Watts et al. (2017) fanden dagegen bei 66 stotternden Kindern im ersten Jahr nach Stotterbeginn eine dem Alter gemäße sprachliche Entwicklung. Richels et al. (2013) weisen darauf hin, dass der Bildungsgrad der Eltern ein robustes Maß für Vokabular und Sprachentwicklung von Vorschulkindern ist, was wiederum mit dem Stottern in Beziehung steht. Folglich muss auch der Bildungsgrad der Eltern in Studien kontrolliert werden, was bislang jedoch kaum geschehen ist.

Da Stottern häufig zur Zeit der Wortschatzexplosion beginnt, beschäftigen sich etliche Studien mit der Wortfindung bei stotternden Kindern und Erwachsenen (Hartfield und Conture 2006; Newman und Bernstein Ratner 2007; Anderson 2008; Hennessey et al. 2008; Savage und Howell 2008). Bislang ließen die Studien keinen einheitlichen Schluss bezüglich eines Defizits beim Wort(form)abruf zu. Luckmann und Kollegen (im Druck, zitiert nach Bernstein Ratner 2019) konnten allerdings in einer aktuellen multizentrischen Studie nachweisen, dass stotternde Kinder beim Wortabruf schlechter abschnitten als ihre Altersgenossen, jedoch dabei immer noch Werte innerhalb der Norm erzielten.

Möglicherweise beeinflusst die sprachliche Entwicklung sogar die Wahrscheinlichkeit einer Remission, weshalb Bernstein Ratner eine generelle Sprachförderung bei stotternden Kindern empfiehlt und davor warnt, in Therapien die Komplexität des Sprachangebots seitens der Eltern zu reduzieren (Bernstein Ratner 2019).

9.5 Auditive Verarbeitung

Der Umstand, dass die Häufigkeit des Stotterns bei gehörlosen Personen sehr gering ist, sowie der stotterreduzierende Effekt bei verzögerter auditiver Rückmeldung und bei Maskierung lenkten die Aufmerksamkeit der Forscher auf das auditive System. Versuche zur auditiven Wahrnehmung dienten in der Stotterforschung der Messung der zerebralen Dominanz für Sprache im Zusammenhang mit der Lateralisierungshypothese des Stotterns (siehe Abschn. 9.8 und 10.3). Hierzu wurden dichotische Hörtests angewandt, mit denen bei normal sprechenden Probanden eine Rechtsohrüberlegenheit und damit eine zerebrale Asymmetrie auf verbale Reize festgestellt wurde. Werden stotternde mit nichtstotternden Personen verglichen, so scheint sich eine geringere Rechtsohrüberlegenheit bei den stotternden Personen zu ergeben, wenn bedeutungsvolle Reize wie Zahlen oder Wörter (Curry und Gregory 1969; Hall und Jerger 1978; Blood und Blood 1989) im Gegensatz zu Nonsensmaterial (Brady und Berson 1975; Liebetrau und Daly 1981; Rosenfield und Goodglass 1980) verwendet werden. Es liegen allerdings auch Untersuchungen vor, die bei der Verwendung von Zahlen keine Unterschiede ergaben (Gruber und Powell 1974), jedoch bei der Verwendung von Nonsenssilben (Cross 1987).

Es wurde auch nach Defiziten im auditiven System stotternder Personen gesucht, die direkt mit der Verursachung des Stotterns in Zusammenhang stehen könnten. Stromsta (1957) untersuchte den relativen Phasenwinkel zwischen luft- und knochengeleiteten auditiven Reizen, wenn diese sich gegenseitig auslöschen. Bei einem 2000 Hz-Ton ergaben sich unterschiedliche Phasenwinkel bei stotternden und nichtstotternden Probanden. Mit einer ähnlichen Methode fand Stromsta (1972) ungewöhnliche Phasenunterschiede zwischen dem linken und dem rechten Ohr bei stotternden Probanden. Die Untersuchung des Stapedius-Reflexes ergab wenige Hinweise auf eine Besonderheit bei stotternden Personen. Dieser Reflex besteht darin, dass der Stapediusmuskel im Mittelohr während der Vokalisation und bei Beschallung kontrahiert. Die Funktion dieses Reflexes besteht vermutlich darin, das Gehör vor schädlicher Lautstärke zu schützen. In zwei Studien zeigten stotternde Probanden gegenüber nichtstotternden stärkere Kontraktionen, aber keine Unterschiede bezüglich des Beginns der Kontraktion (Hall und Jerger 1978; Delaney 1979). Andere Studien ergaben keine Unterschiede zwischen den beiden Gruppen (Shearer und Simmons 1965; Howell et al. 1986). Nudelman et al. (1987)

fanden bei ihren stotternden Probanden schlechtere Leistungen bei einer Tracking-Aufgabe, die darin bestand, einen periodisch in der Frequenz schwankenden Ton mitzusummen. Sie untersuchten jedoch lediglich vier stotternde und drei nichtstotternde Personen. Kalveram und Jäncke (1989) sowie Jäncke (1991) fanden Unterschiede zwischen stotternden und nichtstotternden Personen in der Phonationskontrolle. Bei verzögerter auditiver Rückmeldung der eigenen Sprache mit einer Verzögerungszeit, die mit 40 ms unterhalb der Wahrnehmungsschwelle lag, ergab sich eine Verlängerung der Phonationsdauer bei lang betonten Silben. Stotternde Personen zeigten hier einen größeren Effekt, wobei schwer stotternde Personen die Phonation stärker verlängerten als mittelschwer stotternde. In zwei Folgeexperimenten konnte allerdings kein Unterschied zwischen stotternden und nichtstotternden Personen festgestellt werden (Natke 1999).

Zahlreiche diagnostische Tests zur Untersuchung des zentralen auditiven Systems z. B. zur Lautlokalisation und Sprachwahrnehmung wurden bei stotternden Personen durchgeführt (z. B. Hall und Jerger 1978; zusammenfassend bei Bloodstein und Bernstein Ratner 2008). Bei einigen Tests, vor allem solchen, die sich auf die Diskriminierung geringer Zeitunterschiede zwischen Reizen beziehen, ergaben sich etwas geringere Werte bei stotternden Personen. Howell et al. (2008) fanden bei Kindern, deren Stottern persistiert, unter verschiedenen Bedingungen (z. B. Maskierung) Anzeichen für schlechtere auditive Leistungen als bei Kindern, die spontan remittierten, was auf einen möglichen Risikofaktor auditiver Leistungen für die Chronifizierung des Stotterns spricht. Basu et al. (2018) bestätigten schlechtere Leistungen bei stotternden Erwachsenen beim Erkennen von Sprechsilben mit und ohne Maskierung. Neef et al. (2012) fanden bei stotternden Erwachsenen schlechtere Leistungen beim Erkennen von stimmhaften bzw. -losen Plosiven, was sie als schlechtere Repräsentation von Sprechlauten oder schlechteren Abruf derselben deuten.

9.6 Akustische und kinematische Studien flüssigen Sprechens

Von neuromotorischen und sprechmotorischen Untersuchungen erhofft man sich Hinweise auf ein Defizit, das dem Stottern möglicherweise zugrunde liegt. Das Stottern selbst ist durch abnormes Verhalten in den drei Funktionsbereichen der Sprechproduktion, Atmung, Phonation und Artikulation, gekennzeichnet (siehe Abschn. 5.3). Bei Beobachtungen während des Stotterns kann nicht ausgeschlossen werden, dass es sich lediglich um Begleiterscheinungen oder Folgen des Stotterns handelt. Man untersucht daher flüssig klingendes Sprechen, also Sprechen, das frei von wahrnehmbaren Stottereignissen ist, in der Annahme, dass dieses nicht oder zumindest weniger durch gelernte Reaktionen auf das Stottern beeinflusst ist. Ein Defizit müsste stets präsent sein und durch Unterschiede in akustischen oder physiologischen Parametern flüssiger Sprechpassagen aufgedeckt werden können. Dieses experimentelle Vorgehen wird als *fluent speech paradigm* bezeichnet.

Akustische Untersuchungen
Untersuchungen zum flüssigen Sprechen lassen sich in akustische und kinematische Studien unterteilen. Studien zur Akustik ergaben bei stotternden Personen eine erhöhte Anzahl kurzer Sprechpausen (Love und Jeffres 1971), eine längere Voice Onset Time (zusammenfassend bei Peters et al. 1993), längere Reaktionszeiten für den Stimmeinsatz (z. B. Adams und Hayden 1976; Starkweather et al. 1976; Watson und Alfonso 1987; Peters et al. 1989), längere Segmentdauern (Di Simoni 1974; Starkweather und Myers 1979) und verminderte Artikulationsraten (Ramig et al. 1982; Borden 1983). Eine ausführliche Übersicht zu diesem Themenkomplex findet sich bei van Lieshout (1995) sowie Peters et al. (2000). Zu jedem der genannten Befunde führen Armson und Kalinowski (1994) mindestens eine Studie an, in der keine Unterschiede zwischen den Gruppen auftraten. De Nil (1995, zitiert nach Guitar 2006) hat 44 Studien zu Reaktionszeiten für den Stimmeinsatz gesichtet. Bei diesen Untersuchungen besteht die Aufgabe der Probanden darin, auf ein Signal hin möglichst schnell ein Wort oder einen Laut (z. B. den Vokal /a/) zu produzieren. Dabei werden nur flüssig klingende Äußerungen der stotternden Personen in die Auswertung einbezogen. In 75 % der Untersuchungen ergaben sich signifikant langsamere Reaktionszeiten bei stotternden Personen im Zehntelsekundenbereich und bei den meisten anderen ergab sich ein Trend in diese Richtung. Dieser Befund wird daher als gesichert angesehen. Es ist unbekannt, welche Teilaufgabe der Antwort (sensorische Analyse, Sprechplanung oder Bewegungsausführung) bei stotternden Personen zusätzliche Zeit beansprucht. So ist offen, ob die langsameren Reaktionszeiten die Folge eines motorischen oder eines sensorischen Defizits darstellen, ob höhere Verarbeitungsebenen die Ausführung verzögern, um das Auftreten von Stottern zu verhindern, oder nichts hiervon zutrifft.

Die Voice Onset Time ist die Zeit zwischen oraler Verschlusslösung und Einsetzen der Stimmlippenschwingung. Sie ist bei stimmlosen Plosiven positiv – die Stimme setzt nach der Verschlusslösung ein –, bei stimmhaften Plosiven negativ – die Stimme setzt vor der Verschlusslösung ein.

Murphy und Baumgartner (1981) fanden keine Unterschiede bei der Stimmeinsatz- und -beendigungszeit zwischen stotternden Kindern im Alter von 4 bis 6 Jahren, die weder Artikulationsstörungen noch eine verzögerte Sprachentwicklung aufwiesen, und einer nichtstotternden Kontrollgruppe. Till et al. (1983) fanden Unterschiede in der Stimmeinsatzzeit bei 8- bis 12-Jährigen, wobei stotternde Kinder mit normaler Sprache und Artikulation untersucht wurden. Cullinan und Springer (1980) sowie Maske-Cash und Curlee (1995) fanden bei 5- bis 12-jährigen Kindern Unterschiede in der Stimmeinsatzzeit, wenn zusätzliche Sprech- oder Sprachstörungen vorlagen. Möglicherweise ist hier also neben einer Verbindung mit anderen Störungen eine Altersabhängigkeit auszumachen, die darauf hindeuten könnte, dass es sich eher um eine Folgeerscheinung des Stotterns handelt.

In weiteren Untersuchungen zu sprechmotorischen Unterschieden zwischen stotternden und nichtstotternden Kindern wurde auch die Diadochokinese, also die schnelle

Ausführung gegenläufiger Bewegungen, untersucht. Dabei konnten sowohl Anderson et al. (2006) als auch Alpermann und Zückner (2008) bei stotternden Kindern signifikant schlechtere Leistungen bei der Wiederholung von Nonsens-Wörtern (z. B./pataka/) nachweisen. Stotternde Erwachsene zeigen beim Wiederholen von Nonsenssilben schlechtere Lernleistungen als Nichtstotternde (Namasivayam und van Lieshout 2008; Bauerly und De Nil 2011), wobei der Gruppenunterschied in der Studie von Bauerly und De Nil hauptsächlich auf eine Subgruppe der Stotternden zurückzuführen war, die keinerlei Verbesserungen bei der Aufgabe zeigten. Derartige Analysen von Untersuchungsergebnissen sind wichtig, um gegebenenfalls Subgruppen mit eigener Verursachung zu identifizieren (vgl. Abschn. 10.4). Auf eine solche Subgruppe deutet auch die Studie von Smith et al. (2012), in der stotternde Kinder, die zusätzliche Sprech- oder Sprachstörungen aufwiesen, bei einer Aufgabe, in der Nonsenswörter wiederholt werden sollten, schlechter als nichtstotternde Kinder abschnitten, während die stotternden Kinder ohne zusätzliche Sprech- oder Sprachstörungen vergleichbare Resultate wie die nichtstotternden Kinder erzielten. Allerdings wies die Gruppe der stotternden Kinder ohne zusätzliche Sprech- oder Sprachstörungen eine höhere Variabilität hinsichtlich der Mundmotorik auf, was die Autoren als Verzögerung in der sprechmotorischen Entwicklung deuten. Auch bei einer Untersuchung von Pelczarski und Yaruss (2016) schnitten stotternde Kinder beim Wiederholen von Nonsenswörtern schlechter ab. Die Unterschiede waren wie üblich gering und nicht klinisch auffällig.

Kinematische Untersuchungen
In einer Untersuchung der Kinematik des Sprechens von Caruso et al. (1988) zeigten stotternde Probanden bei der Bildung bilabialer Verschlüsse variablere Sequenzen der Geschwindigkeitsmaxima von Oberlippe, Unterlippe und Unterkiefer als nichtstotternde, was in Folgeuntersuchungen allerdings nicht bestätigt werden konnte (McClean et al. 1990; De Nil und Abbs 1991; Jäncke et al. 1995; Ward 1997). McClean et al. (1990) fanden Unterschiede in der Abfolge von Lippen- und Unterkieferbewegungen. Loucks et al. (2007) stellten im Vergleich zu einer Kontrollgruppe signifikant abweichende Unterkieferbewegungen bei Phonationsbeginn fest. Auch hinsichtlich der Kinematik liegen zahlreiche Studien vor, die keine Unterschiede zwischen den Gruppen ergaben (vgl. Armson und Kalinowski 1994).

Untersuchungen mit Kindern
Die aufgeführten Untersuchungen wurden größtenteils mit stotternden Erwachsenen durchgeführt. Untersuchungen mit Kindern nehmen zu, sind aber ebenso wie Studien zu Geschlechtsunterschieden weiterhin unterrepräsentiert. In Abschn. 6.2 wurde bereits die Untersuchung von Stromsta (1965) im Zusammenhang mit Besonderheiten bei Formantübergängen stotternder Kinder beschrieben. Conture et al. (1986) untersuchten die Phonation mit Hilfe der Elektroglottografie und stellten bei einigen

stotternden Kindern Auffälligkeiten der Ab- und Adduktionsbewegungen der Stimmlippen fest. Howell et al. (1995) ließen 12 Kinder im Alter von 7 bis 12 Jahren verschiedene Sprechaufgaben ausführen. Durch Messung der Voice Onset Time bei der Produktion von Plosiven sollte die Koordinationsfähigkeit zwischen laryngealen und Strukturen oberhalb des Kehlkopfs untersucht werden. Mit Hilfe einer Tracking-Aufgabe, bei der mit der Unterlippe ein sinusförmiger Verlauf nachgefahren wurde, sollten ungewohnte artikulatorische Bewegungen untersucht werden. Die Messung sehr kleiner Artikulatorbewegungen sollte schließlich Aufschluss über die Fähigkeit, kinästhetische Rückmeldung zu benutzen, geben. Die stotternden Kinder waren bei allen drei Aufgaben unterlegen. Insbesondere bei der kinästhetischen Aufgabe war die Differenz groß. Angaben über zusätzliche Sprach- oder Sprechstörungen bei den stotternden Kindern, die einen Einfluss gehabt haben könnten, wurden von den Autoren nicht gemacht. In etlichen anderen Untersuchungen konnten keine Unterschiede zwischen stotternden und nichtstotternden Kindern festgestellt werden. Hierzu gehören beispielsweise die Untersuchungen von Zebrowski et al. (1985) bezüglich der Voice Onset Time, Vokaldauer und Konsonant-Vokal-Übergangszeit, von Arenas et al. (2012) bezüglich der Voice Onset Time sowie von Conture et al. (1988) und von Walsh und Smith (2013) bezüglich Sprechbewegungen und Muskelaktivität. MacPherson und Smith (2013) fanden eine größere Variabilität bei der sprechmotorischen Kontrolle stotternder Kinder, wobei diese bei der Produktion komplexer Sätze im Vergleich zu nichtstotternden Kindern nicht weiter wuchs. Auch Usler und Walsh (2018) fanden bei stotternden Schulkindern eine erhöhte Variabilität bei der Produktion langer Sätze und deuten dies als Anfälligkeit des sprechmotorischen Systems.

Sprechgeschwindigkeit
Zur Sprechgeschwindigkeit stotternder Kinder und ihrer Mütter liegen einige Untersuchungen vor. Meyers und Freeman (1985a, b) stellten fest, dass die untersuchten Mütter stotternder Kinder schneller sprachen als die Mütter in der Kontrollgruppe. Weiter unterbrachen die Mütter beider Gruppen ihre Kinder am häufigsten dann, wenn diese unflüssig sprachen. Kelly und Conture (1992) fanden dagegen bzgl. beider Aspekte keine Unterschiede zwischen den Gruppen. Falls Unterschiede in der Sprechgeschwindigkeit gefunden werden, bleibt unklar, ob die Mütter stotternder Kinder erst aufgrund des Stotterns ihrer Kinder beginnen, schneller zu sprechen. In einer prospektiven Untersuchung mit einer Hochrisiko-Gruppe fanden Kloth et al. (1998) vor und nach Beginn des Stotterns keine Unterschiede in der Sprechgeschwindigkeit und im Kommunikationsstil der Mütter. Jedoch wurden in der Gruppe derjenigen Kinder, die zu stottern anfingen, höhere Artikulationsraten als bei den später flüssig sprechenden Kindern festgestellt. Die Autoren führen dies als Beleg gegen die Annahme an, stotternde Kinder würden verminderte sprechmotorische Fähigkeiten aufweisen (vgl. Abschn. 9.6). Der Befund könnte jedoch einen Hinweis darauf darstellen, dass sich die Kinder, die später zu stottern beginnen,

bezüglich ihrer sprechmotorischen Fähigkeiten überfordern. Nach Beginn des Stotterns beobachteten die Autoren eine Reduktion der Artikulationsrate. Sechs Jahre nach Beginn der Studie wurden die Kinder, die zu stottern begonnen hatten, erneut untersucht, um Hinweise für die Prognose des Stotterns zu erhalten (Kloth et al. 1999). Dabei wurde festgestellt, dass die Kinder, bei denen das Stottern bestehen blieb, eine höhere Variabilität der Artikulationsrate sowie eine höhere Artikulationsrate selbst aufwiesen, als dies bei den remittierten Kindern der Fall war. Des Weiteren stellte sich heraus, dass die Mütter derjenigen Kinder, bei denen das Stottern bestehen blieb, vor sowie nach Beginn des Stotterns eine komplexere Sprache benutzten, und dass die Mütter der Kinder, die das Stottern wieder verloren, nach dem Beginn des Stotterns ihrer Kinder in kürzeren Sätzen sprachen. Laut diesen Befunden scheint ein einfaches Sprachmodell sowie eine niedrige Artikulationsrate flüssiges Sprechen zu fördern.

Durch die Auswahl von Kindern, die mindestens ein stotterndes Elternteil hatten, wurde in der Studie von Kloth et al. (1998) die Wahrscheinlichkeit erhöht, dass in der Untersuchungsgruppe der Anteil der Kinder, die zu stottern beginnen, größer ist als in der Gesamtpopulation *(Hochrisikogruppe)*. Von insgesamt 93 Kindern zwischen 2 und 5 Jahren begannen 26 innerhalb eines Jahres zu stottern. Durch dieses Vorgehen wird die erforderliche Probandenanzahl reduziert, gleichzeitig allerdings der Gültigkeitsbereich der Ergebnisse auf diese Subgruppe eingeschränkt.

Erklärungsmodelle
Bosshardt (1990) hält langsamere Sprechgeschwindigkeiten für ein allgemeines Kennzeichen des Sprechens der meisten stotternden Personen, worauf Befunde bei Spontansprache, lautem Lesen und Erzählen von Geschichten hinweisen. Blomgren und Goberman (2008) zeigten, dass zumindest unter experimentellen Bedingungen eine variable Sprechgeschwindigkeit zu signifikant mehr Stottern führt. Etliche Autoren deuten die Befunde zur Sprechgeschwindigkeit als Kennzeichen eines motorischen Defizits, das sich auf die neuromuskuläre Koordination und das Timing auswirke (z. B. Starkweather 1987; Zimmermann 1980a, b). Stotternde Personen weisen möglicherweise langsamere sensomotorische Verarbeitungsmechanismen auf, die bei zusätzlichem Stress zu einem Zusammenbruch der Sprechkoordination führt (vgl. Abschn. 10.3). Allerdings zeigen stotternde Personen auch bei stillem Lesen geringere Lesegeschwindigkeiten als nichtstotternde (Fransella und Beech 1965; Bosshardt und Nandyal 1988; Bosshardt 1990), was Bosshardt (1990) als Indiz für die Beteiligung nichtmotorischer Prozesse beim Stottern ansieht. Skeptische Forscher halten außerdem dagegen, dass die Befunde lediglich eine veränderte Art der Sprechproduktion reflektieren könnten, die dazu diene, das Auftreten von Stottern zu vermeiden. Auch könnten beispielsweise langsamere Reaktionszeiten lediglich eine Folge der erhöhten Muskelanspannung beim Sprechen stotternder Personen darstellen (Starkweather 1987).

Van Lieshout (1995) gibt drei mögliche Erklärungen für Unterschiede zwischen stotternden und nichtstotternden Personen im sprechmotorischen Timing an:

1. Die Gruppenunterschiede stehen in kausaler Beziehung zum Stottern, d. h. sie sind direkte Folge eines zugrunde liegenden motorischen Defizits.
2. Die Gruppenunterschiede zeigen an, dass motorische Kontrollstrategien benutzt werden, um negative Effekte eines bislang unbekannten Defizits zu kompensieren oder ihr Auftreten zu vermeiden.
3. Die Gruppenunterschiede reflektieren keine Störung, sondern nur Unterschiede in motorischen Kontrollstrategien innerhalb des weiten Spektrums »normaler« Sprechproduktion.

Van Lieshout folgert, dass zunächst die motorischen Kontrollstrategien identifiziert werden müssten, bevor ein Zusammenhang mit einer Störung oder einem Defizit hergestellt werden könne.

Ein generelles Problem in der Stotterforschung besteht in der bereits mehrfach angedeuteten Ursache-Folge-Problematik: Es kann nicht festgestellt werden, ob gefundene Unterschiede zwischen stotternden und nichtstotternden Personen auf verursachende oder auf aufrechterhaltende Faktoren hinweisen bzw. nur eine Folge des jahrelangen Stotterns darstellen. Das eingangs erwähnte *fluent speech paradigm* wird als Ausweg angesehen. Diese Überlegung ist jedoch keineswegs zwingend. So zeigen Armson und Kalinowski (1994), dass flüssig klingendes Sprechen stotternder Personen durch eine Reihe sekundärer Faktoren (experimenteller Kontext, therapeutische Vorgeschichte, Schweregrad des Stotterns, individuelle Entwicklung des Stotterns) beeinflusst wird. Sprechen, das frei von hörbaren Stotterereignissen ist, ist demnach nicht notwendigerweise frei von Einflüssen durch das Stottern. Die Autoren schließen, dass die gefundenen Gruppenunterschiede eher subtile Formen der Störung reflektierten, als Aspekte der Verursachung des Stotterns aufzeigten. Andere Autoren führen als mögliche Erklärung für gefundene Gruppenunterschiede erlernte Strategien zur Erhöhung der Sprechflüssigkeit an (z. B. Peters et al. 1989; Bakker und Brutten 1989; McClean et al. 1990).

Armson und Kalinowksi (1994) schlagen als Alternative zum *fluent speech paradigm* Studien zur Verursachung der einzelnen Stotterereignisse, die Untersuchung von stotterreduzierenden Maßnahmen sowie von nichtsprachlichen Tätigkeiten vor. Auf letzteres wird kurz im folgenden Kapitel eingegangen.

9.7 Nichtsprachliche Tätigkeiten

Bei der Untersuchung nichtsprachlicher Tätigkeiten stehen manuelle Fertigkeiten im Vordergrund. Bezüglich der Reproduktion einfacher rhythmischer Muster ergaben sich meist keine Unterschiede zwischen den Gruppen hinsichtlich Kraft, Regelmäßigkeit und Genauigkeit (vgl. Bloodstein und Bernstein Ratner 2008) bzw. bei Reaktions- und Ausführungszeiten einfacher Fingerbewegungen (vgl. Caruso 1991). Bei komplexeren

Aufgaben traten dagegen Unterschiede auf. So erhielt Borden (1983) bei komplexen sequenziellen Fingerbewegungsaufgaben längere Ausführungszeiten bei stotternden Probanden, was jedoch bislang nicht repliziert wurde. Webster (1985, 1986, 1989, 1990) führte eine Reihe von Tapping-Experimenten durch und erhielt höhere Fehlerraten bei den stotternden Probanden als bei der Kontrollgruppe. Außerdem erzielten stotternde Probanden niedrigere Tapping-Raten, und im Vergleich zu den nichtstotternden Probanden wiesen die stotternden keine Präferenz für die rechte Hand auf. Smits-Bandstra et al. (2006) stellten fest, dass nichtstotternde Personen Fingerbewegungsaufgaben schneller und effektiver automatisieren als stotternde Personen. Für dieses motorische Lernen interessieren sich Forscher, da man sich hiervon Hinweise auf eine effektivere Therapie erhofft. So scheinen stotternde Personen neu erlernte Bewegungsfähigkeiten schlechter aufrecht zu erhalten und auf andere Aufgaben übertragen zu können (Smits-Bandstra et al. 2006; Smits-Bandstra und De Nil 2007).

Williams und Bishop (1992) ließen drei Gruppen von Kindern zwei manuelle Aufgaben mit unterschiedlichem Schwierigkeitsgrad durchführen. Stotternde Kinder und nichtstotternde Kinder mit Artikulationsstörungen wiesen bei beiden Aufgaben langsamere Reaktionszeiten auf als sprachlich unauffällige Kinder. Die Autoren sehen diesen Befund als Ineffizienz der motorischen Kontrolle bei Kindern mit Sprechstörungen. Hilger et al. (2016) fanden im Vergleich zu Olander et al. (2010) keine Unterschiede bei der motorischen Analyse von Aufgaben mit Händeklatschen und führen dies auf die größere Stichprobe (70 stotternde Kinder) in ihrer Untersuchung zurück.

9.8 Zerebrale Dominanz und Hirnforschung

Üblicherweise ist die linke Hemisphäre des Gehirns dominant für Sprache und Sprechen. Bei etwa 90 % der Rechtshänder erfolgt die Kontrolle sprachlicher Prozesse überwiegend in der linken Hemisphäre. Dies betrifft vor allem die Sprachproduktion, die zeitliche Sequenzierung der Sprache und der Sprechbewegungen sowie das Verständnis grammatikalischer Strukturen. Die rechte Hemisphäre dagegen soll eher für prosodische Aspekte des Sprechens zuständig sein (Kolb und Wishaw 2015). Diese zerebrale Dominanz für Sprechen und Sprache wurde mit der Verursachung des Stotterns in Zusammenhang gebracht. Die Lateralisierungshypothese des Stotterns (siehe Abschn. 10.3) besagt, dass stotternde Personen keine klaren kortikalen Dominanzverhältnisse aufweisen und dies zu Störungen des Sprechablaufs führe.

Händigkeit
Zur Überprüfung dieser Hypothese wurde vielfach die Händigkeit der beiden Gruppen untersucht. Bei Linkshändern sind bilaterale und rechtslaterale Repräsentationen der Sprachfunktion zwar häufiger als bei Rechtshändern (jeweils 15 %), jedoch finden sich bei 70 % der Linkshänder dieselben Hemisphären-Asymmetrien wie bei Rechtshändern (Kolb und Wishaw 2015). Daher stellt die Händigkeit einen schlechten Indikator für die

Lateralisierung von Sprechen und Sprache dar. Unabhängig davon kommen Bloodstein und Bernstein Ratner (2008) nach Sichtung einer Vielzahl von Studien zur Händigkeit zu dem Ergebnis, dass sich stotternde Personen von nichtstotternden nicht in ihrer Händigkeit unterschieden, und dass die Behauptung, eine Umerziehung der Händigkeit könne zum Stottern führen, nicht durch wissenschaftliche Forschung abgesichert sei.

Untersuchungen zum dichotischen Hören unterstützen die Lateralisierungshypothese, da sie bei stotternden Personen bei Verwendung bedeutungsvoller Reize eine geringere Rechtsohrüberlegenheit als bei nichtstotternden ergaben (siehe Abschn. 9.5). Der Wada-Test besteht darin, eine Hemisphäre vorübergehend zu anästesieren, während der Patient spricht. Er wurde bei einigen wenigen stotternden Probanden durchgeführt und ergab widersprüchliche Befunde (Jones 1966; Walle 1971; Andrews et al. 1972). Moore und Kollegen (Moore und Lang 1977; Moore und Haynes 1980; Moore et al. 1982; Moore 1986) führten eine Reihe von Elektroenzephalografie-Untersuchungen durch, bei denen die stotternden Personen eine rechtshemisphärische Verarbeitung von Sprache zeigten. Andere Untersuchungen konnten dies nicht bestätigen, genauso, wie Untersuchungen mit Hilfe von Tachistoskopie, bei denen den Probanden kurzzeitig in einem Gesichtsfeld visuell Reize dargeboten werden, widersprüchliche Befunde ergaben (vgl. Jäncke 1987). Jäncke (1987) kam aufgrund dieser frühen Untersuchungen zu dem Ergebnis, dass die Lateralisierungshypothese weder bestätigt noch widerlegt werden könne, da die Untersuchungen zwar eine Häufung von Lateralisierungsanomalien bei stotternden Personen nahelegen, andererseits jedoch sehr uneinheitliche Befunde geliefert hätten.

Hirnforschung

Die Lateralisierungshypothese ist eine recht grobe Theorie. Inzwischen ist die Neuropsychologie weiter und untersucht einzelne Bereiche des Gehirns hinsichtlich ihrer Struktur (Neuromorphologie), ihrer Funktion und ihren Verknüpfungen untereinander mit bildgebenden Verfahren, die eine immer bessere räumliche und zeitliche Auflösung aufweisen. So hat die Hirnforschung bezüglich des Stotterns seit dem Ende des vergangenen Jahrhunderts starken Auftrieb erhalten. Es wurden zunächst überwiegend Elektroenzephalographie- (EEG) und Positronen-Emissions-Tomographie- (PET) Studien, später auch Studien mit (funktioneller) Magnet-Resonanz-Tomographie ((f)MRT), Magnetenzephalographie (MEG), Diffusionstensor-Bildgebung (DTI) und in jüngerer Zeit voxel-basierte Morphometrie (VBM) durchgeführt. Dabei ergab sich eine Fülle von Einzelbefunden, die sowohl morphologische als auch funktionelle Unterschiede zwischen stotternden und nichtstotternden Personen in kortikalen sowie sub-kortikalen Regionen betrafen. Diese Befunde gilt es zu sortieren.

Etchell et al. (2018) geben eine systematische Übersicht zu allen Hirnstudien, die seit 1995 zum Stottern durchgeführt wurden. Insgesamt haben die Autoren 111 Studien gesichtet. Die Ergebnisse wurden nach der jeweils eingesetzten Methode (EEG, PET etc.) gruppiert und es wurde jeweils unterschieden zwischen Befunden bei Erwachsenen und Kindern. Die Anzahl von Hirnstudien mit Kindern ist gering, was sicher mit den hohen Anforderungen der Untersuchungssituation zusammenhängt. Dennoch sind genau diese von Bedeutung, denn das Gehirn von Kindern hatte weniger Zeit, sich in Folge des Stotterns zu verändern. Befunde bei Kindern stehen daher mit höherer Wahrscheinlichkeit mit der Verursachung des Stotterns in Zusammenhang (vgl. Abschn. 9.9). Etchell und Kollegen haben Probanden mit einem Alter von weniger als 18 Jahren der Gruppe der Kinder zugeordnet, was vor dem Hintergrund der Ursache-Folge-Problematik als kritisch zu werten ist, denn schon nach wenigen Jahren ist eine Fülle von sekundären Symptomen (vgl. Abschn. 6.1) zu beobachten. In vielen Fällen sollte eher von Studien mit Jugendlichen als mit Kindern gesprochen werden.

Die Übersichtsarbeit von Etchell und Kollegen ergab eine Vielzahl von morphologischen und funktionellen Unterschieden zwischen stotternden Erwachsenen, stotternden Kindern und normal sprechenden Vergleichsgruppen, aber nur zwei Themenbereiche mit konsistenten Befunden, also solchen, die wiederholt und von verschiedenen Forschergruppen erzielt wurden. Der erste konsistente Befund besteht darin, dass stotternde Erwachsene vor Sprechbeginn eine reduzierte Aktivierung in motorischen Regionen zeigen. Dieser Befund passt zu dem Befund längerer Reaktionszeiten für den Stimmeinsatz (siehe Abschn. 9.6) und könnte auf eine abnorme Entwicklung (sprech-) motorischer Funktionen hindeuten.

Der zweite Themenbereich besteht darin, dass stotternde Erwachsene eine atypische Aktivierung im linken Gyrus frontalis inferior, der für die Sprachplanung zuständig ist, und in rechtshemisphärischen auditorischen Kortexarealen aufweisen. Sie zeigen außerdem strukturelle Abnormitäten im linken Gyrus frontalis inferior gemessen anhand des Volumens der grauen Substanz und in der Konnektivität des linken Gyrus frontalis inferior zum supplementären motorischen Areal, zu temporalen Gebieten und zum rechten Gyrus frontalis inferior. Zusätzlich zeigen stotternde Erwachsene einen überentwickelten rechten Gyrus temporalis superior gemessen anhand des Volumens der grauen Substanz sowie eine symmetrische Ausprägung des Volumens der grauen und weißen Substanz in auditorischen Regionen anstelle der typischen Linksausprägung. Zusammengefasst bedeutet dies, dass der linke Gyrus frontalis inferior und rechtshemisphärische auditorische Kortexareale eine wichtige Rolle beim Stottern spielen könnten, was durch funktionelle und morphologische Anomalien widergespiegelt wird.

Weitere Übersichtsarbeiten aus neuerer Zeit setzen ähnliche Schwerpunkte, beziehen aber weniger Studien in ihre Analysen ein oder beschränken sich auf bestimmte Untersuchungsmethoden (Budde et al. 2014; Belyk et al. 2015; Neef et al. 2015).

Etchell und Kollegen finden die beschriebenen Konsistenzen in Hirnstudien nur bei Erwachsenen und weisen darauf hin, dass Längsschnittstudien mit Kindern notwendig seien um aufzuklären, welche Hirnregionen sich aufgrund ihrer Plastizität als Folge des Stotterns kompensatorisch verändern und welche Anomalien aufweisen, die mit der Verursachung des Stotterns in Zusammenhang stehen. Chow und Chang (2017) führten eine solche Untersuchung mit 35 stotternden Jungen und einer Kontrollgruppe im Alter zwischen 3 und 12 Jahren durch. Es wurden drei Hirnscans im Abstand von durchschnittlich einem Jahr zur Messung der fraktionellen Anisotropie (ein Maß für die Gerichtetheit der Faserbahnen der weißen Hirnsubstanz) durchgeführt. Das Durchschnittsalter betrug

7,5 Jahre. Die Autoren fanden bei den stotternden Kindern geringere Werte im linken Fasciculus Arcuatus und im Corpus Callosum gegenüber Nichtstotternden. Bei den Kindern, bei denen das Stottern bestehen blieb, wurde außerdem ein geringeres Wachstum der Faserbahnen über die Zeit als bei den nichtstotternden und denjenigen Kindern, die das Stottern wieder verloren, gefunden. Die Autoren berichten nicht, wie lange die untersuchten Kinder bereits stotterten. Angesichts des Durchschnittsalters dürfte dies bereits 2 bis 3 Jahre der Fall gewesen sein. Dennoch gibt die Untersuchung interessante Hinweise auf ein mögliches Reifungsproblem der Faserbahnen bei stotternden Kindern sowie auf Unterschiede zwischen persistierendem und remittiertem Stottern, denen weiter nachgegangen werden muss.

Die Messung der Hirnaktivität liefert keine Hinweise auf die Art der verarbeiteten Information. Insofern müssen Anstrengungen intensiviert werden, funktionale neurophysiologische Modelle für Stottern zu entwickeln, aus denen sich überprüfbare Hypothesen ableiten lassen. In Ansätzen geschieht dies bereits (Ingham et al. 2003; Brown et al. 2005; Civier et al. 2010; Civier et al. 2013; Bowers et al. 2018).

9.9 Resümee zu Gruppenunterschieden

Von der Suche nach Unterschieden zwischen stotternden und nichtstotternden Personen verspricht man sich Hinweise auf die Verursachung des Stotterns. Diese Suche, die auch heute eine weit verbreitete Forschungsstrategie bzgl. des Stotterns darstellt, ist geprägt von uneinheitlichen und widersprüchlichen Befunden. Es ist nicht auszuschließen, dass etliche Befunde, die Unterschiede zwischen den Gruppen anzeigen, auf Stichprobeneffekte zurückzuführen sind. Denn echte Zufallsstichproben sind in den Untersuchungen meist nicht realisierbar, sodass die Stichprobe aufgrund von Selektionseffekten nicht repräsentativ für die Grundgesamtheit sein kann.

Deutliche Hinweise auf Unterschiede zwischen stotternden und nichtstotternden Personen bestehen in folgenden Bereichen: Stotternde Kinder weisen häufiger sprachliche Auffälligkeiten sowie Artikulationsstörungen auf, stotternde Erwachsene erzielen in einigen Tests zur zentralen auditiven Verarbeitung etwas geringere Punktwerte, sie weisen langsamere Reaktionszeiten für den Stimmeinsatz auf, und es gibt Hinweise auf funktionelle und strukturelle Auffälligkeiten im Gehirn, wobei die genaue Natur eines möglichen Problems in der neuronalen Verarbeitung unklar ist. Die Unterschiede sind meist gering und nicht klinisch bedeutsam, könnten jedoch auf eine konstitutionelle Veranlagung und somit auf eine biologische Basis für Stottern (vgl. De Nil 1999) hinweisen.

Überlappung zwischen den Gruppen
Da stets eine große Überlappung zwischen den Gruppen auftritt – d. h. es gab jeweils stotternde Personen, die Werte im Bereich normal Sprechender aufwiesen und umgekehrt – können die Unterschiede nicht direkt für die Verursachung des Stotterns verantwortlich sein. Es wurde bislang kein Unterschied zwischen den Gruppen

gefunden, der eine notwendige Bedingung für Stottern darstellt, da es immer auch Betroffene gibt, die hinsichtlich dieses Aspekts unauffällig sind. Damit ist es auch zurzeit nicht möglich, Personen einer der beiden Gruppen zuzuordnen, wenn diese nicht spricht. Wenn Gruppenunterschiede gefunden werden, dann bedeutet dies, dass ein Merkmal in der stotternden Population häufiger auftritt, also eine größere Subpopulation der stotternden als der nichtstotternden Personen betroffen ist. Die genaue Bedeutung dieses gehäuften Auftretens eines Merkmals für die Ätiologie des Stotterns ist offen, d. h. die Wirkmechanismen, mit denen das Merkmal konkret zur Entstehung bzw. Aufrechterhaltung des Stotterns bei dieser Subgruppe beiträgt, sind ungeklärt (vgl. Abschn. 10.4).

Ursache-Folge-Problematik
Ein großes Problem in der Stotterforschung besteht in der Ursache-Folge-Problematik: Es kann nicht festgestellt werden, ob gefundene Unterschiede auf verursachende oder aufrechterhaltende Faktoren hinweisen bzw. eine Folge des Stotterns darstellen. Dies ist besonders problematisch, da überwiegend stotternde Erwachsene untersucht wurden, wodurch eher Hinweise auf Folgeerscheinungen (z. B. Sprechanstrengung) oder auf Faktoren zu erwarten sind, die die Remission des Stotterns verhindern, als auf solche der Verursachung und Entstehung. Auch die Untersuchung des flüssig klingenden Sprechens bietet für die Ursache-Folge-Problematik nicht notwendigerweise eine Lösung (siehe Abschn. 9.6). Bloodstein (1993, S. 31) weist darauf hin, dass Abnormitäten, die während des Sprechens beobachtet werden, die Ursache, das Ergebnis oder lediglich ein Merkmal des Stotterns darstellen können. Streng genommen erlaubt der Vergleich von stotternden und nichtstotternden Personen keinerlei Rückschlüsse auf die Verursachung des Stotterns.

Gruppenuntersuchungen
Young (1994) führt die Grenzen des *group difference design* vor Augen. Er kritisiert die unzureichende Parallelisierung von Experimental- und Kontrollgruppen, die meist nur Alter und Geschlecht der Probanden berücksichtige. Weitere mit dem Stottern assoziierte Faktoren wie negative Einstellungen zur Kommunikation würden nicht einbezogen. Des Weiteren weist der Autor auf den quasi-experimentellen Charakter der Gruppenuntersuchungen hin: Die Probanden werden nicht zufällig den Gruppen zugeordnet, sondern die natürliche Variable »Stottern«, die nicht experimentell variiert werden kann, bestimmt die Zugehörigkeit. Im Vergleich zu experimentellen Untersuchungen verfügen quasi-experimentelle Untersuchungen über eine geringere interne Validität.

Alternative Untersuchungsmethoden
Wie bereits oben erwähnt wurde, schlagen Armson und Kalinowski (1994) alternativ zum Gruppendesign die Untersuchung von nichtsprachlichen Tätigkeiten, von stotterreduzierenden Maßnahmen sowie Studien zur Verursachung der einzelnen Stotterereignisse vor. Rosenfield und Jerger (1985) empfehlen vermehrt Einzelfallstudien, um

individuelle Strategien zu untersuchen. Young (1994) unterstützt diese Sichtweise, da bei Gruppenuntersuchungen zu viele Informationen aus den Daten verloren gingen. Er empfiehlt ein experimentelleres Herangehen etwa durch den Einsatz stotterintensivierender Bedingungen. Folkins (1991, S. 567) spricht sich ebenfalls gegen Gruppenuntersuchungen aus:»Because each speaker, and each stutterer, may use the flexible and plastic processes of speech production so differently, we should concentrate our measurements within speakers rather than spreading measurements across the differences between speakers.«Yairi (2007) ermutigt die weitere Suche nach möglichen Subgruppen. Aufgrund der Ursache-Folge-Problematik ergibt sich zwingend, dass sich die Stotterforschung auf die Untersuchung von Kindern konzentrieren muss, damit sich verursachende und kompensatorische Phänomen weniger vermischen. Ideal sind Längsschnittuntersuchungen über den Beginn des Stotterns hinweg.

Das Wichtigste in Kürze
Stotternde Kinder weisen häufiger mehr oder weniger subtile Beeinträchtigungen in der Sprachentwicklung sowie Artikulationsstörungen auf. Stotternde erzielen in Tests zur zentralen auditiven Wahrnehmung etwas geringere Werte, sie weisen langsamere Reaktionszeiten für den Stimmeinsatz auf und es gibt Hinweise auf funktionelle und strukturelle Auffälligkeiten im Gehirn. Immer noch gibt es zu wenige Untersuchungen an Kindern, so dass nicht ausgeschlossen werden kann, dass die Befunde eine Folge des Stotterns darstellen. Das *fluent speech paradigm* bietet nicht zwingend einen Ausweg. Des Weiteren haben die Untersuchungen nur quasi-experimentellen Charakter. Dennoch können die gefundenen Unterschiede auf eine konstitutionelle Veranlagung für Stottern hinweisen.

Literatur

Accordi, M., Bianchi, R., Consolaro, C., Tronchin, F., DeFilippi, R., Pasqualon, L., Ugo, E., & Croatto, L. (1983). L'Eziopatogenesi della balbuzie: Studio stadistico su 2802 casi. *Acta Phoniatrica Latina, 5,* 171–180.

Adams, M. R., & Hayden, P. (1976). The ability of stutterers and nonstutterers to initiate and terminate phonation during production of an isolated vowel. *The Journal of speech and hearing disorders, 19,* 290–296.

Alm, P. A. (2014). Stuttering in relation to anxiety, temperament, and personality: Review and analysis with focus on causality. *Journal of Fluency Disorders, 40,* 5–21.

Alpermann, A., & Zückner, H. (2008). Sprechmotorische Fähigkeiten stotternder Kinder. *Sprache Stimme Gehör, 32,* 1–5.

Anderson, J. D. (2008). Age of acquisition and repetition priming effects on picture naming of children who do and who do not stutter. *Journal of Fluency Disorders, 33,* 135–155.

Anderson, J. D., & Wagovich, S. A. (2010). Relationships among linguistic processing speed, phonological working memory, and attention in children who stutter. *Journal of Fluency Disorders, 35*(3), 216–234.

Anderson, J. D., Pellowski, M. W., Conture, E. G., & Kelly, E. M. (2003). Temperamental characteristics of young children who stutter. *Journal of Speech, Language, and Hearing Research, 46,* 1221–1233.

Anderson, J. D., Wagovich, S. A., & Hall, N. E. (2006). Nonword repetition skills in young children who do and do not stutter. *Journal of Fluency Disorders, 31,* 177–199.

Andrews, G., & Harris, M. (1964). *The syndrome of stuttering*. London: Heinemann.

Andrews, G., Quinn, P. T., & Sorby, W. A. (1972). Stuttering: An investigation into cerebral dominance for speech. *Journal of Neurology, Neurosurgery and Psychiatry, 35,* 414–418.

Arenas, R. M., Zebrowski, P. M., & Moon, J. B. (2012). Phonetically governed voicing onset and offset in preschool children who stutter. *Journal of Fluency Disorders, 37,* 179–187.

Armson, J., & Kalinowski, J. (1994). Interpreting results of the fluent speech paradigm in stuttering research: Difficulties in separating cause from effect. *Journal of Speech and Hearing Research, 37,* 69–82.

Arndt, J., & Healey, C. (2001). Concomitant disorders in school-age children who stutter. *Language Speech and Hearing Services in Schools, 32,* 68–78.

Bakker, K., & Brutten, G. J. (1989). A comparative investigation of the laryngeal premotor, adjustment, and reaction times of stutterers and nonstutterers. *Journal of Speech and Hearing Research, 32,* 239–244.

Basu, S., Schlauch, R. S., & Sasisekaran, J. (2018). Backward masking of tones and speech in people who do and do not stutter. *Journal of Fluency Disorders, 57,* 11–21.

Bauerly, K. R., & De Nil, L. F. (2011). Speech sequence skill learning in adults who stutter. *Journal of Fluency Disoders, 36,* 349–360.

Belyk, M., Kraft, S. J., & Brown, S. (2015). Stuttering as a trait or state – an ALE meta-analysis of neuroimaging studies. *European Journal of Neuroscience, 41,* 275–284.

Bernstein Ratner, N. (1997). Stuttering: A psycholinguistic persepctive. In R. F. Curlee & G. M. Siegel (Hrsg.), *Nature and treatment of stuttering: New directions* (2. Aufl., S. 99–127). Needham Heights: Allyn & Bacon.

Bernstein Ratner, N. (2019) *At the interface between stuttering and language*. Vortrag, 12.10.2019. Rotterdamm: Erasmus MC.

Berry, M. F. (1938). The developmental history of stuttering children. *The Journal of Pediatrics, 12,* 209–217.

Bleek, B., Reuter, M., Yaruss, J. S., Cook, S., Faber, J., & Montag, C. (2012). Relationships between personality characteristics of people who stutter and the impact of stuttering on everyday life. *Journal of Fluency Disorders, 37,* 325–333.

Blomgren, M., & Goberman, A. M. (2008). Revisiting speech rate and utterance length manipulations in stuttering speakers. *Journal of Communication Disorders, 41,* 159–178.

Blood, G. W., & Blood, I. M. (1989). Laterality and preferences in adult female and male stutterers. *Journal of Fluency Disorders, 14,* 1–10.

Blood, G. W., Ridenour, V. J., Qualls, C. D., & Hammer, C. S. (2003). Co-occurring disorders in children who stutter. *The Journal of Communication Disorders, 36,* 427–448.

Bloodstein, O. (1958). Stuttering as an anticipatory struggle reaction. In J. Eisenon (Hrsg.), *Stuttering: A symposium* (S. 1–69). New York: Harper & Brothers.

Bloodstein, O. (1993). *Stuttering: The search for a cause and cure*. Needham Heights: Allyn and Bacon.

Bloodstein, O., & Bernstein Ratner, N. (2008). *A handbook on stuttering* (6. Aufl.). San Diego: Singular Publishing Group.

Blumgart, E., Tran, Y., & Craig, A. (2014). Social support and its association with negative affect in adults who stutter. *Journal of Fluency Disorders, 40,* 83–92.

Borden, G. J. (1983). Initiation versus execution time during manual and oral counting by stutterers. *Journal of Speech and Hearing Research, 26,* 389–396.

Bosshardt, H. G. (1990). Subvocalization and reading rate differences between stuttering and nonstuttering children and adults. *Journal of Speech and Hearing Research, 33*(4), 776–785.

Bosshardt, H. G., & Nandyal, I. (1988). Reading rates of stutterers and nonstutterers during silent and oral reading. *Journal of Fluency Disoders, 13,* 407–420.

Bowers, A., Bowers, L. M., Hudock, D., & Ramsdell-Hudock, H. L. (2018). Phonological working memory in developmental stuttering. Potential insights from the neurobiology of language and cognition. *Journal of Fluency Disoders, 58,* 94–117.

Brady, J. P., & Berson, J. (1975). Stuttering, dichotic listening, and cerebral dominance. *Archives of General Psychiatry, 32,* 1449–1452.

Brown, S., Ingham, R. J., Ingham, J. C., Laird, A. R., & Fox, P. T. (2005). Stuttered and fluent speech production: An ALE meta-analysis of functionalneuroimaging studies. *Human Brain Mapping, 25*(1), 105–117.

Budde, K. S., Barron, D. S., & Fox, P. T. (2014). Stuttering, induced fluency, and natural fluency: A hierarchical series of activation likelihood estimation meta-analyses. *Brain and Language, 139,* 99–107.

Caruso, A. J. (1991). Neuromotor processes underlying stuttering. In H. F. M. Peters, W. Hulstijn, & C. W. Starkweather (Hrsg.), *Speech motor control and stuttering* (S. 101–116). Amsterdam: Elsevier Science Publishers.

Caruso, A. J., Abbs, J. H., & Gracco, V. L. (1988). Kinematic analysis of multiple movement coordination during speech in stutterers. *Brain, 111,* 439–456.

Caruso, A. J., Chodzko Zajko, W. J., Bidinger, D. A., & Sommers, R. K. (1994). Adults who stutter: Responses to cognitive stress. *Journal of Speech and Hearing Research, 37,* 746–754.

Chow, H. M., & Chang, S.-E. (2017). White matter developmental trajectories associated with persistence and recovery of childhood stuttering. *Human Brain Mapping, 38*(7), 3345–3359.

Civier, O., Tasko, S. M., & Guenther, F. H. (2010). Overreliance on auditory feedback may lead to sound/syllable repetitions: Simulations of stuttering and fluency-inducing conditions with a neural model of speech production. *Journal of Fluency Disoders, 35,* 246–279.

Civier, O., Bullock, D., Max, L., & Guenther, F. H. (2013). Computational modeling of stuttering caused by impairments in a basal ganglia thalamo-cortical circuit involved in syllable selection and initiation. *Brain and Language, 126,* 263–78.

Clark, C. E., Conture, E. G., Walden, T. A., & Lambert, W. E. (2013). Speech sound articulation abilities of preschool-age children who stutter. *Journal of Fluency Disoders, 38,* 325–241.

Colombat de L'Isère, M. (1831) *Du Bégaiement et tous les Autres Vices de la Parole Traîtés par Nouvelles Méthodes.* 2. Auflage, Paris.

Conture, E. G., Rothenberg, M., & Molitor, R. D. (1986). Electroglottographic observations of young stutterers' fluency. *Journal of Speech and Hearing Research, 29,* 384–393.

Conture, E. G., Colton, R. H., & Gleason, J. R. (1988). Selected temporal aspects of coordination during fluent speech of young stutterers. *Journal of Speech and Hearing Research, 31,* 640–653.

Conture, E. G., Kelly, E. M., & Walden, T. A. (2013). Temperament, speech and language: An overview. *The Journal of Communication Disorders, 46*(2), 125–142.

Cross, D. E. (1987). Comparison of reaction time and accuracy measures of laterality for stutterers and normal speakers. *Journal of Fluency Disorders, 12,* 271–286.

Cullinan, W. L., & Springer, M. T. (1980). Voice initiation and termination times in stuttering and nonstuttering children. *Journal of Speech and Hearing Research, 23,* 344–360.

Curry, F. K. W., & Gregory, H. H. (1969). The performance of stutterers on dichotic listening tasks thought to reflect cerebral dominance. *Journal of Speech and Hearing Research, 12,* 73–82.

Darley, F. L. (1955). The relationship of parental attitudes and adjustments to the development of stuttering. In W. Johnson & R. R. Leutenegger (Hrsg.), *Stuttering in children and adults* (S. 75–153). Minneapolis: University of Minnesota Press.

De Nil, L.F. (1995) *Linguistic and motor approaches to stuttering: Exploring unification.* Panel presentation at the Annual Conference of the American Speech-Language-Hearing Association, Orlando, Florida.

De Nil, L. F. (1999). Stuttering: A neurophysiological perspective. In N. Bernstein & E. C. Healey (Hrsg.), *Stuttering research and practice: Bridging the gap* (S. 85–102). Mahwah: Lawrence Erlbaum Associates.

De Nil, L. F., & Abbs, J. H. (1991). Influence of speaking rate on the upper lip, lower lip, and jaw peak velocity sequencing during bilabial closing movements. *Journal of the Acoustic Society of America, 89,* 845–849.

Delaney, C. M. (1979). The function of the middle ear muscles in stuttering. *The South African Journal of Communication Disorders, 26,* 20–34.

Di Simoni, F. G. (1974). Preliminary study of certain timing relationships in the speech of stutterers. *Journal of the Acoustic Society of America, 56*(2), 695–696.

Druker, K., Hennessey, N., Mazzucchelli, T., & Beilby, J. (2019). Elevated attention deficit hyperactivity disorder symptoms in children who stutter. *Journal of Fluency Disorders, 59,* 80–9.

Eggers, K., & Jansson-Verkasalo, E. (2017). Auditory attentional set-shifting and inhibition in children who stutter. *Journal of Speech, Language, and Hearing Research, 60*(11), 3159–3170.

Eggers, K., De Nil, L. F., & Van den Bergh, B. R. H. (2010). Temperament dimensions in stuttering and typically developing children. *Journal of Fluency Disorders, 35,* 355–372.

Eggers, K., De Nil, L. F., & van den Bergh, B. R. H. (2012). The efficiency of attentional networks in children who stutter. *Journal of Speech, Language, and Hearing Research, 55*(3), 946–959.

Eggers, K., De Nil, L. F., & van den Bergh, B. R. H. (2013). Inhibitory control in childhood stuttering. *Journal of Fluency Disorders, 38*(1), 1–13.

Etchell, A. C., Civier, O., Ballard, K. J., & Sowman, P. F. (2018). A systematic literature review of neuroimaging research on developmental stuttering between 1995 and 2016. *Journal of Fluency Disoders., 55,* 6–45.

Folkins, J. W. (1991). Stuttering from a speech motor control perspective. In H. F. M. Peters, W. Hulstijn, & C. W. Starkweather (Hrsg.), *Speech motor control and stuttering* (S. 561–569). Amsterdam: Elsevier Science.

Fransella, F., & Beech, H. R. (1965). An experimental analysis on the effect of rhythm on the speech of stutterers. *Behavioral Research and Therapy, 3,* 195–201.

Fruewald, E. (1936). Intelligence ratings of severe college stutterers compared with that of others entering universities. *Journal of Speech Disorders, 1,* 47–51.

Gruber, L., & Powell, R. L. (1974). Responses of stuttering and non-stuttering children to a dichotic listening task. *Perceptual and Motor Skills, 38,* 263–264.

Guitar, B. (2006). *Stuttering: An integrated approach to its nature and treatment* (3. Aufl.). Baltimore: Williams & Wilkins.

Gutzmann, H. (1894). *Des Kindes Sprache und Sprachfehler.* Leipzig: Weber.

Hall, J. W., & Jerger, J. (1978). Central auditory function in stutterers. *Journal of Speech and Hearing Research, 21,* 324–337.

Hartfield, K. N., & Conture, E. G. (2006). Effects of perceptual and conceptual similarity in lexical priming of young children who stutter: Preliminary findings. *Journal Fluency Disorders, 31,* 303–324.

Heelan, M., McAllister, J., & Skinner, J. (2016). Stuttering, alcohol consumption and smoking. *Journal of Fluency Disorders, 48,* 27–34.

Hennessey, N. W., Nang, C. Y., & Beilby, J. M. (2008). Speeded verbal responding in adults who stutter: Are there deficits in linguistic encoding? *Journal of Fluency Disorders, 33,* 180–202.

Hilger, A. I., Zelaznik, H., & Smith, A. (2016). Evidence that bimanual motor timing performance is not a significant factor in developmental stuttering. *Journal of Speech, Language, and Hearing Research, 59*(4), 674–685.

Howell, P., Marchbanks, R. J., & El-Yaniv, N. (1986). Middle ear muscle activity during vocalization in normal speakers and stutterers. *Acta Oto-Laryngologica, 102,* 396–402.

Howell, P., Sackin, S., & Rustin, L. (1995). Comparison of speech motor development in stutterers and fluent speakers between 7 and 12 years old. *Journal of Fluency Disorders, 20,* 243–255.

Howell, P., Davis, S., & Williams, R. (2008). Late childhood stuttering. *Journal of Speech, Language, and Hearing Research, 51,* 669–687.

Hubbard Seery, C., Watkins, R. V., Mangelsdorf, S. C., & Shigeto, A. (2007). Subtyping stuttering II: Contributions from language and temperament. *Journal of Fluency Disorders, 32,* 197–217.

Ingham, R. J., Ingham, J. C., Finn, P., & Fox, P. T. (2003). Towards a functional neural systems model of developmental stuttering. *Journal of Fluency Disorders, 28,* 297–318.

Iverach, L., Jones, M., O'Brian, S., Block, S., Lincoln, M., Harrison, E., et al. (2010). Mood and substance use disorders among adults seeking speech treatment for stuttering. *Journal of Speech, Language, and Hearing Research, 53*(5), 1178–1190.

Iverach, L., Rapee, R. M., Wong, Q. J. J., & Lowe, R. (2017). Maintenance of social anxiety in stuttering. A cognitive-behavioral model. *American Journal of Speech-Language Pathology, 26,* 540–556.

Jäncke, L. (1987). Die Lateralisierungshypothese des Stotterns: Zusammenfassung und kritischer Überblick. *Sprache Stimme Gehör, 11,* 91–99.

Jäncke, L. (1991). The ‚audio-phonatoric coupling' in stuttering and nonstuttering adults: Experimental contributions. In H. F. M. Peters, W. Hulstijn, & C. W. Starkweather (Hrsg.), *Speech motor control and stuttering* (S. 171–180). Amsterdam: Elsevier Science.

Jäncke, L., Bauer, A., Haakert, O., & Kalveram, K. Th. (1995). Patterns of interarticulator phasing relations in stutterers and nonstutterers. In C.W. Starkweather & H. F.M. Peters (Hrsg.), *Proceedings of the First World Congress on Fluency Disorders*. The International Fluency Association, 23–26.

Johnson, W., & Associates. (1959). *The onset of stuttering*. Minneapolis: University of Minnesota Press.

Johnson, W., et al. (1942). A study of the onset and development of stuttering. *Journal of Speech Disorders, 7,* 251–257.

Johnson, K. N., Walden, T. A., Conture, E. G., & Karrass, J. (2010). Spontaneous regulation of emotions in preschool children who stutter: Preliminary findings. *Journal of Speech, Language, and Hearing Research, 53*(6), 1478–1495.

Jones, K. (1966). Observations on stammering after localized cerebral injury. *Journal of Neurology, Neurosurgery and Psychiatry, 29,* 192–195.

Jones, R. M., Conture, E. G., & Walden, T. A. (2014). Emotional reactivity and regulation associated with fluent and stuttered utterances of preschool-age children who stutter. *The Journal of Communication Disorders, 48,* 38–51.

Kalveram, K. Th., & Jäncke, L. (1989). Vowel duration and voice onset time for stressed and nonstressed syllables in stutterers under delayed auditory feedback condition. *Folia Phoniatrica et Logopaedica, 41,* 30–42.

Kefalianos, E., Onslow, M., Ukoumunne, O., Block, S., & Reilly, S. (2014). Stuttering, temperament, and anxiety: Data from a community cohort ages 2–4 years. *Journal of Speech, Language, and Hearing Research, 57*(4), 1314–1322.

Kelly, E. M., & Conture, E. G. (1992). Speaking rates, response time latencies, and interrupting behavior or young stutterers, nonstutterers, and their mothers. *Journal of Speech and Hearing Research, 35,* 1256–1267.

Kloth, S., Janssen, P., Kraaimaat, F., & Brutten, G. J. (1998). Child and mother variables in the development of stuttering among high-risk children: A longitudinal study. *Journal of Fluency Disorders, 23,* 217–230.

Kloth, S., Kraaimaat, F., Janssen, P., & Brutten, G. J. (1999). Persistence and remission of incipient stuttering among high-risk children. *Journal of Fluency Disorders, 24,* 253–265.

Kolb, B., & Whishaw, I. Q. (2015). *Fundamentals of human neuropsychology* (7. Aufl.). New York: Worth.

Kraft, S. J., Lowther, E., & Beilby, J. (2019). The role of effortful control in stuttering severity in children. Replication study. *American Journal of Speech-Language Pathology, 28,* 14–28.

Liebetrau, R. M., & Daly, D. A. (1981). Auditory processing and peceptual abilities of "organic" and "functional" stutterers. *Journal of Fluency Disorders, 6,* 219–231.

Loucks, T. M. J., De Nil, L. F., & Sasisekaran, J. (2007). Jaw-phonatory coordination in chronic developmental stuttering. *Journal of Communication Disoders, 40,* 257–272.

Love, L. R., & Jeffress, L. A. (1971). Identification of brief pauses in the fluent speech of stutterers and nonstutterers. *Journal of Speech and Hearing Research, 14,* 229–240.

MacPherson, M. K., & Smith, A. (2013). Influences of sentence length and syntactic complexity on the speech motor control of children who stutter. *Journal of Speech, Language, and Hearing Research, 56*(1), 89–102.

Manning, W., & Beck, J. G. (2013). Personality dysfunction in adults who stutter: Another look. *Journal of Fluency Disorders, 38*(2), 184–192.

Maske-Cash, W. S., & Curlee, R. F. (1995). Effect of utterance length and meaningfulness on the speech initiation times of children who stutter and children who do not stutter. *Journal of Speech and Hearing Research, 38,* 18–25.

McClean, M. D., Kroll, R. M., & Loftus, N. S. (1990). Kinematic analysis of lip closure in stutterers' fluent speech. *Journal of Speech and Hearing Research, 33,* 755–760.

Meyers, S. C., & Freeman, F. J. (1985a). Mother and child speech rates as a variable in stuttering and disfluency. *Journal of Speech and Hearing Research, 28,* 436–444.

Meyers, S. C., & Freeman, F. J. (1985b). Interruptions as a variable in stuttering and disfluency. *Journal of Speech and Hearing Research, 28,* 428–435.

Moncur, J. P. (1952). Parental domination in stuttering. *Journal of Speech and Hearing Research, 17,* 155–165.

Moore, W. H. (1986). Hemispheric alpha asymmetries of stutterers and nonstutterers for the recall and recognition of words and connected reading passages: some relationships to severity of stuttering. *Journal of Fluency Disoders, 11,* 71–89.

Moore, W. H., & Haynes, W. O. (1980). Alpha hemispheric asymmetry and stuttering: Some support for a segmentation dysfunction hypothesis. *Journal of Speech and Hearing Research, 23,* 229–247.

Moore, W. H., & Lang, M. K. (1977). Alpha asymmetry over the right and left hemispheres of stutterers and control subjects preceding massed oral readings: a preliminary investigation. *Perceptual and Motor Skills, 44,* 223–230.

Moore, W. H., Craven, D. C., & Faber, M. M. (1982). Hemispheric alpha asymmetries of words with positive, negative, and neutral arousal values preceding tasks of recall and recognition: Electrophysiological and behavioral results from stuttering males and nonstuttering males and females. *Brain and Language, 17,* 211–224.

Murphy, M., & Baumgartner, J. M. (1981). Voice initiation and termination time in stuttering and nonstuttering children. *Journal of Fluency Disorders, 6,* 257–264.

Nadoleczny, M. (1926). *Kurzes Lehrbuch der Sprach- und Stimmheilkunde mit besonderer Berücksichtigung des Kindesalters.* Leipzig: Verlag von F.C.W. Vogel.

Namasivayam, A. K., & van Lieshout, P. (2008). Investigating speech motor practice and learning in people who stutter. *Journal of Fluency Disoders, 33,* 32–51.

Natke, U. (1999). Die Kontrolle der Phonationsdauer bei stotternden und nichtstotternden Personen: Einfluss der Rückmeldelautstärke und Adaptation. *Sprache Stimme Gehör, 23,* 198–205.

Neef, N. E., Sommer, M., Neef, A., Paulus, W., Wolff von Gudenberg, A., Jung, K., & Wüstenberg, T. (2012). Reduced speech perceptual acuity for stop consonants in individuals who stutter. *Journal of Speech, Language, and Hearing Research, 55*(1), 276–289.

Neef, N. E., Anwander, A., & Friederici, A. D. (2015). The neurobiological grounding of persistent stuttering: From structure to function. *Current Neurology and Neuroscience Reports, 15,* 63.

Newman, R., & Bernstein Ratner, N. (2007). The role of selected lexical factors on confrontation naming accuracy, speed, and fluency in adults who do and do not stutter. *Journal of Speech, Language, and Hearing Research, 50,* 196–213.

Nippold, M. A., Schwarz, I. E., & Jescheniak, J. D. (1991). Narrative ability in school-age stuttering boys: A preliminary investigation. *Journal of Fluency Disorders, 16,* 289–308.

Ntourou, K., Conture, E. G., & Lipsey, M. W. (2011). Language abilities of children who stutter: A meta-analytical review. *American Journal of Speech-Language Pathology, 20*(3), 163–179.

Ntourou, K., Conture, E. G., & Walden, T. A. (2013). Emotional reactivity and regulation in preschool-age children who stutter. *Journal of Fluency Disorders, 38*(3), 260–274.

Nudelman, H. B., Herbrich, K. E., Hoyt, B. D., & Rosenfield, D. B. (1987). Dynamic characteristics of vocal frequency tracking in stutterers and nonstutteers. In H. F. M. Peters & W. Hulstijn (Hrsg.), *Speech Motor Dynamics in Stuttering* (S. 399–427). New York: Springer.

Ofoe, L. C., Anderson, J. D., & Ntourou, K. (2018). Short-term memory, inhibition, and attention in developmental stuttering: A meta-analysis. *Journal of Speech, Language, and Hearing Research, 61*(7), 1626–1648.

Olander, L., Smith, A., & Zelaznik, H. N. (2010). Evidence that a motor timing deficit is a factor in the development of stuttering. *Journal of Speech, Language, and Hearing Research, 53,* 876–886.

Pelczarski, K. M., & Yaruss, J. S. (2016). Phonological memory in young children who stutter. *Journal of Communication Disoders, 62,* 54–66.

Peters, H. F. M., & Hulstijn, W. (1984). Stuttering and anxiety: The difference between stutterers and nonstutterers in verbal apprehension and physiologic arousal during the anticipation of speech and non-speech tasks. *Journal of Fluency Disorders, 9,* 67–84.

Peters, H. F. M., Hulstijn, W., & Starkweather, C. W. (1989). Acoustic and physiological reaction times of stutterers and nonstutterers. *Journal of Speech and Hearing Research, 32,* 668–680.

Peters, H. F. M., Hulstijn, W., & van Lieshout, P. (1993). Timing and coordination of speech motor processes in stutterers. In H. S. Johannsen & H. Schulze (Hrsg.), *Praxis der Beratung und Therapie bei kindlichem Stottern* (S. 22–42). Ulm: Verlag Phoniatrische Ambulanz der Universität Ulm.

Peters, H. F. M., Hulstijn, W., & van Lieshout, P. (2000). Recent developments in speech motor research into stuttering. *Folia Phoniatrica et Logopedica, 52,* 103–119.

Ramig, P. R., Krieger, S. M., & Adams, M. R. (1982). Vocal changes in stutterers and nonstutterers when speaking to children. *Journal of Fluency Disorders, 7,* 369–384.

Richels, C. G., Johnson, K. N., Walden, T. A., & Conture, E. G. (2013). Socioeconomic status, parental education, vocabulary and language skills of children who stutter. *The Journal of Communication Disorders, 46*(4), 361–374.

Rosenfield, D. B., & Goodglass, H. (1980). Dichotic testing of cerebral dominance in stutterers. *Brain and Language, 11,* 170–180.

Rosenfield, D., & Jerger, J. (1985). Stuttering and auditory function. In R. F. Curlee & W. H. Perkins (Hrsg.), *Nature and treatment of stuttering: New directions* (S. 73–88). San Diego: College-Hill Press.

Savage, C., & Howell, P. (2008). Lexical priming of function words and content words with children who do, and who do not, stutter. *Journal of Communication Disorders, 41,* 459–484.

Schindler, M. D. (1955). A study of educational adjustments of stuttering and nonstuttering children. In W. Johnson & R. R. Leutenegger (Hrsg.), *Stuttering in children and adults* (S. 348–357). Minneapolis: University of Minnesota Press.

Schulze, H. (1989). *Stottern und Interaktion.* Ulm: Verlag Phoniatrische Ambulanz der Universität Ulm.

Schwenk, K. A., Conture, E. G., & Walden, T. A. (2007). Reaction to background stimulation of preschool children who do and who do not stutter. *The Journal of Communication Disorders, 40,* 129–141.

Shearer, W. M., & Simmons, F. B. (1965). Middle ear activity during speech in normal speakers and stutterers. *Journal of Speech and Hearing Research, 8,* 203–207.

Sheehan, J. G. (1970). *Stuttering: Research and therapy.* New York: Harper & Row.

Smith, A., Goffman, L., Sasisekaran, J., & Weber-Fox, C. (2012). Language and motor abilities of preschool children who stutter: Evidence from behavioral and kinematic indices of nonword repetition performance. *Journal of Fluency Disorders, 37,* 344–358.

Smits-Bandstra, S., & De Nil, L. F. (2007). Sequence skill learning in persons who stutter: Implications for cortico-striato-thalamo-cortical dysfunction. *Journal of Fluency Disorders, 32,* 251–278.

Smits-Bandstra, S., De Nil, L. F., & Rochon, E. (2006a). The transition to increased automaticy during finger sequence learning in adult males who stutter. *Journal of Fluency Disoders, 31,* 22–42.

Smits-Bandstra, S., De Nil, L. F., & Saint-Cyr, J. A. (2006b). Speech and nonspeech sequence skill learning in adults who stutter. *Journal of Fluency Disorders, 31,* 116–136.

Starkweather, C. W. (1987). *Fluency and stuttering.* Englewood Cliffs: Prentice-Hall.

Starkweather, C. W., & Myers, M. (1979). Duration of subsegments within the intervocalic interval in stutterers and nonstutterers. *Journal of Fluency Disorders, 4,* 205–214.

Starkweather, C. W., Hirschman, P., & Tannenbaum, R. S. (1976). Latency of vocalization onset: Stutterers versus nonstutterers. *Journal of Speech and Hearing Research, 19,* 481–492.

Stromsta, C. (1957). A methodology related to the determination of the phase angle of bone-conducted speech sound energy of stutterers and nonstutterers. *Speech Monographs, 24,* 147–148.

Stromsta, C. (1965). A spectographic study of dysfluency labeled as stuttering by parents. *De Therapia Vocis et Loquellae, 1,* 317–320.

Stromsta, C. (1972). Interaural phase disparity of stutterers and nonstutterers. *Journal of Speech Language and Hearing Research, 15,* 771–780.

Stuber-Bartmann, S. (2018). *Besser lernen. Ein Praxisbuch zur Förderung von Selbstregulation und exekutiven Funktionen in der Grundschule* (2. Aufl.). München: Ernst Reinhardt.

Till, J. A., Reich, A., Dickey, S., & Seiber, J. (1983). Phonatory and manual reaction times of stuttering and nonstuttering children. *Journal of Speech and Hearing Research, 26,* 171–180.

Tran, Y., Blumgart, E., & Craig, A. (2011). Subjective distress associated with chronic stuttering. *Journal of Fluency Disorders, 36,* 17–26.

Tran, Y., Blumgart, E., & Craig, A. (2018). Mood state sub-types in adults who stutter. A prospective study. *Journal of Fluency Disorders, 56,* 100–111.

Usler, E. R., & Walsh, B. (2018). The effects of syntactic complexity and sentence length on the speech motor control of school-age children who stutter. *Journal of Speech, Language, and Hearing Research, 61*(9), 2157–2167.

Van der Merwe, B., Robb, M. P., Lewis, J. G., & Ormond, T. (2012). Anxiety measures and salivary cortisol responses in preschool children who stutter. *Contemporary Issues in Communication Science and Disorders, 38*(1), 1–10.

Van Lieshout, P. (1995). *Motor planning and articulation in fluent speech of stutterers and nonstutterers*. University Press Nijmegen, The Netherlands: Nijmegen Institute for Cognition and Information.

Walle, E. L. (1971). Intracarotid sodium amytal testing on normal, chronic adult stutterers. *Journal of Speech and Hearing Disorders, 36,* 561–561.

Walsh, B., & Smith, A. (2013). Oral electromyography activation patterns for speech are similar in preschoolers who do and do not stutter. *Journal of Speech, Language, and Hearing Research, 56*(5), 1441–1454.

Ward, D. (1997). Stuttering and articulator sequencing: Intrinsic and extrinsic timing perspectives. In W. Hulstijn, H. F. M. Peters, & P. H. H. M. van Lieshout (Hrsg.), *Speech production: Motor control, brain research, and fluency disorders* (S. 171–176). Amsterdam: Elsevier Science Publishers.

Warren, E. (1837). Remarks on stammering. *American Journal of Medical Science, 21,* 75–88. Wiederabdruck in *Journal of Communication Disorders, 10* (1977), 159–179.

Watson, B. C., & Alfonso, P. J. (1987). Physiological bases of acoustic LRT in nonstutterers, mild stutterers, and severe stutterers. *Journal of Speech and Hearing Research, 30,* 434–447.

Watts, A., Eadie, P., Block, S., Mensah, F., & Reilly, S. (2017). Language skills of children during the first 12 months after stuttering onset. *Journal of Fluency Disorders, 51,* 39–49.

Weber, C. M., & Smith, A. (1990). Autonomic correlates of stuttering and speech assessed in a range of experimental tasks. *Journal of Speech and Hearing Research, 33,* 690–706.

Webster, W. G. (1985). Neuropsychological models of stuttering. I. Representation of sequential response mechanisms. *Neuropsychologia, 23,* 263–267.

Webster, W. G. (1986). Response sequence organization and reproduction by stutterers. *Neuropsychologia, 24,* 813–821.

Webster, W. G. (1989). Sequence reproduction deficits in stutterers tested under nonspeeded response conditions. *Journal of Fluency Disorders, 14,* 79–86.

Webster, W. G. (1990). Evidence in bimanual finger-tapping of an attentional component to stuttering. *Behavioural Brain Research, 37,* 93–100.

Williams, H. G., & Bishop, J. H. (1992). Speed and consistency of manual movements of stutterers, articulation-disordered children, and children with normal speech. *Journal of Fluency Disorders, 17,* 191–203.

Williams, D. E., & Silverman, F. H. (1968). Note concerning articulation of school-age stutterers. *Perceptual and Motor Skills, 27,* 713–714.

Yairi, E. (1997). Home environment and parent-child interaction in childhood stuttering. In R. F. Curlee & G. M. Siegel (Hrsg.), *Nature and treatment of stuttering: New directions* (2. Aufl., S. 24–48). Needham Heights: Allyn & Bacon.

Yairi, E. (2007). Subtyping stuttering I: A review. *Journal of Fluency Disorders, 32,* 165–196.

Yairi, E., Ambrose, N. G., & Cox, N. (1996). Genetics of stuttering: A critical review. *Journal of Speech and Hearing Research, 39*(4), 771–784.

Yaruss, J. S., LaSalle, L., & Conture, E. G. (1998). Evaluating stuttering in young children: Diagnostic data. *American Journal of Speech-Language Pathology, 7,* 62–76.

Young, M. A. (1994). Evaluating differences between stuttering and nonstuttering speakers: The group difference design. *Journal of Speech and Hearing Research, 37,* 522–534.

Zebrowski, P. M., Conture, E. G., & Cudahy, E. G. (1985). Acoustic analysis of young stutterers' fluency: Preliminary observations. *Journal of Fluency Disorders, 10,* 173–192.

Zimmermann, G. (1980a). Articulatory dynamics of fluent utterances of stutterers and nonstutterers. *Journal of Speech and Hearing Research, 23,* 95–107.

Zimmermann, G. (1980b). Stuttering: A disorder of movement. *Journal of Speech and Hearing Research, 23,* 122–136.

Ätiologie und Pathophysiologie des Stotterns

10

Inhaltsverzeichnis

10.1 Neurotische Reaktion. 134
10.2 Lerntheorien. 135
10.3 Breakdown-Theorien. 138
10.4 Multikausale und –faktorielle Theorien. 142
10.5 Resümee zur Ätiologie und Pathophysiologie. 145
Literatur. 146

Es gibt viele Laienerklärungen für die Entstehung des idiopathischen Stotterns: Die Kinder würden schneller denken als sprechen (oder andersherum), sie hätten eine stotternde Person nachgeahmt, sie seien besonders nervös, sie wollten Aufmerksamkeit erzielen oder hätten einfach eine träge Zunge. All diese Erklärungen treffen nicht zu. Bloodstein und Bernstein Ratner (2008) kommen im *Handbook on Stuttering* zu dem Ergebnis, dass die übermäßige Muskelanspannung die unmittelbar zugrunde liegende Ursache eines Großteils der Sprechschwierigkeiten stotternder Personen sei (vgl. auch Starkweather 1995), nach heutigem Kenntnisstand jedoch keine endgültigen Schlussfolgerungen über die Natur und die Ätiologie des Stotterns möglich seien.

Eine Reihe von Theorien wurde über die Verursachung des Stotterns aufgestellt. Zu jeder Theorie scheinen sich stotternde Personen finden zu lassen, für die diese Theorie plausibel ist. Umgekehrt kann bislang keine Theorie für sich beanspruchen, auf alle stotternden Personen zuzutreffen.

Ätiologie und Pathophysiologie
Theorien des Stotterns lassen sich unterteilen in solche zur Ätiologie, in denen versucht wird, allgemeine Bedingungen zu nennen, die für den Beginn und die Aufrechterhaltung

des Stotterns verantwortlich sind, und solche des Stottereignisses *(moment of stuttering)* bzw. der Pathophysiologie beim Stottern, die eine Erklärung für Ablauf und Verursachung der einzelnen Sprechunflüssigkeiten liefern sollen. Eine Theorie des Stotterns muss sowohl eine Erklärung für die Ätiologie als auch für die Pathophysiologie liefern können.

Im Folgenden wird in Anlehnung an Bloodstein (1958, 1995) eine Unterteilung der Theorien in *breakdown*-Theorien, Lerntheorien und solche des Stotterns als neurotische Reaktion vorgenommen, bevor auf multikausale und -faktorielle Theorien eingegangen wird.

10.1 Neurotische Reaktion

Die Psychoanalyse beschreibt Stottern als neurotisches Symptom in Form eines zielgerichteten Verhaltens, um unbewusste und unterdrückte Bedürfnisse zu befriedigen (vgl. Glauber 1958), oder wie Johnson (1958, S. xi) diese Position beschreibt: »The stutterer blocks because he unconsciously wishes to block …«. Eine Vielzahl solcher Bedürfnisse wird genannt. Der Wunsch nach oral- oder anal-erotischer Befriedigung, feindselige oder aggressive Impulse, Erzielen von Aufmerksamkeit, Sympathie oder Isolation. Das Symptom wird dabei als zwanghaftes Verhalten angesehen, das nur durch Lösung des zugrundeliegenden Konflikts abgebaut werden kann. Bekannte Vertreter psychoanalytischer Theorien sind Coriat (1927, 1933, 1943), der bei stotternden Personen eine orale Fixierung annahm, sowie Fenichel (1945) und Heilpern (1941), die an eine anale Fixierung glaubten. Schoenacker, der im deutschsprachigen Raum eine individualpsychologische Gruppentherapie für Erwachsene angeboten hat, vertritt die Position, Stottern sei eine Psychoneurose und Ausdruck frühkindlicher Entmutigung (Schoenacker 1978, 1981). Im Rahmen der neurotischen Persönlichkeit stotternder Personen habe das Stottern eine sinnvolle, schützende Funktion, und aus den typischen Arten der Stottersymptome lasse sich auf die Ziele schließen, die die Person mit diesen Symptomen verfolge. Entsprechend sei der wichtigste Bestandteil einer Therapie die Aufdeckung des neurotischen Systems.

Kollbrunner (2004) spekuliert ausgehend von einer Auswahl von Studien, in denen Gruppenunterschiede in der Persönlichkeit und im Umfeld stotternder Personen gefunden wurden, über psychosoziale Ursachen des Stotterns. Der Autor hält Stottern für eine Beziehungs- und Identitätsstörung, für die die Eltern/Großeltern verantwortlich sind (Kollbrunner 2005). Die Gesamtheit der Untersuchungen liefert allerdings keine Hinweise auf ein bestimmtes Persönlichkeitsprofil stotternder Personen oder darauf, dass in der stotternden Population Persönlichkeitsstörungen verbreiteter sind als in der übrigen Population (siehe Abschn. 9.1).

Freud selbst glaubte, dass die Psychoanalyse keine Erklärung für Stottern gefunden habe und nicht effektiv in dessen Behandlung sei (zitiert nach Fröschels 1943, S. 158). Von Brill (1923) stammt eine Untersuchung zur Effektivität der Psychoanalyse in der Behandlung des Stotterns über einen längeren Zeitraum. Bei der Mehrzahl von 69 behandelten stotternden Personen wurde während der Therapie flüssiges Sprechen erreicht. Nach einem Zeitraum von 11 Jahren bezeichnete Brill bei nur 5 Personen den Zustand als »really well«, die meisten anderen, so schreibt er, »… seem to be satisfied that they have improved, although they have their ups and downs.« (Brill 1923, S. 131) Brill schlussfolgert, dass beim Stottern Prävention wichtiger als Behandlung sei.

Theorien des Stotterns als neurotischer Reaktion werden dem Problem nicht gerecht. Dies bedeutet nicht, dass psychologische Faktoren bei der Entstehung des Stotterns keine Rolle spielen. Sie werden jedoch meist als emotionale Reaktionen, also als Ergebnis und nicht als Ursache des Stotterns angesehen, die den Verlauf der Störung beeinflussen können. So übertragen Iverach et al. (2017) Theorien zu Sozialphobien auf Stottern und erklären ihren Beitrag zur Aufrechterhaltung des Stotterns. Auch die im Folgenden beschriebenen Lerntheorien betonen psychologische Faktoren, ohne jedoch Unterschiede zwischen stotternden und nichtstotternden Personen in der Persönlichkeit anzunehmen.

10.2 Lerntheorien

Unter die Lerntheorien des Stotterns fallen insbesondere die der antizipierten Anstrengung. Sie besagen kurzgefasst, dass die Erwartung von Unterbrechungen beim Sprechen zum Stottern führe. Das Stottern bestehe somit eigentlich aus den Anstrengungen, die die Person unternehme, um nicht zu stottern. Zur Veranschaulichung wird gerne das Beispiel des Balancierens auf einem Holzbalken genannt. Solange der Balken auf dem Boden liegt, bereitet dies keine Probleme. In zehn Meter Höhe kann die Angst vor dem Herunterfallen dazu führen, dass die Person tatsächlich stürzt. Die ängstliche Selbstbeobachtung kann zur Folge haben, dass der Ablauf von automatisierten Bewegungen gestört wird.

Bloodstein (1993) meint, es sei wahrscheinlich kein Zufall, dass diese Theorien häufig von Personen vertreten werden, die selbst stottern. Niemand verstehe die Ironie, die in dieser Hypothese steckt, besser als ein »Stotterer«. Kollbrunner (2004) wirft Experten, die selbst stottern, fehlende wissenschaftliche Distanz vor und warnt vor einer systematischen Verzerrung der von ihnen vertretenen Stottertheorien.

Theorien dieser Kategorie machen Lernprozesse und Umwelteinflüsse für die Entstehung des Stotterns verantwortlich und wurden mit und ohne die Annahme einer Veranlagung für Stottern formuliert. Meist werden konstitutionelle Unterschiede zwischen stotternden und nichtstotternden Personen verneint, und Stottern wird weder als Symptom einer neuromotorischen noch einer emotionalen Störung angesehen. Stottern sei vielmehr die Folge ungünstiger Wahrnehmungs- und Bewertungsreaktionen bezüglich des Sprechens.

Es existiert eine Vielzahl von Theorien des Stotterns als antizipierte Anstrengungsreaktion. Frühe Vertreter waren beispielsweise Wyneken (1868), Denhardt (1890) und Liebmann (1914). Fröschels (1921) und Bluemel (1932) vertraten ebenfalls ein solches Konzept, demzufolge sich »sekundäres Stottern« mit Zeichen von Anstrengung und

Angst als Reaktion auf »primäres Stottern«, das aus spannungslosen Wiederholungen und Dehnungen bestehe, entwickeln soll.

Diagnosogene Theorie
Johnson et al. (1942, 1959) folgerte aus seinen Erhebungen, dass das Sprechen stotternder von dem nichtstotternder Kinder nicht zu unterscheiden, und »primäres Stottern« mit normalen Sprechunflüssigkeiten gleichzusetzen sei. Stottern entstehe aus der Vermeidung dieser normalen Sprechunflüssigkeiten, wofür negative Reaktionen der Eltern auf normale Sprechunflüssigkeiten und das Etikett »Stottern« verantwortlich seien. Stottern beginne demnach nicht im Mund des Kindes, sondern in den Ohren der Eltern (Johnson 1955). Johnson (1958) definiert chronisches Stottern entsprechend als *anticipatory, apprehensive, hypertonic, avoidance reaction*.

Diese »diagnosogene Theorie« hatte über viele Jahrzehnte großen Einfluss auf Forschung und Therapie. Therapeuten haben aus dieser Theorie die Konsequenz abgeleitet, dass das Kind nicht wegen des Stotterns behandelt werden dürfe, damit die Aufmerksamkeit nicht auf das Sprechen gelenkt werde. Stattdessen sollten lediglich die Eltern beraten werden, was mit dem Leitsatz »Hände weg vom stotternden Kind!« umschrieben wurde.

Silverman veröffentlichte 1988 eine fast 50 Jahre unter Verschluss gehaltene Studie von Tudor (1939, zitiert nach Silverman 1988) unter dem Titel »The ‚Monster' study«. Tudor, eine Studentin Johnsons hatte sechs normal sprechende Kinder in einem Waisenhaus ausgewählt, sie auf ihr angebliches Stottern aufmerksam gemacht und ermahnt, sie müssten besser auf ihr Sprechen achten. Auch die Erzieherinnen wurden informiert und angewiesen, die Kinder zu stoppen, wenn sie unflüssig sprechen, und sie das Gesagte wiederholen zu lassen. Nach einem Semester zeigten alle Kinder ein reduziertes Sprechverhalten und Reaktionen auf Unterbrechungen in ihrem Sprechen, wie z. B. Hängenlassen des Kopfes, Schnappen nach Luft, Verstecken des Mundes mit den Händen oder verlegenes Lachen. Zumindest ein Kind soll trotz anschließender Therapie durch Tudor ein chronisches Stottern entwickelt haben. Johnson selbst erwähnt diese Studie in keiner seiner Veröffentlichungen, da ihm vermutlich die ethische Unvertretbarkeit des Vorgehens bewusst war.

Die Frage ist, ob sich das Sprechen stotternder Kinder in dem Moment der Diagnose durch die Eltern von dem Sprechen nichtstotternder Kinder unterscheidet. Johnson et al. (1959) betonten bei der Interpretation ihrer Daten, dass alle Arten von Sprechunflüssigkeiten sowohl bei den stotternden als auch bei den nichtstotternden Kindern auftreten. Andererseits zeigen die Ergebnisse, dass Silbenwiederholungen, Lautdehnungen und Blocks wesentlich häufiger bei den stotternden Kindern beobachtet wurden, während bei den nichtstotternden Kindern wesentlich mehr Wiederholungen von Phrasen, Pausen und Einschübe auftraten. Die Annahme, dass sich das Sprechen stotternder Kinder von dem nichtstotternder Kinder nicht unterscheide, wird heute angezweifelt. Eine Differenzialdiagnose, auch hinsichtlich qualitativer Merkmale, wird für möglich gehalten (vgl. Abschn. 8.1). Yairi und Lewis (1984) und Yairi (1997) schließen hieraus, dass Eltern, die glauben, dass ihr Kind stottert, auf reale Änderungen in der Sprache des Kindes reagieren. Die »Monsterstudie« zeigt allerdings, dass das Erziehungsverhalten einen ungünstigen Einfluss auf die sprachliche Entwicklung des Kindes haben kann, auch wenn eine solche massive negative Etikettierung, wie sie realisiert wurde, sicherlich ein extremes Verhalten darstellt.

Kontinuitätshypothese
Auch Bloodstein (1958, 1961, 1969, 1972, 1975) ging davon aus, dass Stottern aus normalen Sprechunflüssigkeiten heraus entsteht. Er formulierte die Kontinuitätshypothese (Bloodstein 1970), die besagt, dass es sich bei dem Verhalten, das als frühes Stottern bezeichnet wird, und bestimmten Formen von normalen Sprechunflüssigkeiten um ein Kontinuum handele. Er meint, die Kontinuitätshypothese sei nicht konsistent mit Johnsons Annahme, dass Stottern beginne, wenn sich das Kind anstrengt, normale Sprechunflüssigkeiten zu vermeiden. Stottern entstehe vielmehr aus dem Bemühen des Kindes zu sprechen. Bloodstein (1969) vermutet, dass der alltägliche kommunikative Druck zu Anspannungen und Fragmentierungen führe, was die Antizipation von Schwierigkeiten beim Sprechen reflektiere. Diese Anspannungen und Fragmentierungen entstünden als natürliche Tendenz des Organismus, wenn Schwierigkeiten bei komplizierten, seriellen und hochautomatisierten motorischen Bewegungen erwartet würden. Wenn der kommunikative Druck der Umgebung groß oder die artikulatorischen oder linguistischen Fehler häufig und schwer seien, entwickle das Kind die Überzeugung, dass Sprechen schwierig sei, und die Anspannungen und Fragmentierungen weiteten sich zu Perioden des Stotterns aus. Nach Bloodsteins *Anticipatory Struggle Hypothesis* strengen sich die Kinder deswegen an, weil sie an die Schwierigkeiten beim Sprechen glauben, und zwar mit dem Ziel, diese Schwierigkeiten zu überwinden (Bloodstein 1958). Emotionale Reaktionen oder ein ausgeprägtes Bewusstsein für das Stottern stellten keine notwendige Bedingung für die Entstehung dieser vermehrten Anstrengung beim Sprechen dar (Bloodstein 1961; vgl. auch Abschn. 6.1). Während der Grund für die Entstehung des Stotterns bei der diagnosogenen Theorie auf Seiten der Zuhörer angenommen wird, legt Bloodsteins Theorie nahe, diesen in der Natur der Stottereignisse zu suchen. Nach der Kontinuitätshypothese müssten sich hierfür im Sprechen der meisten Kinder Hinweise finden (Bloodstein 1995).

Bloodstein (1985) bezeichnet seine Theorie als überwiegend kognitiv. Sie stehe und falle mit der Annahme, dass die stotternde Person keine Sprechschwierigkeiten mehr hätte, wenn sie vergäße, jemals gestottert zu haben. Als Indiz hierfür führt er den Maskeradeneffekt (siehe Abschn. 7.2) an. Die Annahme scheint aber letztlich nicht überprüfbar zu sein.

Lernprinzipien
Alle Theorien, die die Entstehung des Stotterns auf Lernprinzipien zurückführen, müssen die Art der Verstärkung erklären können, die dafür sorgt, dass Stottern trotz wiederholter Bestrafung durch die Umwelt – sei es offensichtlicher oder verdeckter Natur – bestehen bleibt. Eine Reihe von Theorien dieses Typs wurde aufgestellt. Wischner (1950, 1952) schlägt eine Theorie der instrumentellen Vermeidung vor, nach der die bestrafenden

Effekte des Stotterns geringer seien als die Angstreduktion direkt nach dem Stottern, was wiederum das Stottern verstärke und damit aufrechterhalte. Sheehan (1953, 1970) wendet das lerntheoretische Konzept des Annäherungs-Vermeidungs-Konflikts (Miller 1944) auf Stottern an. Stotterereignisse entstünden aus den gegensätzlichen Wünschen, zu sprechen und das gefürchtete Stottern zu vermeiden. Shames und Sherrick (1963) sehen Stottern als operantes Verhalten, bei dem die aversiven Konsequenzen normaler Sprechunflüssigkeiten zum Ankämpfen bzw. Schweigen führe, was wiederum zunächst die Bestrafung beende. Die veränderten Sprechunflüssigkeiten führten jedoch zu weiteren Bestrafungen, was zur Folge hätte, nun das Stottern vermeiden zu wollen. Gleichzeitig existierten positive Verstärkungen für das Stottern, indem das Kind zum Beispiel Aufmerksamkeit erziele oder das Stottern als Entschuldigung für Versagen oder Unzulänglichkeit einsetze. Die Entstehung des Stotterns aufgrund operanter Konditionierung wird auch als Ein-Faktor-Theorie bezeichnet. Im Gegensatz zur Ein-Faktor-Theorie sehen Brutten und Shoemaker (1957) das Kernverhalten des Stotterns nicht als operantes, sondern als aufgrund von emotionalem Stress resultierendes und auf bestimmte Sprechreize klassisch konditioniertes Verhalten. Die Sekundärsymptome bestünden dagegen aus instrumentell erworbenem Flucht- oder Vermeidungsverhalten. Diese Zwei-Faktoren-Theorie hat im deutschsprachigen Raum einige Verbreitung gefunden (Tunner und Florin 1969; Wendlandt 1975; Motsch 1983).

Die große interindividuelle Variabilität des Stotterns, die beobachteten Sekundärsymptome, die starke Situationsabhängigkeit sowie Laut- und Wortängste weisen darauf hin, dass Lernmechanismen bei der Entwicklung des Stotterns eine große Rolle spielen. Starkweather (1997a) sieht ihre Bedeutung jedoch erst in der späteren Entwicklung des Stotterns und noch nicht beim Kernverhalten, das selten individualisiert oder an spezifische Situationen gebunden sei. Das frühe Ankämpfen und Vermeidungsverhalten und die spätere Entwicklung von Sekundärsymptomen beruhe jedoch auf Vermeidungslernen.

Das Gesamtphänomen Stottern scheint sich nicht rein lerntheoretisch begründen zu lassen. Die zyklische Natur des Stotterns könnte eher auf physiologische Prozesse hinweisen, wie Wingate (1988) betont. Ein gradueller Beginn des Stotterns, wie er bei vielen lerntheoretischen Modellen angenommen wird, liegt bei etwa 1/3 der Kinder nicht vor, die stattdessen abrupt zu stottern beginnen (vgl. Abschn. 6.1). Es sind daher zumindest Zweifel an der Kontinuitätshypothese angebracht, die den Theorien dieser Kategorie meist zugrunde liegt. Ein Verstärkungskonzept, das das Fortbestehen des Stotterns schlüssig erklärt, fehlt ebenso wie eine bei allen stotternden Personen erfolgreiche verhaltenstherapeutische Behandlung.

10.3 Breakdown-Theorien

Bei den *breakdown*-Theorien wird angenommen, dass das einzelne Symptom aufgrund eines momentanen Versagens der komplizierten Koordination der am Sprechen beteiligten Systeme unter Stress zustande komme. Hierfür wird meist ein konstitutioneller

Unterschied zwischen stotternden und nichtstotternden Personen in Form eines vererbten neurophysiologischen Defizits angenommen, das eine Basisstörung oder eine neurophysiologische Dysfunktion ausmache. Bereits Robert West erarbeitete diese Sichtweise zusammen mit seinen Mitarbeitern in den 1920er Jahren. Er nahm an, dass ein solches Defizit in Form einer vererbten Veranlagung vorliege, und nannte es *dysphemia* (vgl. West und Nusbaum 1929). Die genetische Komponente des Stotterns wird bei diesen Theorien üblicherweise betont. Die Erklärung dafür, dass Stottern intermittierend auftritt, lautet, dass das Sprechkontrollsystem stotternder Personen zwar anfällig sei, jedoch normal arbeite, solange es keinem Stress ausgesetzt ist.

Ein Artikel von Wingate (1969b) über die Bedeutung der Phonation im Zusammenhang mit stotterreduzierenden Bedingungen gilt als Anstoß der Erforschung der neurophysiologischen Aspekte des Stotterns, die seitdem einen großen Raum innerhalb der Stotterforschung einnehmen.

Lateralisierungshypothese
Schon in den 1920er Jahren fand durch Orton (1927, 1928) und Travis (1931, 1978) eine konstitutionelle Theorie des Stotterns, die so genannte Lateralisierungshypothese, Verbreitung, die bereits zuvor von Stier (1911) und Sachs (1924) formuliert wurde. Nach dieser Theorie weisen stotternde Personen im Gegensatz zu nichtstotternden keine klaren kortikalen Dominanzverhältnisse für Sprechen und Sprache auf. Insbesondere bei schwierigen Artikulationen führe dies zu einer Störung des Sprechablaufs, da die neuromotorischen Steuerimpulse beider Hemisphären konkurrierten und somit ein zerebraler interhemisphärischer Konflikt vorliegt. Untersuchungen zur zerebralen Dominanz von Sprache und Sprechen bei stotternden Personen haben keine generellen Unterschiede zwischen den Gruppen ergeben, weisen jedoch auf eine Häufung von Lateralisierungsanomalien bei stotternden Personen hin (siehe Abschn. 9.8). Eine Weiterentwicklung der Lateralisierungshypothese ist Websters Theorie der interhemisphärischen Interferenz (Webster, 1986a; Forster und Webster 2001), nach der neben einem Defizit im supplementär-motorischen Areal eine hemisphärische Überaktivierung für das Auftreten von Stottern verantwortlich ist. Packman (2012) präsentiert ein 3-Faktoren-Modell zur Erklärung des Auftretens von Stotterereignissen, das auf einem Defizit in der neuronalen Verarbeitung aufbaut. Dieses Defizit mache die Sprechproduktion instabil und damit anfällig für Störungen, womit es eine notwendige Bedingung für Stottern darstellt. Trigger, hier Silbenbetonung und linguistische Komplexität, erhöhen die motorischen Anforderungen an das Sprechsystem und weitere Faktoren modulieren die Schwelle, ab der Trigger zu Stotterereignissen führen.

Sowohl Wendell Johnson als auch Charles Van Riper stotterten selbst und waren Anfang der 30er Jahre Studenten von Lee Edward Travis. Als therapeutische Intervention, die aus der Lateralisierungshypothese des Stotterns abgeleitet wurde, wurde ihr rechter Arm in Gips gelegt, damit sie Linkshänder würden. Sie mussten 50 Seiten pro Tag mit der linken Hand schreiben, während sie die Wörter gleichzeitig aussprachen. Die Therapie war bei beiden erfolglos (Van Riper 1992). Travis vertrat später eine psychoanalytische Theorie des Stotterns (Travis 1957).

Eine Vielzahl weiterer *breakdown*-Theorien wurde entwickelt. Perkins et al. (1976, 1979) sowie Adams (1974, 1978) entwickelten parallel Konzepte, nach denen es aufgrund von reduzierten neurophysiologischen Kapazitäten zu einer Dyskoordination von Atmung, Phonation und Artikulation komme, die wiederum zum Auftreten von Sprechunflüssigkeiten führe. Van Riper (1982) sieht Stottern als *disorder of timing*, als Schwierigkeit in der Programmierung der Sequenzierung und Zeitgebung beim Sprechen. Der Kern des Stotterns bestehe aus unterbrochenen oder gestörten Phonemen, auf die mit Wiederholungen reagiert werde. Alle anderen Abnormitäten, die stotternde Personen zeigten, seien Flucht- und Vermeidungsreaktionen auf diese Unterbrechungen. Kent (1985) baut auf Van Ripers Sichtweise auf und sieht Stottern als Störung der Generierung zeitlicher Programme für das Sprechen. Andrews et al. (1983) meinen, stotternde Personen müssten aufgrund ungenügender neuronaler Ressourcen zusätzliche Verarbeitungszeit aufwenden, was unter Zeitdruck zum Stottern führe. Die Sekundärsymptomatik werde instrumentell erworben.

Sensomotorische Lernprozesse
Neilson und Neilson (1987) nehmen an, dass stotternden Personen ungenügende neuronale Ressourcen für die sensomotorischen Transformationen, die für flüssiges Sprechen erforderlich sind, zur Verfügung stünden. Kalveram und Natke (1997) weisen darauf hin, dass beim Erlernen dieser Transformationen auch ohne die Existenz eines Defizits Fehler auftreten können, die zu Sprechunflüssigkeiten führen. Dies ist in der inversen Struktur der motorischen Lernprozesse begründet. Solche Systeme sind oft instabil, d. h. kleine Störungen in den Eingangsdaten führen zu großen Fehlern in der Lösung, die Lösung hängt also nicht stetig von den Daten ab. Kalveram (1997) konkretisiert dies mittels systemtheoretischer Modellvorstellungen. Stottern könne aufgrund der inversen Struktur der Lernprozesse grundsätzlich bei jedem Menschen entstehen und der Zufallseinfluss ist hierbei groß (Kalveram und Natke 2001).

Caruso et al. (1988) sowie Caruso (1991) meinen, dass Stottern aufgrund einer Beeinträchtigung der Bewegungskoordination bei der Sequenzierung dieser Bewegung resultiere. Zimmermann (1980a, b) nimmt eine Überaktivität von Hirnstammreflexen an. Wenn die afferente Rückmeldung artikulatorischer Bewegungen bestimmte Schwellen überschreite, könne der so genannte periorale Reflex ausgelöst werden und zu Oszillationen oder tonischem Verhalten führen. Bei stotternden Personen seien die Schwellen zu niedrig bzw. würden durch extreme Bewegungen eher erreicht. Max et al. (2004) präsentieren hierzu Computersimulationen eines Modells zum Spracherwerb.

Schwartz (1974) sieht Stottern als Laryngospasmus, als krampfhaften Verschluss der Stimmlippen unter Stress. Dieser liegt allerdings beim Stottern nicht generell vor (Conture et al. 1985). Parry (1985, 1994) weist auf die Möglichkeit einer Interferenz mit dem Valsalva-Reflex hin. Dieser Reflex dient dem Aufbau eines erhöhten Drucks im Brustraum durch Erhöhung des subglottalen Drucks (Ardran und Kemp 1967). Er tritt bei großer physischer Anstrengung (z. B. beim Heben eines schweren Gegenstandes), beim Erbrechen oder bei der Defäkation auf. Eine Interferenz mit diesem Reflex könnte zu einer Blockierung des Luftstroms sowohl im Kehlkopf als auch an beliebigen anderen Stellen im Sprechtrakt führen.

Linguistische Faktoren

Weitere *breakdown*-Theorien betonen die Bedeutung linguistischer Faktoren. Nach der Hypothese der versteckten Korrektur *(covert repair hypothesis)* von Postma und Kolk (1993) kommt es durch Korrektur von Sprechplanungsfehlern, die bereits vor der eigentlichen Lautbildung stattfindet, zu normalen oder gestotterten Sprechunflüssigkeiten. Eine Störung wird in der Fähigkeit vermutet, korrekte Sprechprogramme zu erzeugen. Stottern stelle entsprechend der Kontinuitätshypothese ein erhöhtes Ausmaß von unflüssigem Sprechen dar. Moore und Haynes (1980) sehen Stottern in ähnlicher Weise als Dysfunktion der linguistischen Segmentierung beim Sprechen. Wingate (1969a) sah Stottern zunächst als Störung, Lautübergänge produzieren zu können *(phonetic transition defect)*. In Abschn. 7.1 wurde darauf hingewiesen, dass Stotterereignisse gehäuft bei betonten Silben auftreten. Später modifizierte Wingate seine Theorie aufgrund dieses Befunds dahingehend, dass die Schwierigkeit bei den Lautübergängen zu betonten Silben bestehe (Wingate 1976). Dass stotternde Personen bei linguistischen Tests häufig schlechter abschnitten, sieht er als Indiz dafür, dass Stottern über die Ebene der motorischen Ausführung hinausgehe. Die zentrale Planung der Sprachäußerung und deren Zusammensetzung würden mangelhaft synchronisiert. Die Repräsentation der initialen Phoneme sei verarmt und störe den phonologischen Enkodierungsprozess. Dies führe insbesondere bei betonten Silben zu der Schwierigkeit, den Silbenkern zu erzeugen. Wingate bezeichnet Stottern daher als prosodische Störung (Wingate 1988). Bergmann (1985) sieht einen Zusammenhang zwischen Theorien des Stotterns als prosodischer Störung und sprechmotorischen Theorien, da die betonten Silben einen erhöhten Planungs- und Ausführungsaufwand erforderten. Bloodstein (2002, 2006) vermutet, dass Stottern seinen Ursprung in der kindlichen Unsicherheit beim Syntaxerwerb hat, und sieht diese Theorie bestätigt durch die Befunde zu den Eigenschaften gestotterter Wörter (Abschn. 7.1).

Sensorische Rückmeldung

Eine weitere Kategorie von *breakdown*-Theorien erklärt Stottern aus einem sensorischen Defekt heraus. So wurden Theorien der auditiven Interferenz (Webster und Lubker 1968) und der Phasendiskrepanz zwischen luft- und knochengeleiteter auditiver Rückmeldung (Stromsta 1959, 1962, 1972) aufgestellt. Eine abnorm hohe Einbeziehung der auditiven Rückmeldung beim Sprechen stotternder Personen wird von verschiedenen Autoren vermutet (Yates 1963; Lane und Tranel 1971, Van Riper 1982; Kalveram und Jäncke 1989; Jäncke 1991; Max et al. 2004; Civier et al. 2010). Van Riper (1982) nimmt an, dass während des Spracherwerbs ein Umbau von der auditiven Kontrolle des Sprechens hin zur propriozeptiven und taktil-kinästhetischen Überwachung stattfinde. Sprechunflüssigkeiten träten auf, wenn das Kind auf beide Rückmeldesysteme gleichzeitig zurückgreife, so dass Interferenzen zwischen den Kanälen aufträten. Van Riper bezieht sich dabei auf einige wenige Arbeiten mit verzögerter auditiver Rückmeldung bei Kindern. Fiedler und Standop (1992) greifen Van Ripers Erklärung auf und beschreiben das Auftreten von Sprechunflüssigkeiten als Störung der »Autoregulation des Sprechens«. Da über die Entwicklung der Einbeziehung der Rückmeldekanäle beim Spracherwerb nur vage Vorstellungen bestehen (Borden 1979; McClean 1997), müssen entsprechende Theorien weitgehend spekulativ bleiben.

Bezüglich der *breakdown*-Theorien ist anzumerken, dass die den meisten Theorien zugrunde liegende Annahme einer Veranlagung bislang nur eine plausible Erklärung für das Zusammenwirken von genetischen und Umweltfaktoren beim Stottern darstellt und ein konkretes Defizit nicht zweifelsfrei identifiziert wurde. Die Untersuchungen zu konstitutionellen Unterschieden zwischen den Gruppen werden häufig in dem Sinn gedeutet, dass sie auf ein neurophysiologisches Defizit hinwiesen. Auch das schlechtere Abschneiden hinsichtlich sprachlicher Fähigkeiten und das vermehrte Auftreten von Artikulationsstörungen wird als Indiz für ein allgemeines Defizit gesehen, das vererbt werde, und auch zu Störungen der Sprechflüssigkeit führen könne. Es ist kritisch anzumerken, dass die Befunde zu Gruppenunterschieden inkonsistent sind, Zweifel bestehen, inwiefern sie überhaupt Aufschluss über die Verursachung des Stotterns geben können (vgl. Abschn. 9.9), und die Mehrzahl der stotternden Kinder eine normale Sprachentwicklung sowie keine zusätzlichen Sprach- oder Sprechstörungen aufweist.

10.4 Multikausale und -faktorielle Theorien

Bisherige Forschungsergebnisse verstärken den Eindruck, dass es sich bei stotternden Personen um eine sehr heterogene Population handelt. Dies betrifft die Symptomatik, die Wirkung stotterreduzierender Maßnahmen, den Erfolg unterschiedlicher therapeutischer Interventionen sowie viele physiologische Parameter, bei denen sich keine fanden, mit Hilfe derer sich stotternde von nichtstotternden Personen eindeutig trennen lassen (vgl. Abschn. 9.9). Dies wirft die Frage auf, ob es sich auch ursächlich um eine heterogene Gruppe handelt, zumal monokausale Theorien, wie z. B. Stottern als Neurose oder als operantes Verhalten, nicht das Gesamtphänomen des Stotterns erklären können. Bereits Ssikorski (1891) merkte an, dass es sich beim Stottern möglicherweise um eine Gruppe von Störungen handle, die bislang nur ungenügend untersucht seien. Stottern wäre demnach eine »Sammeldiagnose für ein Oberflächenphänomen unterschiedlichster Ätiologien« (Johannsen und Schulze 1989) und nur durch multikausale Theorien zu erklären.

Bislang wurde nur die Möglichkeit der Existenz solcher multikausalen Theorien aufgezeigt, diese jedoch nicht ausformuliert, wie Bloodstein und Bernstein Ratner (2008) und Perkins (1996) feststellen. Derartige Theorien müssten Vorhersagen über verschiedene Formen des Stotterns erlauben, die von diesen Ätiologien hervorgebracht würden, und nur durch eine entsprechende Differenzialdiagnose erhielten sie klinische Relevanz. Die Suche nach ätiologisch und phänomenologisch abgrenzbaren Subgruppen in der stotternden Population blieb jedoch bislang erfolglos (Preus 1981; Van Riper 1982;

Yairi 2007; Bloodstein und Bernstein Ratner 2008), auch wenn es Ansätze zur Bildung von Subgruppen beispielsweise bei chronifiziertem und remittiertem Stottern gibt (Yairi und Ambrose 2013; Ambrose et al. 2015).

Multifaktorielle Theorien
Die erfolglose Suche nach *einer* Theorie des Stotterns wie auch nach generellen Unterschieden zwischen stotternden und nichtstotternden Personen, die den Kern der Verursachung bilden sollen, hat zur Entwicklung multifaktorieller Theorien geführt (Zimmermann 1980b; Van Riper 1982; Riley und Riley 1984, 2000; Gregory 1986; Starkweather 1987; Adams 1990; Starkweather und Gottwald 1990; Johannsen und Schulze 1990; Conture 1990; Peters und Guitar 1991; Smith und Kelly 1997; Smith 1999; De Nil 1999; Smith und Weber 2017). In diesen Theorien wird versucht, physiologische, psycholinguistische und psychosoziale Faktoren zu ermitteln, die disponierend, auslösend oder aufrechterhaltend wirken. Disponierende Faktoren können vererbt oder durch prä-, peri- oder postnatale Einflüsse erworben sein bzw. aufgrund frühkindlicher Störungen im Entwicklungsverlauf resultieren. Auslösende Faktoren gehen dem Erstauftreten des Stotterns unmittelbar voraus. Aufrechterhaltende Faktoren tragen zur Chronifizierung und Generalisierung des bereits entstandenen Stotterns bei. Stottern entsteht nach diesen Vorstellungen aus dem komplexen Zusammenspiel der genannten Faktoren.

Die Annahme einer multifaktoriellen Entstehung des Stotterns ist nicht neu. So nahmen bereits Kussmaul (1877), Gutzmann (1894) und Liebmann (1898) ein Zusammenwirken einer Veranlagung mit auslösenden und aufrechterhaltenden Faktoren an, was heute verallgemeinert als Diathese-Stress-Modell bezeichnet wird. Bei den aktuellen Modellen werden jedoch weniger einzelne Faktoren für die Entstehung des Stotterns herausgestellt, als vielmehr ihr Zusammenwirken im Einzelfall betont. Von jedem Faktor wird dabei angenommen, dass er im Einzelfall besondere Relevanz für die Ätiologie des Stotterns aufweisen kann. Multifaktorielle können demzufolge in multikausale Theorien übergehen, wenn angenommen wird, dass bei zwei Individuen abgegrenzte Sätze von Faktoren bzw. Interaktionen zum Stottern führen.

Anforderungen-Kapazitäten-Modell
Das Anforderungen-Kapazitäten-Modell (*demands and capacities model*, Starkweather 1987; Adams 1990; Starkweather und Gottwald 1990; Starkweather 2002; vgl. auch Themenheft des *Journal of Fluency Disorders,* Vol. 25, No. 4, 2000) beschreibt eine solche multifaktorielle Verursachung. Sprechunflüssigkeiten treten nach diesem Modell in dem Fall auf, wenn die Anforderungen an flüssiges Sprechen die aktuellen motorischen, kognitiven und linguistischen Kapazitäten des Kindes chronisch übersteigen. Fällt bei einem Kind z. B. eine Verzögerung in der Entwicklung feinmotorischer Fertigkeiten zusammen mit dem ausgeprägten Wunsch, sich mitteilen zu wollen, während sich gleichzeitig die sprachsystematischen Fähigkeiten schnell entwickeln, könnte dies zum Auftreten von Sprechunflüssigkeiten führen. Stottern kann nach diesem Modell

dem Bild einer Waage entsprechend sowohl aufgrund niedriger Kapazitäten als auch aufgrund zu hoher Anforderungen entstehen. Eine konstitutionelle Veranlagung stellt dabei keine notwendige Bedingung für die Entstehung des Stotterns dar.

Starkweather (1987) demonstriert die Stärke des Modells daran, dass sich große Teile bisheriger Untersuchungsergebnisse in das Anforderungen-Kapazitäten-Modell integrieren lassen. Adams (1990), der das Modell weiter ausführt, weist darauf hin, dass Starkweather nicht die internen Zusammenhänge zwischen den Einflussfaktoren ausgearbeitet habe. Dies trifft bis heute für alle genannten Theorien dieser Kategorie zu. Es wurden Versuche unternommen, den Einfluss von linguistischen Faktoren, mundmotorischen Fähigkeiten und Fähigkeiten der auditiven Verarbeitung auf die Entstehung des Stotterns empirisch abzusichern (Riley und Riley 1979, 1980, 1984). Ein Kausalmechanismus für einzelne Faktoren und deren Interaktion, mit Hilfe dessen sich der Verlauf des Stotterns, die Chronifizierung bzw. die Remission erklären ließe, wurde jedoch nicht entwickelt. Starkweather und Gottwald (1990) selbst sehen den Wert ihres Modells daher eher darin, das Wissen über die Entwicklung von flüssigem und unflüssigem Sprechen bei Kindern systematisieren zu können, als eine Erklärung für die Ätiologie des Stotterns zu geben. Das Anforderungen-Kapazitäten-Modell sage wenig oder gar nichts über die Ursache des Stotterns aus und erhebe daher nicht den Anspruch einer Theorie zur Verursachung. Der Wert bestehe eher darin, Therapeuten bei der Planung der Behandlung zu unterstützen (Starkweather 1997b). So können Therapeuten das Anforderungen-Kapazitäten-Modell als Planungshilfe für die Therapie junger stotternder Kinder nutzen (vgl. Abschn. 11.5.1).

Idiografische Sichtweise
Aus dem Fehlen schlüssiger mono- sowie multikausaler Theorien bzw. der fehlenden Funktionalität multifaktorieller Modelle wurde als pragmatischer Ausweg die idiografische Sichtweise des Stotterns entwickelt (Myers und Wall 1982; Motsch 1983, 1992; Johannsen und Schulze 1990), nach der eine für die einzelne stotternde Person spezifische Ursachenkonstellation für die Entstehung, die Aufrechterhaltung und den Verlauf des Stotterns angenommen wird. Sie entspricht einer Differenzierung der stotternden Population in Subgruppen der Größe $N=1$. Die interindividuellen Unterschiede im Verlauf des Stotterns und in der Phänomenologie können hierbei plausibel gemacht werden. Auch das Anforderungen-Kapazitäten-Modell kann dazu verwendet werden, um eine Erklärung für die Entwicklung des Stotterns im Einzelfall zu geben (Starkweather et al. 1990). Da es sich um a-posteriori-Erklärungen handelt, entziehen diese sich allerdings der wissenschaftlichen Überprüfbarkeit. So stellt die idiografische Sichtweise ebenfalls keine Theorie des Stotterns dar. Sie kann lediglich als deskriptives Modell zur Verdeutlichung des Umstandes verwendet werden, dass die an der Entstehung des Stotterns beteiligten Faktoren im Einzelfall unterschiedliches Gewicht haben, der Einfluss sich zudem über die Zeit ändern und damit die Verlaufsdynamik des Stotterns bestimmen kann, und eine Therapie nach eingehender Diagnostik einzelfallorientiert erfolgen sollte.

Multifaktorielle Modelle bzw. die idiografische Sichtweise des Stotterns liefern keine funktionelle Erklärung für den Ablauf und die Verursachung der einzelnen

Stotterereignisse. Für Bloodstein (1995) reflektiert die Suche nach multikausalen Theorien daher die Unfähigkeit, ein einheitliches Konzept für das Stotterereignis zu entwickeln. Multifaktorielle Modelle können jedoch einen sinnvollen konzeptionellen Rahmen für die Ätiologie des Stotterns darstellen, da die genannten Faktoren für die Entwicklung des flüssigen Sprechens bedeutsam sind. Die empirische Absicherung dieser Modelle in Bezug auf die Entstehung des Stotterns steht noch weitgehend aus.

10.5 Resümee zur Ätiologie und Pathophysiologie

Es können noch keine endgültigen Schlussfolgerungen über die Ätiologie und Pathophysiologie des Stotterns gezogen werden. Aus diesem Grund wurden in diesem Kapitel verschiedene Theorien und Modelle zur Verursachung des Stotterns beschrieben, die diese Lücke schließen sollen. Gleichzeitig folgte die Darstellung einer gewissen historischen Entwicklung von psychologischen über lerntheoretische hin zu sprechmotorischen und neurophysiologischen Erklärungsversuchen, von eindimensionalen hin zu mehrdimensionalen Modellen.

Untersuchungen zur Genetik liefern klare Ergebnisse (siehe Abschn. 4.6): Der genetische Einfluss auf das Stottern wird auf 70–80 % geschätzt. Das Risiko zu stottern steigt, wenn leibliche Verwandte ebenfalls stottern. Einflüsse aus der Umgebung spielen demnach eine untergeordnete Rolle. Dies zu vermitteln ist wichtig, da sich Betroffene und Eltern häufig selbst die Schuld am Stottern geben. Es ist plausibel, eine Veranlagung für Stottern anzunehmen, die vererbt wird. Diffizile Unterschiede zwischen stotternden und nichtstotternden Personen z. B. in der auditiven Verarbeitung oder der Hirnfunktion könnten auf diese Disposition hinweisen. Ihre Natur ist aber letztlich noch nicht geklärt (siehe Kap. 9).

Es fehlt an funktionellen Modellen, die eine genaue Erklärung für die Entstehung von Stottern und für den Ablauf und die Verursachung des einzelnen Stotterereignisses liefern. Jede Theorie des Stotterns muss erklären können, wie die für das Stottern charakteristischen Symptome Wiederholungen, Dehnung und Blocks zustande kommen, sie muss also die Pathophysiologie des Stotterns klären. Dies kann bei verschiedenen Individuen auf die gleiche Art geschehen, so dass hier nach einer unmittelbaren Ursache der Stotterereignisse gesucht werden kann. Hierum bemühen sich insbesondere die *breakdown*-Theorien. Die Klärung der Pathophysiologie ist leider etwas aus der Mode gekommen, so dass neuere Versuche gar als innovativ bezeichnet werden (Packman 2012).

Die Forschungslage zum Stottern deutet auf eine große Anzahl von Faktoren hin, die einen Einfluss auf die Entstehung des Stotterns haben können. Bei allen Untersuchungen gibt es jedoch stotternde Personen, die Ergebnisse im Bereich normal Sprechender aufweisen, also unauffällig sind. Ein Unterschied zwischen stotternden und nichtstotternden Personen, der eine notwendige Bedingung für Stottern darstellt, wurde nicht gefunden (vgl. Abschn. 9.9). Auch haben nicht alle Stotternden stotternde Verwandte. Stottern könnte möglicherweise auch gänzlich ohne das Vorliegen einer (genetisch übertragenen)

Veranlagung entstehen. Wenn dem so ist, dann müsste die Ursache für das Auftreten der stottertypischen Sprechunflüssigkeiten im Sprechen und vor allem im Sprechenlernen selbst zu suchen, also systemimmanent sein (Kalveram und Natke 2001). Eine Veranlagung würde die Entstehung in diesem Fall nur begünstigen. Weiter oben wurde angeführt, dass sensomotorische Lernprozesse aufgrund ihrer inversen Struktur das Risiko in sich tragen, Fehler zu produzieren (siehe Abschn. 10.3). Schon Keidel (1977, 1989) äußerte die Vermutung, dass es sich beim Stottern um eine »Kybernetopathie« handelt, die auf einer Störung des Informationsflusses in einem komplexen biokybernetischen System beruht, ohne dass ein organischer Befund vorzuliegen braucht. Das genaue Verständnis dieser Systeme und Lernprozesse könnte dazu beitragen, Fehlentwicklungen, die zum Stottern führen, zu erkennen und ursächlich wirkende Maßnahmen zu entwickeln, um diesen vorzubeugen.

Das Wichtigste in Kürze
Laienerklärungen für die Entstehung des Stotterns greifen nicht. Die übermäßige Muskelanspannung beim Stottern ist für einen Großteil der Sprechschwierigkeiten unmittelbar verantwortlich. Endgültige Schlussfolgerungen über die Verursachung sind jedoch noch nicht möglich. Theorien des Stotterns als neurotische Reaktion werden dem Problem nicht gerecht, da es keine »Stotterpersönlichkeit« gibt. Psychologische Faktoren spielen im weiteren Verlauf jedoch in Form von emotionalen Reaktionen eine große Rolle. Dies betonen Lerntheorien, die besagen, dass die Erwartung von Unterbrechungen beim Sprechen zum Stottern führt. Durch Selbstbeobachtung wird der Ablauf automatisierter Bewegungen gestört und zu hoher Muskeleinsatz aufgewendet. Lerntheorien schließen eine Veranlagung für Stottern nicht aus. Eine solche nehmen zumeist *breakdown*-Theorien an, die eine Erklärung für das Entstehen des einzelnen Stotterereignisses liefern wollen. Sie nehmen an, dass die komplizierte Koordination der am Sprechen beteiligten Systeme unter Stress versagt und machen hierfür ein vererbtes neurophysiologisches Defizit verantwortlich. Multikausale und -faktorielle Theorien bzw. Modelle versuchen der Heterogenität des Stotterns gerecht zu werden bzw. disponierende, auslösende und aufrechterhaltende Faktoren bei der Entstehung des Stotterns zu ermitteln.

Literatur

Adams, M. R. (1974). A physiologic and aerodynamic interpretation of fluent and stuttered speech. *Journal of Fluency Disoders, 1,* 35–67.

Adams, M. R. (1978). Stuttering theory, research, and therapy: The present and future. *Journal of Fluency Disoders, 3,* 139–147.

Adams, M. R. (1990). The demands and capacities model: I. Theoretical elaborations. *Journal of Fluency Disoders, 15,* 135–141.

Ambrose, N. G., Yairi, E., Loucks, T. M., Hubbard Seery, C., & Throneburg, R. (2015). Relation of motor, linguistic and temperament factors in epidemiologic subtypes of persistent and recovered stuttering: Initial findings. *Journal of Fluency Disoders, 45,* 12–26.

Andrews, G., Craig, A., Feyer, A.-M., Hoddinott, S., Howie, P., & Neilson, M. D. (1983). Stuttering: A review of research findings and theories circa 1982. *Journal of Speech and Hearing Disorders, 48,* 226–246.

Ardran, G. M., & Kemp, F. H. (1967). The mechanism of the larynx. *British Journal of Radiology, 40,* 372–389.

Bergmann, G. (1985). *Apparative Sprechhilfen und Theorien des Stotterns* (S. 50). Beiträge zur Phonetik und Linguistik: Ein Literaturüberblick.

Bloodstein, O. (1958). Stuttering as an anticipatory struggle reaction. In J. Eisenon (Hrsg.), *Stuttering: A symposium* (S. 1–69). New York: Harper & Brothers.

Bloodstein, O. (1961). The development of stuttering: III. Theoretical and clinical implications. *Journal of Speech and Hearing Disorders, 26,* 67–82.

Bloodstein, O. (1969). *A handbook on stuttering* (1. Aufl.). Chicago: National Easter Seal Society.

Bloodstein, O. (1970). Stuttering and normal nonfluency: A continuity hypothesis. *British journal of disorders of communication, 5,* 30–39.

Bloodstein, O. (1972). The anticipatory struggle hypothesis: Implications of research on the variability of stuttering. *Journal of Speech and Hearing Research, 15,* 487–499.

Bloodstein, O. (1975). Stuttering as tension and fragmentation. In J. Eisenon (Hrsg.), *Stuttering: A second symposium* (S. 1–95). New York: Harper and Row.

Bloodstein, O. (1985). Stuttering as an anticipatory struggle disorder. In R. F. Curlee & W. H. Perkins (Hrsg.), *Nature and treatment of stuttering: New directions* (S. 171–186). San Diego: College-Hill Press.

Bloodstein, O. (1993). *Stuttering: The search for a cause and cure.* Needham Heights: Allyn and Bacon.

Bloodstein, O. (1995). *A handbook on stuttering* (5. Aufl.). San Diego: Singular Publishing Group.

Bloodstein, O. (2002). Early stuttering as a type of language difficulty. *Journal of Fluency Disoders, 26,* 67–73.

Bloodstein, O. (2006). Some empirical observations about early stuttering: A possible link to language development. *Journal of Communication Disorders, 39,* 185–191.

Bloodstein, O., & Bernstein Ratner, N. (2008). *A handbook on stuttering* (6. Aufl.). San Diego: Singular Publishing Group.

Bluemel, C. (1932). Primary and secondary stammering. *Quarterly Journal of Speech, 18,* 187–200.

Borden, G. J. (1979). An interpretation of research on feedback interruption in speech. *Brain and Language, 7,* 307–319.

Brill, A. A. (1923). Speech disturbances in nervous and mental diseases. *The Quarterly Journal of Speech Education, 9,* 129–135.

Brutten, G. J., & Shoemaker, D. J. (1957). A two-factor learning theory of stuttering. In L. E. Travis (Hrsg.), *Handbook of speech pathology* (S. 1035–1072). New York: Appleton-Century-Crafts.

Caruso, A. J. (1991). Neuromotor processes underlying stuttering. In H. F. M. Peters, W. Hulstijn, & C. W. Starkweather (Hrsg.), *Speech motor control and stuttering* (S. 101–116). Amsterdam: Elsevier Science Publishers.

Caruso, A. J., Abbs, J. H., & Gracco, V. L. (1988). Kinematic analysis of multiple movement coordination during speech in stutterers. *Brain, 111,* 439–456.

Civier, O., Tasko, S. M., & Guenther, F. H. (2010). Overreliance on auditory feedback may lead to sound/syllable repetitions: Simulations of stuttering and fluency-inducing conditions with a neural model of speech production. *Journal of Fluency Disoders, 35,* 246–279.

Conture, E. G. (1990). *Stuttering*. Englewood Cliffs: Prentice-Hall.
Conture, E. G., Schwartz, H. D., & Brewer, D. W. (1985). Laryngeal behavior during stuttering: A further study. *Journal of Speech and Hearing Research, 29*, 384–393.
Coriat, I. H. (1927). The oral-erotic components of stammering. *International Journal of Psychoanalysis, 8*, 56–69.
Coriat, I. H. (1933). Psychoanalytic concept of stammering. *Nervous Child, 2*, 167–171.
Coriat, I. H. (1943). The psychoanalytic conception of stammering. *Nervous Child, 2*, 167–171.
De Nil, L. F. (1999). Stuttering: A neurophysiological perspective. In N. Bernstein Ratner & E. C. Healey (Hrsg.), *Stuttering research and practice: Bridging the gap* (S. 85–102). Mahwah: Lawrence Erlbaum Associates.
Denhardt, R. (1890). *Das Stottern: Eine Psychose*. Leipzig: E. Keil's Nachfolger.
Fenichel, O. (1945). *The psychoanalytic theory of neurosis*. New York: Norton.
Fiedler, P., & Standop, R. (1992). *Stottern Ätiologie, Diagnose, Behandlung* (3. Aufl.). Weinheim: Psychologie-Verlags-Union.
Forster, D. C., & Webster, W. G. (2001). Speech-motor control and interhemispheric relations in recovered and persistent stuttering. *Developmental Neuropsychology, 19*, 125–145.
Fröschels, E. (1921). Beiträge zur Symptomatologie des Stotterns. *Monatsschrift für Ohrenheilkunde, 55*, 1109–1112.
Fröschels, E. (1943). Pathology and therapy of stuttering. *Nervous Child, 2*, 148–161.
Glauber, I. P. (1958). The psychoanalysis of stuttering. In J. Eisenson (Hrsg.), *Stuttering: A symposium* (S. 71–119). New York: Harper & Brothers.
Gregory, H. H. (1986). Stuttering: A contemporary perspective. *Folia phoniatrica, 38*, 89–120.
Gutzmann, H. (1894). *Des Kindes Sprache und Sprachfehler*. Leipzig: Weber.
Heilpern, E. (1941). A case of stuttering. *Psychoanalytic Quarterly, 1*, 95–115.
Iverach, L., Rapee, R. M., Wong, Q. J. J., & Lowe, R. (2017). Maintenance of social anxiety in stuttering. A cognitive-behavioral model. *American Journal of Speech-Language Pathology, 26*, 540–556.
Jäncke, L. (1991). The ‚audio-phonatoric coupling' in stuttering and nonstuttering adults: Experimental contributions. In H. F. M. Peters, W. Hulstijn, & C. W. Starkweather (Hrsg.), *Speech motor control and stuttering* (S. 171–180). Amsterdam: Elsevier Science.
Johannsen, H. S., & Schulze, H. (1989). Zur Situation der Stottertherapie bei Vorschul- und Grundschulkindern in der Bundesrepublik: Ergebnisse einer Befragung von Stottertherapeuten und einer Analyse von Fachzeitschriften. *Folia Phoniatrica et Logopaedica, 41*, 10–22.
Johannsen, H. S., & Schulze, H. (1990). Nonfluent speech disturbances—Psychobiological interactions. In A. Rothenberger (Hrsg.), *Brain and behavior in child psychiatry* (S. 190–204). Berlin: Springer.
Johnson, W. (1955). A study of the onset and development of stuttering. In W. Johnson (Hrsg.), *Stuttering in children and adults*. Minneapolis: University of Minnesota Press.
Johnson, W. (1958). Introduction: The six men and the stuttering. In J. Eisenson (Hrsg.), *Stuttering: A symposium* (pp. xi–xxiv). New York: Harper & Brothers.
Johnson, W., & Associates. (1959). *The onset of stuttering*. Minneapolis: University of Minnesota Press.
Johnson, W., et al. (1942). A study of the onset and development of stuttering. *Journal of Speech Disorders, 7*, 251–257.
Kalveram, K. T. (1997). Zur Theorie und Therapie des Stotterns. *Sprache Stimme Gehör, 21*, 130–139.
Kalveram, K. T., & Jäncke, L. (1989). Vowel duration and voice onset time for stressed and nonstressed syllables in stutterers under delayed auditory feedback condition. *Folia Phoniatr., 41*, 30–42.

Kalveram, K. T., & Natke, U. (1997). Stuttering and misguided learning of articulation and phonation. In W. Hulstijn, H. F. M. Peters, & P. H. H. M. van Lieshout (Hrsg.), *Speech production: Motor control, brain research and fluency disorders* (S. 89–98). Amsterdam: Elsevier Science Publishers.

Kalveram, K. T., & Natke, U. (2001). Die Sensomotorik des Sprechens und Stotterns. Stotterforschung an der Heinrich-Heine-Universität Düsseldorf. *Sprache Stimme Gehör, 25,* 100–109.

Keidel, W. D. (1977). Biokybernetische Aspekte bei Hör-, Sprach- und Stimmstörungen. *Sprache Stimme Gehör, 1,* 6–17.

Keidel, W. D. (1989). *Biokybernetik des Menschen.* Darmstadt: Wissenschaftliche Buchgesellschaft.

Kent, R. D. (1985). Stuttering as a temporal programming disorder. In R. F. Curlee & W. H. Perkins (Hrsg.), *Nature and treatment of stuttering: New directions* (S. 283–302). San Diego: College-Hill Press.

Kollbrunner, J. (2004). *Psychodynamik des Stotterns.* Stuttgart: Kohlhammer.

Kollbrunner, J. (2005). *Stottern ist wie Fieber.* Stuttgart: Kohlhammer.

Kussmaul, A. (1877). Die Störungen der Sprache. In H. v. Ziemssen (Hrsg.), *Handbuch der Speciellen Pathologie und Therapie* (Bd. XII). Leipzig: Verlag von F.C.W. Vogel.

Lane, H., & Tranel, B. (1971). The lombard sign and the role of hearing in speech. *Journal of Speech and Hearing Research, 14,* 677–709.

Liebmann, A. (1898). *Vorlesungen über Sprachstörungen. 1. und 2. Heft. Die Pathologie und Therapie des Stotterns und Stammelns.* Berlin: Coblentz.

Liebmann, A. (1914). *Vorlesungen über Sprachstörungen. 9. Heft. Die psychische Behandlung von Sprachstörungen.* Berlin: Coblentz.

Max, L., Guenther, F. H., Gracco, V. L., Ghosh, S. S., & Wallace, M. E. (2004). Unstable or insufficiently activated internal models and feedback-biased motor control as sources of dysfluency: A theoretical model of stuttering. *Contemporary Issues in Communication Science and Disorders, 31,* 105–122.

McClean, M. D. (1997). Functional components of the motor system: An approach to understanding the mechanisms of speech disfluency. In W. Hulstijn, H. F. M. Peters, & P. H. H. M. van Lieshout (Hrsg.), *Speech production: Motor control, brain research and fluency disorders* (S. 99–118). Amsterdam: Elsevier Science Publishers.

Miller, N. E. (1944). Experimental studies of conflict. In J Mc V Hunt (Hrsg.), *Personality and the behavior disorders.* New York: Ronald Press.

Moore, W. H., & Haynes, W. O. (1980). Alpha hemispheric asymmetry and stuttering: Some support for a segmentation dysfunction hypothesis. *Journal of Speech and Hearing Research, 23,* 229–247.

Motsch, H. J. (1983). *Problemkreis Stottern.* Berlin: Marhold.

Motsch, H. J. (1992). Die idiographische Betrachtungsweise: Metatheorie des Stotterns. In M. Grohnfeldt (Hrsg.), *Störungen der Redefähigkeit* (S. 21–40). Berlin: Wissenschaftsverlag Volker Spiess.

Myers, F. L., & Wall, M. J. (1982). Towards an integrated approach to early childhood stuttering. *Journal of Fluency Disoders, 7,* 47–54.

Neilson, M. D., & Neilson, P. D. (1987). Speech motor control and stuttering: A computational model of adaptive sensory-motor processing. *Speech Communication, 6,* 325–333.

Orton, S. T. (1927). Studies in stuttering. *Archives of Neurology and Psychiatry, 18,* 669–670.

Orton, S. T. (1928). A physiological theory of reading disability and stuttering in children. *New England Journal of Medicine, 199,* 1046–1052.

Packman, A. (2012). Theory and therapy in stuttering: A complex relationship. *Journal of Fluency Disorders, 37,* 225–233.

Parry, W. D. (1985). Stuttering and the Valsalva mechanism: A hypothesis in need of investigation. *Journal of Fluency Disorders, 10,* 317–324.

Parry, W. D. (1994). *Understand and controlling stuttering: A comprehensive new approach based on the valsalva hypothesis.* San Francisco: National Stuttering Project.

Perkins, W. H. (1979). From psychoanalysis to discoordination. In H. H. Gregory (Hrsg.), *Controversies about stuttering therapy* (S. 97–127). Baltimore: University Park Press.

Perkins, W. H. (1996). *Stuttering and Science.* San Diego: Singular Publishing Group.

Perkins, W. H., Rudas, J., Johnson, L., & Bell, J. (1976). Stuttering: Discoordination of phonation with articulation and respiration. *Journal of Speech and Hearing Research, 19,* 509–522.

Peters, T. J., & Guitar, B. (1991). *Stuttering: An integrated approach to its nature and treatment* (2. Aufl.). Baltimore: Williams & Wilkins.

Postma, A., & Kolk, H. (1993). The covert repair hypothesis: Prearticulatory repair processes in normal and stuttered disfluencies. *Journal of Speech and Hearing Research, 36,* 472–487.

Preus, A. (1981). *Identifying subgroups of stutterers.* Oslo: Universitetsforlaget.

Riley, G. D., & Riley, J. A. (1979). A component model for diagnosing and treating children who stutter. *Journal of Fluency Disorders, 4,* 279–293.

Riley, G. D., & Riley, J. A. (1980). Motoric and linguistic variables among children who stutter: A factor analysis. *Journal of Speech and Hearing Research, 45,* 504–514.

Riley, G. D., & Riley, J. A. (1984). A component model for treating stuttering in children. In M. Peins (Hrsg.), *Contemporary approaches in stuttering therapy* (S. 123–172). Boston: Little, Brown & Company.

Riley, G. D., & Riley, J. A. (2000). A revised component model for diagnosing and treating children who stutter. *Contemporary Issues in Communication Sciences and Disorders, 27,* 188–199.

Sachs, M. W. (1924). Zur Ätiologie des Stotterns. *Klin. Wochenschr., 36,* 113–115.

Schoenacker, T. (1978). Individualpsychologische Gruppentherapie bei erwachsenen Stotternden. *Sprache Stimme Gehör, 2,* 136–144.

Schoenacker, T. (1981). Stottern: Ein zielgerichtetes Verhalten. *Sprache Stimme Gehör, 5,* 82–85.

Schwartz, M. F. (1974). The core of the stuttering block. *Journal of Speech and Hearing Disorders, 39,* 169–177.

Shames, G. H., & Sherrick, C. E. (1963). A discussion of nonfluency and stuttering as operant behavior. *Journal of Speech and Hearing Disorders, 28,* 3–17.

Sheehan, J. G. (1953). Theory and treatment of stuttering as an approach-avoidance conflict. *The Journal of Psychology, 36,* 27–49.

Sheehan, J. G. (1970). *Stuttering: Research and therapy.* New York: Harper & Row.

Silverman, F. H. (1988). The "Monster" study. *Journal of Fluency Dispders, 13,* 225–231.

Smith, A. (1999). Stuttering: A unified approach to a multifactorial, dynamic disorder. In N. Bernstein Ratner & E. C. Healey (Hrsg.), *Stuttering research and practice: Bridging the gap* (S. 27–44). Lawrence Erlbaum Associates: Mahwah.

Smith, A., & Kelly, E. (1997). Stuttering: A dynamic, multifactorial model. In R. F. Curlee & G. M. Siegel (Hrsg.), *Nature and treatment of stuttering: New directions* (2. Aufl., S. 204–217). Needham Heights: Allyn & Bacon.

Smith, A., & Weber, C. (2017). How stuttering develops: The multifactorial dynamics pathways theory. *Journal of Speech, Language, and Hearing Research, 60,* 2483–2505.

Ssikorski, J. A. (1891). *Über das Stottern.* Berlin: Hirschwald.

Starkweather, C. W. (1987). *Fluency and stuttering.* Englewood Cliffs: Prentice-Hall.

Starkweather, C. W. (1995). A simple theory of stuttering. *Journal of Fluency Disorders, 20,* 91–116.

Starkweather, C. W. (1997a). Learning and its role in stuttering development. In R. F. Curlee & G. M. Siegel (Hrsg.), *Nature and treatment of stuttering: New directions* (2. Aufl., S. 79–96). Needham Heights: Allyn & Bacon.
Starkweather, C. W. (1997b). Therapy for younger children. In R. F. Curlee & G. M. Siegel (Hrsg.), *Nature and treatment of stuttering: New directions* (2. Aufl., S. 257–279). Needham Heights: Allyn & Bacon.
Starkweather, C. W. (2002). The epigenesis of stuttering. *Journal of Fluency Disoders, 27,* 269–288.
Starkweather, C. W., & Gottwald, S. R. (1990). The demands and capacities model: II. Clinical applications. *Journal of Fluency Disoders, 15,* 143–157.
Starkweather, C. W., Gottwald, S. R., & Halfond, M. H. (1990). *Stuttering prevention: A clinical method.* Englewood Cliffs: Prentice Hall.
Stier, E. (1911). *Untersuchung der Linkshändigkeit und die funktionellen Differenzen der Hirnhälften.* Jena: Fischer.
Stromsta, C. (1959). Experimental blockage of phonation by distorted sidetone. *Journal of Speech and Hearing Research, 2,* 286–301.
Stromsta, C. (1962). Delays associated with certain sidetone pathways. *Journal of the Acoustic Society of America, 34,* 392–396.
Stromsta, C. (1972). Interaural phase disparity of stutterers and nonstutterers. *Journal of Speech and Hearing Research, 15,* 771–780.
Travis, L. E. (1931). *Speech Pathology.* New York: D. Appleton and Co.
Travis, L. E. (1957). The unspeakable feelings of people with special reference to stuttering. In L. E. Travis (Hrsg.), *Handbook of speech pathology* (S. 1009–1033). New York: Appleton-Century-Crafts.
Travis, L. E. (1978). The cerebral dominance theory of stuttering: 1931–1978. *Journal of Speech and Hearing Disorders, 43,* 278–281.
Tudor, M. (1939) *An experimental study of the effect of evaluative labeling on speech fluency.* Master's thesis, University of Iowa, Iowa.
Tunner, W., & Florin, I. (1969). Lernpsychologische Überlegungen zur Genese und Therapie des Stotterns. *Mitteilungen der Gesellschaft zur Förderung der Verhaltenstherapie, Heft, 2*(3), 20–26.
Van Riper, Ch. (1982). *The nature of stuttering* (2. Aufl.). Englewood Cliffs: Prentice-Hall.
Van Riper, Ch. (1992). Stuttering? *Journal of Fluency Disoders, 17,* 81–84.
Webster, W. G. (1986). Neuropsychological models of stuttering – II. *Interhemispheric interference. Neuropsychologia, 24,* 737–741.
Webster, R. L., & Lubker, B. B. (1968). Masking of auditory feedback in stutterers' speech. *Journal of Speech and Hearing Research, 11,* 221–222.
Wendlandt, W. (1975). *Resozialisierung erwachsener Stotternder: Ein lernpsychologischer und verhaltenstherapeutischer Beitrag zur Behandlung des Stotterns* (2. Aufl.). Berlin: Marhold.
West, R., & Nusbaum, E. (1929). A motor test for dysphemia. *Quarterly Journal of Speech, 15,* 469–479.
Wingate, M. E. (1969a). Sound and pattern in "artificial" fluency. *Journal of Speech and Hearing Research, 12*(4), 677–686.
Wingate, M. E. (1969b). Stuttering as phonetic transition defect. *Journal of Speech and Hearing Disorders, 34*(1), 107–108.
Wingate, M. E. (1976). *Stuttering. Theory and treatment.* New York: Irvington Publishers.
Wingate, M. E. (1988). *The structure of stuttering. A psycholinguistic analysis.* New York: Springer.

Wischner, G. J. (1950). Stuttering behavior and learning: A preliminary theoretical formulation. *Journal of Speech and Hearing Disorders, 15,* 324–335.

Wischner, G. J. (1952). An experimental approach to expectancy and anxiety in stuttering behavior. *Journal of Speech and Hearing Disorders, 17,* 139–154.

Wyneken, C. (1868). Über das Stottern und dessen Heilung. *Zeitschrift für rationelle Medizin, 31,* 1–29.

Yairi, E. (1997). Home environment and parent-child interaction in childhood stuttering. In R. F. Curlee & G. M. Siegel (Hrsg.), *Nature and treatment of stuttering: New directions* (2. Aufl., S. 24–48). Needham Heights: Allyn & Bacon.

Yairi, E. (2007). Subtyping stuttering I: A review. *Journal of Fluency Disoders, 32,* 165–196.

Yairi, E., & Ambrose, N. G. (2013). Epidemiology of stuttering: 21st century advances. *Journal of Fluency Disoders, 38,* 66–87.

Yairi, E., & Lewis, B. (1984). Disfluencies at the onset of stuttering. *Journal of Speech and Hearing Research, 27,* 154–159.

Yates, A. J. (1963). Delayed auditory feedback. *Psychological Bulletin, 60,* 213–232.

Zimmermann, G. (1980a). Articulatory dynamics of fluent utterances of stutterers and nonstutterers. *Journal of Speech and Hearing Research, 23,* 95–107.

Zimmermann, G. (1980b). Stuttering: A disorder of movement. *Journal of Speech and Hearing Research, 23,* 122–136.

Therapie des Stotterns

Inhaltsverzeichnis

11.1 Historischer Exkurs 154
11.2 Stottermodifikation 159
11.3 Fluency Shaping 165
11.4 Kombination von Stottermodifikation und Fluency Shaping 169
11.5 Therapie bei Kindern 171
11.6 Medikamentöse Behandlung 178
11.7 Selbsthilfegruppen 179
11.8 Effektivität 181
Literatur 194

Von zahlreichen Behandlungsmethoden, die stotternden Menschen geholfen haben sollen, wird in der Literatur berichtet. Sie reichen von rein symptomatischen bis zu psychoanalytischen Interventionen. Zu ersteren werden üblicherweise Verfahren gezählt, die in einer einfachen Veränderung des Sprechmusters bestehen, wie z. B. das rhythmische Sprechen. Diese Sprechhilfen führen meist unmittelbar zu einer Reduktion des Stotterns, der Transfer in den Alltag ist jedoch schwer, und ein Wiederauftreten des Stotterns scheint die Regel zu sein (vgl. Abschn. 7.2). Aus diesem Grund werden sie hier genauso wie die apparativen Sprechhilfen nicht als eigenständige Therapieverfahren dargestellt. Die Bereitschaft stotternder Menschen, in eine Therapie zu investieren ist groß. So ermittelten Franic et al. (2012), dass Stotternde im Mittel zwischen US\$ 16.875 für eine Therapie, die schweres Stottern in leichtes überführt, und US\$ 41.844 für eine Heilung schweren Stotterns auszugeben bereit wären.

Da die Verursachungsmechanismen des Stotterns unbekannt sind und keine Stottertherapie existiert, mit der bei allen stotternden Personen dauerhaft wesentliche Verbesserungen erreicht werden können, scheint eine Kausaltherapie des Stotterns bislang nicht gefunden worden zu sein (Packman 2012; Ingham et al. 2018). In der Stottertherapie bei Kindern wird versucht, eine Chronifizierung des Stotterns im Sinne einer sekundären Prävention zu verhindern und die Chance auf eine Remission zu erhöhen. Bei fortgeschrittenem Stottern wird die Therapie heute überwiegend gemäß einer tertiären Prävention durchgeführt, d. h. mit dem Ziel einer Verminderung der Beeinträchtigungen und Erhöhung der Lebensqualität bei chronisch stotternden Patienten (Marge 1984).

Verhaltenstherapeutische Methoden
Es besteht kein Konsens darüber, was der beste Weg ist, Stottern zu behandeln. Es dominieren heute jedoch verhaltenstherapeutische Methoden in der Stottertherapie, und zwei Hauptansätze sind bei fortgeschrittenem Stottern verbreitet. Dabei handelt es sich um die Stottermodifikation und das Fluency Shaping, für die auch die Bezeichnungen *stutter more fluently approach* und *speak more fluently approach* geprägt wurden (Gregory 1979). Letztlich besteht das Ziel beider Therapieansätze in der Erhöhung der Sprechanteile, die spontan flüssig produziert werden. Sie unterscheiden sich jedoch grundlegend in der Vorgehensweise: Die Stottermodifikation zielt darauf ab, die Reaktionen auf das Auftreten bzw. die Antizipation von Stotterereignissen effizienter zu gestalten, so dass Stottern kontrolliert und in »flüssiges Stottern« umgewandelt werden kann. Tolerierbares Stottern wird also auch als Therapieziel angesehen. Das Fluency Shaping hat ein stotterfreies Sprechen zum Ziel, indem durch eine neue, kontrollierte Sprechweise die Auftretenswahrscheinlichkeit von Stotterereignissen vermindert wird. Eine generelle Überlegenheit einer der beiden Ansätze besteht nicht.

Nach einem kurzen historischen Überblick werden die beiden Ansätze, die bei stotternden Jugendlichen und Erwachsenen durchgeführt werden, aber auch für Kinder adaptiert wurden, ausführlicher beschrieben. Auf die Therapie von Kindern wird gesondert eingegangen. Die Auswahl der dargestellten Therapieansätze erfolgte danach, was heute international als Standard gilt. Es sei darauf hingewiesen, dass die Praxis im deutschsprachigen Raum hiervon zum Teil abweicht. Eine qualifizierte Stottertherapie ist für stotternde Personen bisweilen schwer erreichbar. Teletherapie sowie unterstützende Virtual Reality-Szenarien werden zunehmend als alleinige oder ergänzende Maßnahmen erprobt (Packman und Meredith 2011; Lowe et al. 2013; Brundage et al. 2016), werden jedoch im deutschsprachigen Raum, beispielsweise im Vergleich zum in Bezug auf seine Größe bevölkerungsarmen Australien, noch kaum angeboten (Jung et al. 2014). Im Bereich der intensiven Gruppentherapien für stotternde Jugendliche und Erwachsene besteht in Deutschland mittlerweile ein größeres Angebot, über das man sich im Internet oder bei der Bundesvereinigung Stottern & Selbsthilfe e. V. informieren kann.

11.1 Historischer Exkurs

Die Behandlung des Stotterns lässt sich bis weit in die Geschichte zurückverfolgen. Einige Stationen sollen hier genannt werden. Eine ausführliche Abhandlung früherer Behandlungsverfahren beim Stottern findet sich bei Van Riper (1973), historische

Zeugnisse hat Bobrick (1996) zusammengestellt. Demosthenes (382 bis 322 v. u. Z.), der größte Redner des antiken Griechenland, soll gestottert haben. Er zog sich täglich in einen unterirdischen Raum zurück, um Vorträge zu üben und sein Sprechen auszubilden. Auch ließ er sich die Hälfte seines Kopfes scheren, um sich dadurch zu zwei- bis dreimonatigem Üben in Abgeschiedenheit zu zwingen, bis die Haare nachgewachsen waren. Durch das Vortragen langer Gedichte mit Steinen im Mund soll es Demosthenes geschafft haben, die »Undeutlichkeit und das Anstoßen mit der Zunge« zu beseitigen und eine »klare Aussprache« zu erzielen. »Die Stimme habe er geübt, indem er bei raschem Lauf und beim Bergansteigen sprach und Reden oder Verse mit aufs äußerste angespanntem Atem vortrug; er habe auch zu Hause einen großen Spiegel gehabt und vor diesen hintretend seine Redeübungen gehalten.« (Zitate aus Plutarch 1980, S. 229)

Über Hippokrates (460 bis 377 v. u. Z.), Aristoteles (384 bis 322 v. u. Z.) und Galen (131 bis ca. 200 n. u. Z.) lässt sich die Ansicht zurückverfolgen, Stottern beruhe auf einer abnormen Funktion der Zunge (vgl. Rieber und Wollok 1977). Dies nahm auch Hieronymus Mercurialis (1583) an, der sich mit Sprech- und Sprachstörungen beschäftigte und für eine sorgfältige Diagnostik eintrat. Stottern führte er in manchen Fällen auf Austrocknung zurück und verordnete entsprechend Flüssigkeitszufuhr. In anderen Fällen könne Stottern auf Kälte und Feuchtigkeit beruhen, so dass Wärme und austrocknende Substanzen zu empfehlen seien. Mercurialis riet auch dazu, Angst zu vermeiden, da sie das Stottern verschlimmere, und – mit dem Hinweis auf die hohe Spontanremissionsrate – Kinder erst ab dem 6. oder 7. Lebensjahr zu behandeln. Sir Francis Bacon (1627) machte die Kälte der Zunge für das Stottern verantwortlich und empfahl mäßigen Weinkonsum, »… because it heateth«. Giovanni Batista Morgagni (1769) nahm Abweichungen beim Zungenbein als meist verbreitete Ursache für Stottern an. Erasmus Darwin (1796) propagierte bereits den weichen Stimmeinsatz und das Anhauchen und betonte die Bedeutung von Transferübungen.

Anfang des 19. Jahrhunderts wurde eine Methode des Physikers Yates bekannt, die von einer Madame Leigh in Europa als »Amerikanische Methode« verbreitet wurde und sichere Heilung versprach (Schulthess 1830; Hunt 1861). Die stotternde Person sollte beim Sprechen die Zungenspitze ständig hinter den oberen Schneidezähnen halten. Nachts wurde diese Zungenhaltung durch ein kleines Stück Leinen, das unter der Zunge positioniert wurde, unterstützt. Arnott (1828) sah die Ursache der laryngealen Blocks korrekt als extreme Kontraktion der Stimmlippen und riet zu kontinuierlicher Phonation. Colombat de LIsère (1831) gilt nicht nur als Vater des Metronomsprechens (siehe Abschn. 7.3.1), sondern fertigte auch verschiedene Apparate aus Silber und Elfenbein an, die im Mundraum angebracht wurden und zu flüssigem Sprechen führen sollten. Der Züricher Arzt Schulthess (1830) unterschied als erster das Stammeln vom Stottern. Stammeln definierte er als Unfähigkeit, bestimmte Laute zu artikulieren, wohingegen Stottern in einer Verkrampfung der Stimmlippenmuskeln bestehe. Bertrand (1828, zitiert nach Fröschels 1925) wies darauf hin, dass jede Methode zu einer Besserung führt, die die Aufmerksamkeit vom Sprechen ablenkt. Erfolg stelle sich bei denjenigen Personen ein, die über genug Willenskraft verfügten, die Vorschriften der jeweiligen Methode fortwährend zu befolgen. Alexander M. Bell (1853), der Vater des Telefonerfinders, empfahl stotternden Personen laute Flüsterübungen. Klencke (1860) hielt das Stottern für ein Symptom eines allgemeinen organischen oder seelischen Leidens. In seiner Anstalt führte er zunächst eine allgemeine Behandlung durch, die das Nervensystem und die Sprechorgane kräftigen sollte. Anschließend folgten Atem- und Stimmübungen.

Wyneken (1868) beschrieb schon früh eine verhaltenstherapeutisch orientierte Behandlung, die an einem Institut eines Herrn Katenkamp in Delmenhorst durchgeführt wurde, und an der er selbst über einen Zeitraum von zweieinhalb Jahren teilgenommen hatte. In dieser Therapie wurde ausgehend von Atemübungen und prolongiertem Sprechen die Komplexität des Gesprochenen langsam gesteigert, was eine große Ähnlichkeit zu heute üblichen Verfahren aufweist (vgl. Abschn. 11.3). Innerhalb von 6 bis 12 Wochen wurde so stotterfreies, langsames Sprechen erreicht. Anschließend wurde eine »singende, monotone Tactsprache« (Wyneken 1868, S. 26) eingeübt. Wyneken berichtet, dass die meisten Teilnehmer einen Rückfall gehabt hätten und er nur eine einzige Person erlebt habe, die die »Tactsprache« beibehalten konnte. Bei einem Rückfall sollte dem Patienten, wie bereits zu Beginn der Therapie, Schweigen auferlegt werden. Von Wyneken stammt auch die Bezeichnung »Sprachzweifler« (Wyneken 1868, S. 20), mit der er auf die große Bedeutung der Erwartung zu stottern hinweist. Denhardt (1890) betonte ebenfalls psychologische Faktoren, indem er Stottern als Ergebnis des Widerspruchs ansah, sprechen zu wollen und gleichzeitig zu glauben, nicht flüssig sprechen zu können. Denhardt sprach sich gegen das Metronomsprechen aus, da es auffällig wirke und ermüdend sei. Stattdessen empfahl er, den ersten Laut einer Äußerung zu dehnen und alle folgenden Silben in einem Atemfluss zu sprechen. Ssikorski (1891) wies darauf hin, dass Verkrampfungen nicht nur im Kehlkopfbereich, sondern auch in der Atem- und Artikulationsmuskulatur auftreten können. Im deutschsprachigen Raum arbeiteten auch Hofmann (1840), Haase (1846), Schmalz (1846), Albert Gutzmann (1879), Hermann Gutzmann (1894) und Kussmaul (1877) mit Sprechübungen wie einer verlangsamten Sprechrate, Prolongation, weichem Stimmeinsatz, Atemtechnik, Rhythmisierung und der *Legato*-Technik (dabei wird die Stimme weich eingesetzt und die folgenden Wörter werden miteinander verbunden). Insbesondere Albert Gutzmann und sein Sohn Hermann prägten die Stottertherapie im deutschsprachigen Raum für viele Jahre.

Einen grausamen Höhepunkt erlebte die Behandlung des Stotterns mit dem preußischen Chirurgen Johann Friedrich Dieffenbach. Im Jahr 1841 entfernte er innerhalb eines Monats bei 19 stotternden Personen Teile der Zungenwurzel operativ (Dieffenbach 1841; siehe Abb. 11.1). Mehr als 200 Operationen in Deutschland, England, Frankreich und den USA folgten. Die Eingriffe führten nur kurzfristig zu flüssigerem Sprechen. Etliche stotternde Menschen sollen an den Folgen der Operationen gestorben sein.

Eine Reihe mechanischer Prothesen und Geräte, die gegen Stottern helfen sollten, wurde erfunden. Es handelte sich dabei meist um Apparate, die im Mund oder am Kopf befestigt wurden und bestimmte Bewegungen z. B. mit der Zunge verhinderten oder erschwerten. Bei Van Riper (1973) findet sich eine Zusammenstellung. Er führt die kurzfristige, stotterreduzierende Wirkung dieser Apparate auf Ablenkung sowie auf

11.1 Historischer Exkurs

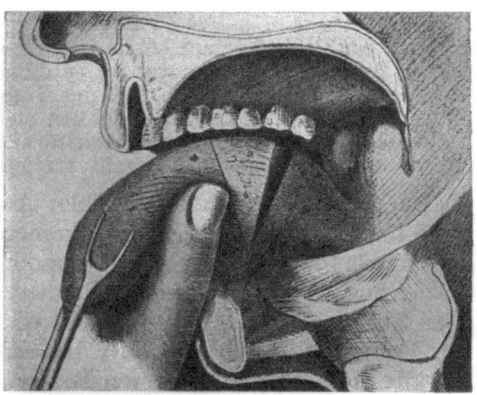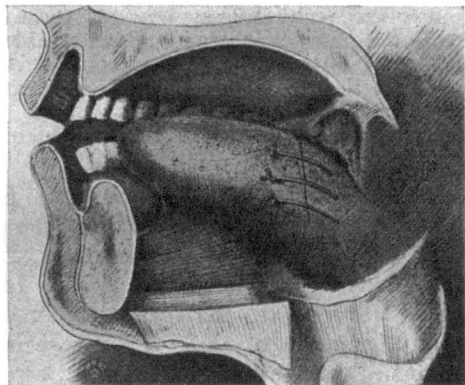

Abb. 11.1 Die Dieffenbachsche Zungenoperation zur Beseitigung des Stotterns. (aus Lebrun und Bayle 1972)

den Umstand zurück, dass sie ein kontrolliertes und langsameres Sprechen erforderlich machten. Katz (1977) beschreibt und zeigt patentierte »anti-stuttering devices« aus den Jahren seit 1851 bis in die Mitte des 20. Jahrhunderts, die zum Teil skurril anmuten (siehe Abb. 11.2).

Die Behandlungsmethoden des 19. Jahrhunderts führt Bloodstein (1993, S. 14) auf die drei Prinzipien Suggestion, Entspannung und Ablenkung zurück. Diese führen bekanntermaßen zu einer Reduktion des Stotterns (vgl. Abschn. 7.2), üblicherweise tritt das Stottern jedoch nach einiger Zeit wieder auf. Weit verbreitet war eine Änderung der Sprechmuster. Durch Prolongieren, rhythmisches Sprechen und Änderungen in der Atmung oder Artikulation konnte um den Preis einer absonderlichen Sprechweise unmittelbar flüssiges Sprechen erreicht werden. Meist war der Erfolg temporär und das Stottern trat unverändert oder schwerer als zuvor wieder auf. Ende des 19. und Anfang des 20. Jahrhunderts waren in Deutschland und den USA kommerzielle Institute bzw. »stammering schools« verbreitet, in denen diese Methoden angewandt wurden (vgl. Van Riper 1973; Bloodstein 1993). Dort wurden auch abnorme Zusätze wie Fußstampfen, mit dem Finger schnippen oder Sing-Sang-Sprechen eingeübt (Bobrick 1996). Die Leiter waren häufig ehemalige »Stotterer« bzw. gaben vor, solche zu sein. Sie versprachen in kurzer Zeit Heilung und hatten damit großen finanziellen Erfolg. Viele stotternde Personen, die eine solche Schule besuchten, fingen zuhause sofort wieder an zu stottern, andere sprachen eine Zeit lang flüssig. Die meisten hatten innerhalb weniger Wochen oder Monate einen Rückfall (Van Riper und Emerick 1984). Es sind Fälle von Selbstmord nach solchen Kursen bekannt geworden (Bloodstein 1993, S. 44). Wendell Johnson und Charles Van Riper, die Mitbegründer der »Iowa-Therapie« (vgl. Abschn. 11.2), haben selbst schwer gestottert und waren Leidtragende von »stammering schools«. Van Riper besuchte fünf dieser Schulen in seiner Jugend und warnte seitdem, dass eine schnelle Heilung auch meist einen schnellen Rückfall zur Folge habe.

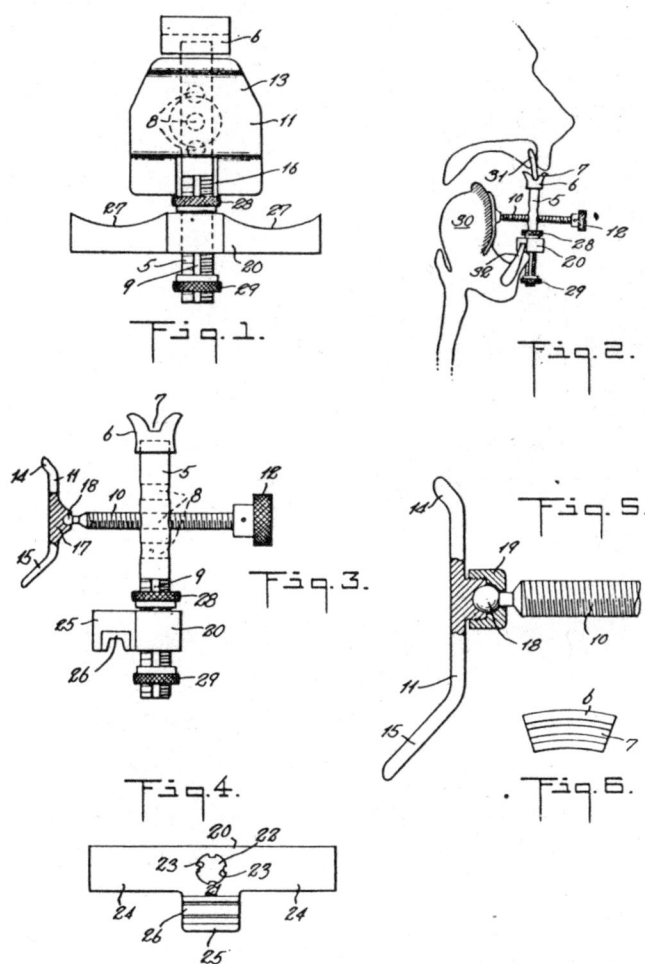

Abb. 11.2 Patentierte Sprechapparatur gegen Stottern. (aus Katz 1977)

Seit dem 21. Jahrhundert zeigen sich keine größeren Veränderungen der Therapieangebote. Zwar wurden neue Therapien vorgestellt, jedoch beruhen diese häufig auf bereits bekannten Prinzipien zur Erhöhung der Sprechflüssigkeit (Zebrowski und Arenas 2011; Botterill 2011). Laut Botterill (2011) besteht allerdings eine zunehmende Tendenz, den stotternden Klienten (und nicht nur den Therapeuten) als Experten für sein eigenes Stottern anzuerkennen und mit ihm gemeinsam zu erarbeiten, welche Therapiekomponenten für ihn hilfreich sind.

11.2 Stottermodifikation

Das Wichtigste in Kürze
Historisch betrachtet ist die Behandlung des Stotterns von sehr unterschiedlichen Bemühungen geprägt. Lange Zeit lag der Fokus darauf, durch Verhaltensänderungen bis hin zu Operationen ein flüssiges Sprechen zu erlangen. Einige der wirksamen Prinzipien finden sich heute, in veränderter Form, in Stottertherapien wieder, jedoch hat ein Wandel zu einer ganzheitlicheren Betrachtung des Stotterns stattgefunden.

11.2 Stottermodifikation

Die Stottermodifikation wurde in den 30er Jahren des 20. Jahrhunderts an der University of Iowa von drei Studenten des Direktors Lee Edward Travis, nämlich Bryng Bryngelson, Wendell Johnson und Charles Van Riper entwickelt. Die Stottermodifikation wird daher auch »Iowa-Therapie« (Zebrowski und Arenas 2011) bzw. »Van-Riper-Therapie« genannt (vgl. Hörmann 1997), da Charles Van Riper die Form entwickelte, die heute am meisten verbreitet ist. Es handelte sich in der damaligen Zeit, in der die »stammering schools« (siehe vorangegangenes Kapitel) noch sehr verbreitet waren, um einen gänzlich neuen Therapieansatz. Die Stottermodifikation geht davon aus, dass der Großteil des abnormen Verhaltens beim Stottern aus gelernten Reaktionen auf Unterbrechungen des Sprechablaufs besteht, und verfolgt die beiden Ziele, Scham und Angst zu reduzieren sowie den Patienten beizubringen, auf eine Art zu stottern, die die Kommunikation weniger beeinträchtigt. In den folgenden Jahrzehnten stellte dieser Ansatz in den USA die einzige anerkannte Therapiemethode dar, während Ansätze, bei denen stotternde Personen unmittelbar zu flüssigem Sprechen verholfen wurde, als unprofessionell angesehen wurden (Bloodstein 1993, S. 43). Im deutschsprachigen Raum verbreitete sich die Methode erst sehr viel später durch einzelne Veröffentlichungen (Preus 1975; Heidemann et al. 1975; Heidemann-Tagmann 1978; Wendlandt 1984, 1987a, b) und durch die deutsche Übersetzung des 2. Teils von Charles Van Ripers »The Treatment of Stuttering« im Jahr 1986.

Ansatz bei Teufelskreisen
Die Stottermodifikation setzt an den beiden Teufelskreisen an, die das Stottern aufrechterhalten:

1. Das Vermeiden von Stottern verstärkt die Angst vor dem Stottern, die wiederum zu vermehrtem Vermeidungsverhalten führt.
2. Die Frustration führt dazu, dass mehr Anstrengung aufgewendet wird, um Stotterereignisse zu überwinden. Dies steigert jedoch die Schwere des Stotterns und damit wiederum die Frustration (Van Riper und Emerick 1984).

In der Therapie sollen demzufolge zum einen das Vermeidungsverhalten abgebaut und gleichzeitig Ängste und negative Einstellungen gegenüber dem Sprechen reduziert werden. Daher wird die Stottermodifikation auch als *Non-Avoidance*-Ansatz bezeichnet (Sheehan 1970; Wendlandt 1992). Zum anderen soll die Anstrengung beim Stottern reduziert werden, indem der Patient lernt, beim Auftreten von Stotterereignissen die Muskelanspannung willentlich abzubauen, um ein weniger schweres Stottern zu erreichen. Diese beiden Bereiche interagieren, da die Reduktion der Angst eine Modifikation des Stotterns erleichtert bzw. erst ermöglicht und eine erfolgreiche Modifikation des Stotterns Ängste und Vermeidungsverhalten vermindert.

Bei der Stottermodifikation handelt es sich um einen lokalen Ansatz, da nicht das gesamte Sprechmuster modifiziert wird, sondern der Patient nur beim Auftreten von Sprechunflüssigkeiten Einfluss auf den Sprechablauf nimmt. Van Riper hält eine Modifikation des gesamten Sprechablaufs nicht für notwendig: »The stutterer already knows how to speak normally, but he does not know what to do when he fears or finds himself stuttering.« (Van Riper und Emerick 1984, S. 302) Starkweather (1998) bezeichnet die Stottermodifikation daher in Anspielung auf das Fluency Shaping auch als *disfluency shaping*. Das Ziel der Stottermodifikation besteht darin, eine Art zu stottern zu erlernen, die möglichst frei von Anstrengung und Vermeidung ist. Dieses »flüssige Stottern« beeinträchtigt im Idealfall nicht mehr die Kommunikation. Nach Van Riper (1973) besteht das eigentliche Therapieziel in spontan flüssigem Sprechen. So führt der sichere Umgang mit dem eigenen Stottern meist dazu, dass nicht nur leichter, sondern auch seltener gestottert wird. Aufgrund des Umstandes, dass jugendliche und erwachsene Patienten nur in Ausnahmefällen tatsächlich zu »normalen Sprechern« werden, stellt allerdings ein kontrolliert flüssiges Sprechen bzw. ein tolerierbares Stottern, das die Kommunikation nicht mehr beeinträchtigt, ein realistisches Therapieziel dar. Stotternde Personen erhoffen sich von einer Therapie wohl in der Regel ein stotterfreies Sprechen. Wenn der Patient dies von der Therapie erwartet, ist der Abgleich der Zielvorstellungen von Patient und Therapeutin bei der Stottermodifikation besonders wichtig.

Absichtliches Stottern
Bryngelson propagierte den offenen Umgang mit dem eigenen Stottern. Er war der erste, der absichtliches Stottern, also die paradoxe Intervention, in die Stottertherapie einführte (Bloodstein und Bernstein Ratner 2008). Erst durch das absichtliche Stottern würden stotternde Personen in die Lage versetzt, willentliche Kontrolle über ihre Blocks zu erlangen. Johnson vertrat die Ansicht, Stottern stelle das Bemühen dar, Stottern vermeiden zu wollen. Aus diesem Grund müsse die stotternde Person das Vermeidungsverhalten einstellen und absichtlich unflüssig sprechen. Das alte Stottermuster solle durch eine kontrollierte Form abgelöst werden, den »Bounce«, womit anstrengungslose Wiederholungen des ersten Lautes oder der ersten Silbe eines Wortes gemeint waren. Eine Befragung an 206 stotternden Erwachsenen ergab, dass insbesondere ein absichtliches Stottern, welches dem eigenen stark ähnelt, als wirksam empfunden wird und dieses unbedingt auch außerhalb des therapeutischen Settings eingesetzt werden sollte (Byrd et al. 2016).

11.2 Stottermodifikation

Therapiephasen

Auf Van Riper gehen die Begriffe »Cancellation«, »Pull Out« und »Preparatory Set« zurück (siehe unten). Er nennt seinen Therapieansatz selbst eklektisch, da er Komponenten verschiedener Therapieansätze aus Psychotherapie und Verhaltenstherapie kombiniert (Van Riper und Emerick 1984, S. 301). Dieser Ansatz für die Behandlung von stotternden Jugendlichen und Erwachsenen, die sich in vier Phasen aufteilt, wird im Folgenden beschrieben. Ausführliche Darstellungen finden sich bei Van Riper (1973) sowie Van Riper und Emerick (1984). An anderer Stelle nimmt Van Riper eine Aufteilung in 6 Phasen, *Motivation, Identification, Desensitization, Variation, Approximation, Stabilization* (MIDVAS), vor, bei der die Motivation als eigene Therapiephase betrachtet wird und die Modifikationsphase in Variations- und Annäherungsphase aufgeteilt ist (Van Riper und Emerick 1984). Inhaltlich bestehen keine Unterschiede.

1. Identifikation Die Identifikationsphase hat zum Ziel, dass der Patient seine Kern- und Sekundärsymptomatik sowie seine Gefühle und Einstellungen gegenüber dem Stottern erkennen lernt. Dies wird als Voraussetzung dafür angesehen, dass er Veränderungen am Stottern vornehmen kann. Mit Hilfe eines Spiegels beobachtet der Patient sein eigenes Stottern. Nach einem Stotterereignis soll er stoppen und beschreiben, was er getan hat. Hierzu können auch Video-Aufnahmen verwendet werden, um ein Stotterereignis wiederholt ansehen und -hören zu können. Stotternde Personen meinen häufig, sie seien vom Stottern befallen wie von einem Dämon. In der Identifikationsphase lernen sie, dass *sie* die Symptome in dieser Form produzieren und Einfluss darauf nehmen können. Die Therapeutin kann auch versuchen, das Stottern des Patienten möglichst genau zu imitieren. Hierdurch wird der Patient mit seinem Stottern konfrontiert und es findet bereits eine Desensibilisierung statt. Die Symptome werden nach folgender Hierarchie identifiziert: Zunächst werden leichte Stotterereignisse ermittelt. Anschließend wird das Fluchtverhalten, gefolgt vom Vermeidungsverhalten identifiziert. Danach lernt der Patient, was er während des Auftretens der Kernsymptomatik tut. Weiter soll der Patient berichten, wie seine Zuhörer auf sein Stottern reagieren. Hier bestehen häufig unrealistische Vorstellungen. Gefühle der Frustration sollten geäußert werden. Bedingungen, die großen kommunikativen Stress verursachen, und Wörter und Situationen, die besonders gefürchtet werden, werden festgehalten. Die Identifikationsphase stellt für den Patienten üblicherweise eine tiefgehende Erfahrung dar, da er häufig zum ersten Mal offen mit einer Person über sein Stottern spricht, die das Problem kennt und seine Gefühle nachempfinden kann. Der Patient wird angehalten, in seinem Alltag auf seine Stottersymptome zu achten und hiervon zu berichten. Wenn der Patient in der Lage ist, seine Symptome zu identifizieren, beginnt die nächste Phase der Therapie.

2. Desensibilisierung Das Ziel der Desensibilisierungsphase besteht darin, innere Symptome wie Ängste und andere negative Emotionen zu reduzieren. Die stotternde Person soll hierzu gegenüber der Konfrontation mit seinem Stottern, seiner Kernsymptomatik und den Zuhörerreaktionen toleranter werden und somit lernen, gelassen zu stottern. In der Identifikationsphase wurde der Patient bereits stark mit seinem Stottern konfrontiert. Der Patient wird nun angehalten, sich zu seinem Stottern zu bekennen. Er soll mit anderen Personen über sein Stottern sprechen und erzählen, dass er eine Stottertherapie absolviert. Zur Desensibilisierung gegenüber der Kernsymptomatik kann das »Einfrieren« der Symptome eingesetzt werden. Auf ein Signal der Therapeutin während eines Stotterereignisses stoppt der Patient, produziert dabei im Falle einer Dehnung den Laut weiter bzw. wiederholt weiter Teile des Wortes, und fährt mit dem Stotterereignis fort, sobald die Therapeutin ein zweites Signal gibt. Durch das wiederholte Erleben seiner Kernsymptome nehmen dabei die Emotionen des Patienten ab. Zur Desensibilisierung gegenüber Zuhörerreaktionen wird Pseudo- oder absichtliches Stottern eingesetzt. Hierdurch soll der Patient die Erfahrung machen, dass er stottern kann, ohne dabei in große emotionale Erregung zu geraten. Dabei wird nach einer Hierarchie von Situationen vorgegangen, in der die Stressbelastung kontinuierlich zunimmt. Das Pseudo- bzw. absichtliche Stottern kann zunächst mit der Therapeutin, später beim Telefonieren oder in In-Vivo-Übungen praktiziert werden. Dabei macht die Therapeutin zunächst das Stottern z. B. bei Passanten auf der Straße oder beim Einkaufen vor, während der Patient sie beobachtet. Die Therapeutin bleibt beim Stottern ganz ruhig und beobachtet ihre Zuhörer, was für den Patienten üblicherweise eine ganz neue Art des Umgangs mit Stottern darstellt. Wenn der Patient diese Aufgabe selbst bewältigt, lernt er, dass die Zuhörerreaktionen meistens toleranter sind, als er angenommen hat, und dass er trotz gelegentlicher negativer Reaktionen ruhig bleiben kann. Für stotternde Patienten kann das Pseudo- oder absichtliche Stottern eine sehr schwere Aufgabe darstellen, da sie sich nun in Situationen, vor denen sie sich möglicherweise bislang sehr gefürchtet haben und die sie unter allen Umständen vermeiden wollten, absichtlich hineinbegeben sollen. Obwohl bislang noch keine Anstrengungen unternommen wurden, das Sprechverhalten des Patienten zu verändern, kann bereits in der Identifikations- und Desensibilisierungsphase eine Reduktion der Stotterhäufigkeit und -schwere (insbesondere eine Abnahme der Sekundärsymptomatik) beobachtet werden. Wenn der Patient gegenüber seinem Stottern und den Zuhörerreaktionen gelassen bleiben kann, kann mit der Modifikation des Stotterns begonnen werden.

Die beiden Begriffe Pseudostottern und absichtliches Stottern können folgendermaßen unterschieden werden: Während beim Pseudostottern eine Symptomatik simuliert wird, die nicht der eigenen entspricht (z. B. spannungslose Repetitionen), wird beim absichtlichen Stottern die eigene Symptomatik verstärkt produziert, wobei mit dem Übergang von absichtlichem in echtes Stottern experimentiert werden kann.

11.2 Stottermodifikation

3. Modifikation In der Modifikationsphase lernt der Patient ein leichteres bzw. flüssiges Stottern mit Hilfe der bereits oben genannten Techniken Cancellation, Pull-Out und Preparatory Set. Seine alten, stereotypen Reaktionen auf die Kernsymptomatik sollen auf diesem Weg durch effizientere Reaktionen ersetzt werden, die sich an den normalen Sprechbewegungen orientieren. Um die Techniken anwenden zu können, muss der Patient sein Aufschiebungs- und Vermeidungsverhalten abgebaut haben und das Auftreten der Kernsymptome zulassen (»Netto-Stottern« – diese Bezeichnung ist die Erfindung eines Patienten von Andreas Starke (Andreas Starke, persönliche Mitteilung, 2002)). Die Cancellations, die auch Nachbesserungen genannt werden, bestehen darin, eine Pause zu machen, nachdem bei einem Wort gestottert und dies zu Ende gesprochen wurde, und dann das Wort noch einmal zu sprechen. Dies gelingt stotternden Personen üblicherweise flüssig, soll jedoch in folgender, kontrollierter Art und Weise erfolgen: Jeder Laut des Wortes soll sehr langsam gesprochen werden, wobei die Übergänge graduell produziert werden und die artikulatorischen Kontakte entspannt und locker erfolgen sollen. Die Therapeutin muss dabei darauf achten, dass der Patient nicht zu schnell nach dem gestotterten Wort beginnt, wozu eine natürliche Tendenz besteht, sondern eine Pause macht, in der er ruhig bleibt und sich durch innerliches Nachsprechen auf das laute Wiederholen des Wortes vorbereitet.

Die Bezeichnung Nachbesserung für Cancellation wurde von Andreas Starke in seiner Übersetzung des Buchs von Van Riper (1973) geprägt. Er vernachlässigt allerdings den von Van Riper intendierten Aspekt der Löschung instrumentell konditionierten Verhaltens.

Nachbesserungen haben neben der Wirkung, eine stotterfreie motorische Produktion des Wortes einzuüben, auch eine große desensibilisierende Wirkung, da dem Zuhörer offen signalisiert wird, dass die Person ihr Stottern wahrgenommen hat und jetzt darauf in einer ruhigen und kontrollierten Art reagiert. Sie werden von stotternden Personen allerdings ungern im Alltag eingesetzt (Eichstädt et al. 1998; Zückner 2014a). Der nächste Therapieschritt besteht darin zu lernen, während eines Stotterereignisses zu stoppen und sich langsam und entspannt aus diesem »herauszuziehen«, indem das Wort auf die bei den Nachbesserungen beschriebene Weise zu Ende gesprochen wird. Van Ripers Patienten gaben dieser Technik den Namen Pull-Out. Sie kann auch als Blocklösetechnik oder lokale Sprechtechnik bezeichnet werden. Wenn die Pull-Outs beherrscht werden, besteht der letzte Schritt im Erlernen der Preparatory Sets, die auch vorbereitende Einstellungen genannt werden. Die Fähigkeit stotternder Personen, häufig Wörter und Laute vorhersagen zu können, bei denen sie stottern werden, wird hierbei genutzt. Bei diesen Wörtern soll der Patient nun von Beginn an die langsame und bewusst gesteuerte Art zu sprechen einsetzen mit dem Ziel, dass kein Stottern auftritt. Diese Technik wird auch Prolongation genannt (Breitenfeldt und Lorenz 1989; Zückner 2014a; nicht zu verwechseln mit dem prolongierten Sprechen des Fluency Shaping). Das erwartete Stotterereignis wird somit durch die langsam und bewusst ausgeführten Sprechbewegungen ersetzt, die für die Aussprache des betreffenden Wortes erforderlich sind. Die kontrollierte

Sprechweise wandert innerhalb dieses Therapieabschnitts sozusagen in der Zeit rückwärts, von den Cancellations nach dem Stotterereignis über die Pull-Outs während des Stotterereignisses bis hin zu den Preparatory Sets/Prolongationen vor einem antizipierten Stotterereignis. Die genannten Techniken werden erlernt, indem die Therapeutin sie vorführt und z. B. mit dem Patienten unisono anwendet. Die Schwierigkeit der Situationen, in denen sie praktiziert werden, wird wieder allmählich gesteigert. Während der Modifikationsphase nimmt der Anteil des spontan flüssigen Sprechens üblicherweise zu.

Die zu erlernenden »Preparatory Sets« sollen die unzweckmäßigen motorischen Einstellungen, die in Erwartung eines Stotterereignisses vorgenommen werden und dieselbe Bezeichnung haben (siehe Abschn. „Vorbeugeverhalten"), ersetzen.

4. Stabilisierung In der letzten Phase der Stottermodifikation sollen die erreichten Therapieziele stabilisiert werden. Pull-Outs und Preparatory Sets/Prolongationen sollen zum alltäglichen Repertoire werden, indem sie häufig in gefürchteten Situationen und bei gefürchteten Wörtern angewendet werden. Verbliebene Ängste können weiter reduziert werden, indem in den entsprechenden Situationen wieder Pseudo- oder absichtliches Stottern angewendet wird. Eine weitere effektive Methode besteht darin, absichtlich »flüssige Stotterereignisse« oder Pull-Outs (Pseudo-Pull-Outs) in das alltägliche Sprechen einzubauen. Dies kann und sollte auch in besonders »flüssigen Phasen« geschehen, um dem Wiederauftreten von Ängsten vorzubeugen. Der Patient lernt somit, sein eigener Therapeut zu werden und mit Rückfällen umzugehen. Schließlich sollte sich das negative Selbstbild als gestörter Sprecher ändern in das einer Person, die die meiste Zeit über flüssig spricht und manchmal flüssig stottert.

Van Riper (1973) betont, dass die Therapie individuell angepasst erfolgen muss. Die beschriebenen Phasen sind daher als Rahmen für die Therapieplanung zu verstehen.

Weitere Stottermodifikations-Therapien
Weitere Beschreibungen von Stottermodifikations-Therapien finden sich bei Sheehan (1970), Wendlandt (1987a, b), Conture (1990) und Prins (1997). Breitenfeldt und Lorenz (1989) beschreiben eine intensive Gruppentherapie, das *Successful Stuttering Management Program* (siehe Abschn. 11.8.2), das über einen Zeitraum von 3½ Wochen erfolgt. Das Programm wurde von Engelken und Herl-Peters ins Deutsche übertragen und an deutsche Verhältnisse angepasst (Engelken 2008). Zückner (2014a, b) stellt ein Konzept vor, das auf den Ansätzen von Van Riper sowie Breitenfeldt und Lorenz basiert, die »Intensiv-Modifikation Stottern«. Er legt dabei besonderen Wert auf die exakte Beschreibung und Durchführung der Blocklösetechniken. Starke (1995) entwickelte ein Intensiv-Intervall-Konzept, bei dem die Therapie in vier einwöchigen Abschnitten im Abstand von sechs bis acht Wochen und einem abschließenden Wochenende ein halbes Jahr nach der letzten Therapiewoche durchgeführt wird. Rauschan und Welsch (2008)

stellen ein vereinfachtes Konzept der Van Riper-Therapie vor, das ABC-Modell, das aus drei Phasen, Arbeit am eigenen Stottern (A), bewusstem Training (B) und kreativem Gestalten der Restsymptomatik (C) besteht. Ein Überblick über derzeitige Therapieangebote findet sich bei Decher (2011).

In Tab. 11.1 sind die Inhalte der Stottermodifikation zusammengefasst und denen des Fluency Shaping, das im folgenden Kapitel beschrieben wird, gegenübergestellt.

> **Das Wichtigste in Kürze**
> Therapieverfahren der Stottermodifikation zielen auf ein angst- und vermeidungsfreies Sprechen und ein anstrengungsloses Stottern. Van Riper entwickelte ein Vorgehen mit den vier Phasen Identifikation, Desensibilisierung, Modifikation und Stabilisierung, welches sich auch in modernen Stottermodifikationstherapien wiederfindet. Stottersymptome werden lokal bearbeitet, d. h. ein Eingreifen in das spontane Sprechen erfolgt nur, wenn Stottern antizipiert wird oder auftritt.

11.3 Fluency Shaping

Fluency Shaping kann mit »systematischer Aufbau einer flüssigen Sprechweise« übersetzt werden und wird im englischsprachigen Raum auch zuweilen *Speech-Restructuring Treatment* genannt. Dieser Therapieansatz ist der moderne Nachfolger der »Sprechübungsbehandlungen«, wie sie beispielsweise von Wyneken, A. und H. Gutzmann sowie Kussmaul im 19. Jahrhundert vertreten wurden (vgl. Abschn. 11.1). Als Wegbereiter gilt Goldiamond (1965), der Untersuchungen mit verzögerter auditiver Rückmeldung als aversivem Reiz bezüglich des Stotterns durchführte, und damit operante Verfahren in der Behandlung des Stotterns einführte (vgl. Curlee 1993a). Er stellte fest, dass das »künstliche Stottern« unter verzögerter auditiver Rückmeldung (siehe Abschn. 7.3.3) vermieden werden kann, wenn man eine langsame und gedehnte Sprechweise verwendet.

Beim Fluency Shaping erwirbt der Patient zunächst ein neues Sprechmuster, bei dem keine Stotterereignisse auftreten. Dieses Sprechmuster wird schrittweise einem natürlich klingenden Sprechen angeglichen und in Alltagssituationen übertragen. Im Gegensatz zur Stottermodifikation beruht das Fluency Shaping auf einem globalen Ansatz, da eine neue Sprechweise eingeübt wird, die das Auftreten von Stottern von vornherein ausschließt. Dies kann auch als globale Sprechtechnik bezeichnet werden. Extreme Vertreter des Fluency Shaping gehen davon aus, dass sich die negativen Gefühle und Einstellungen des Patienten bezüglich des Sprechens durch die erreichte Sprechflüssigkeit von selbst ändern und Situations- und Wortängste sowie Vermeidungsverhalten verschwinden. Das eigentliche Ziel von Fluency-Shaping-Therapien besteht in spontan flüssigem Sprechen. Realistische Vertreter sind sich jedoch der Häufigkeit von Rückfällen bewusst, so dass

Tab. 11.1 Gemeinsamkeiten und Unterschiede von Stottermodifikation und Fluency Shaping. (nach Bezemer et al. 2006)

	Stottermodifikation	Fluency Shaping
Therapieziel	Reduzieren von Angst- und/oder Schamgefühlen, die das Stottern betreffen	Keine Arbeit an Angst- und/oder Schamgefühlen
	Erlernen verschiedener Fertigkeiten, um flüssiger zu stottern	Erlernen einer kontrollierten Sprechflüssigkeit
	Aufrechterhaltung der erzielten Veränderungen wird mitbestimmt durch den Erfolg bei der Reduzierung von Angst- und Schamgefühlen	Aufrechterhaltung der erzielten Veränderungen wird erreicht, indem das Programm regelmäßig durchlaufen wird; erneutes Auftreten von Stottern wird als Rückfall angesehen
	Teilweise Bearbeitung kommunikativer und/oder sozialer Fertigkeiten	Keine Bearbeitung kommunikativer und/oder sozialer Fertigkeiten
Therapie-prozess	Erlernen verschiedener Kontrolltechniken; der Therapeut fungiert als Coach	Die Therapie ist vorprogrammiert; das Programm wird systematisch abgearbeitet
	Therapieeffekte werden durch die subjektive Bewertung des Patienten »gemessen«	Therapieeffekte werden über objektive Messungen festgehalten
	Transfer: das flüssigere Sprechen/Stottern wird mit sozialen Fertigkeiten integriert	Transfer: allmählicher Übergang von der Anwendung der Sprechtechnik im Therapieraum zu In-Vivo-Situationen
Fertigkeiten des Patienten	Der Patient gewinnt Einsicht in sein Stotterverhalten, greift darin ein und verändert es	Der Patient lernt, sein gesamtes Sprechen zu kontrollieren, ungeachtet des Stotterns
	Der Patient lernt, sein Stottern zu konfrontieren	Der Patient wird kaum mit seinem Stottern konfrontiert
	Das Sprechtempo verändert sich meist nicht	Der Patient muss bereit sein, eine bestimmte Zeit lang sehr langsam zu sprechen
	Die Therapie ist eher spontan und zielt auf das diagnostizierte Verhalten ab	Die Therapie verläuft nach einer festgelegten Struktur und läuft Gefahr, als langweilig empfunden zu werden
	Wenn der Patient nicht stottert, braucht er sein Sprechen nicht zu kontrollieren	Auch wenn der Patient nicht stottert, muss er sein Sprechen kontrollieren
	Der Patient lernt, sich auf Situationen und seine Art des Sprechens einzustellen	Der Patient lernt feste Routinen
	Bei häufigem Stottern muss der Patient lernen, viele Strategien abwechselnd anzuwenden	Die Kontrolle bleibt gleich, unabhängig davon, ob der Patient stottert oder nicht

(Fortsetzung)

Tab. 11.1 (Fortsetzung)

		Stottermodifikation	Fluency Shaping
		Es wird viel Einsicht und Flexibilität vom Patienten erwartet	Die Struktur der Therapie ist festgelegt und für manche Patienten darum einfach zu befolgen
Rolle des Therapeuten		Die Patient-Therapeut-Beziehung spielt eine wichtige Rolle	Die Patient-Therapeut-Beziehung spielt eine untergeordnete Rolle
		Der Ansatz erfordert breite Kenntnisse, Fertigkeiten und Flexibilität vom Therapeuten	Die Therapieabläufe liegen fest; der Therapeut instruiert systematisch und genau eindeutige Verhaltensweisen, modelliert, kontrolliert und registriert
		Der Therapeut bringt seine Persönlichkeit in die Therapie ein	Die Persönlichkeit des Therapeuten ist nicht zentral; er muss Verstärkungsschemas handhaben können

Wert darauf gelegt wird, den Patienten beizubringen, beim Wiederauftreten von Stottern zu der kontrollierten flüssigen Sprechweise zurückzukehren.

Intensivprogramme
Da ein intensives Üben des neuen Sprechmusters erforderlich ist, wird das Fluency Shaping üblicherweise in Form von mehrwöchigen Intensivprogrammen durchgeführt, wie sie beispielsweise das *Precision Fluency Shaping Program* (PFSP; Webster 1974, 1980), das *Monterey Program* (GILCU: *Gradual Increase in the Length and Complexity of Utterances*; Ryan 1974, 1979), das *Comprehensive Stuttering Program* (Boberg und Kully 1985; Jehle und Boberg 1987), *Smooth Speech* (Neilson und Andrews 1993), das *Camperdown Program* (O'Brian et al. 2001; Metten 2012) und die »Kasseler Stottertherapie« (Euler und Wolff von Gudenberg 2000) darstellen. Dabei handelt es sich um streng verhaltenstherapeutisch ausgerichtete Programme, bei denen die Vorgehensweise genau beschrieben ist. In Fluency-Shaping-Therapien werden teilweise auch technische Apparate wie DAF-Geräte zum Einüben des prolongierten Sprechens oder Biofeedback zur Kontrolle von weichem Stimmeinsatz und Atmung eingesetzt (vgl. Abschn. 7.3). Die Beschreibung einer Fluency-Shaping-Therapie, bei der besonderer Wert auf natürlich klingendes Sprechen und Nachsorge gelegt wird, findet sich bei Onslow und Packman (1997). Beim *Comprehensive Stuttering Program* wurde gezeigt, dass ein natürlich klingendes Sprechen erreicht werden kann, das im Bereich flüssig sprechender Personen liegt (Teshim et al. 2010). Laut einer Studie von Tiling (2011) bewerten Zuhörer prolongiertes Sprechen ähnlich wie Sprechen mit Stottern, jedoch besser als zögerliches Sprechen mit sprachlichem Vermeidungsverhalten.

Typischer Programmablauf
Im Folgenden wird der typische Ablauf eines solchen Programms geschildert, wie er meist innerhalb weniger Wochen erfolgt. Zunächst wird die Sprechgeschwindigkeit stark reduziert auf beispielsweise 0,5 Silben/Sekunde. Dabei werden entweder alle Laute oder nur die Vokale prolongiert. Bei den Anfangslauten jeder Äußerung wird die Stimme weich eingesetzt. Es werden deutliche Atempausen gemacht, und die Wörter werden innerhalb einer Ausatmungsphase miteinander verbunden, wobei die Artikulatoren kontinuierlich bewegt werden und leichte artikulatorische Kontakte erfolgen. Diese Sprechweise ist sehr auffällig, hat aber zur Folge, dass kein Stottern mehr auftritt. Die Sprechgeschwindigkeit wird nun allmählich gesteigert. Dabei sollen sinnvolle Pausen gemacht werden, in denen ruhig geatmet und die nächste Äußerung vorformuliert wird. Die Prosodie des anfänglich sehr monotonen Sprechens wird verstärkt und der Ausdruck insgesamt einschließlich Augenkontakt und Körpersprache gesteigert. Hierbei können Feedback-Verfahren wirkungsvoll eingesetzt werden (Ingham et al. 1985; Onslow und Ingham 1987). Die Sprechgeschwindigkeit wird weiter bis zu einer normalen Sprechgeschwindigkeit gesteigert, wobei nur so schnell vorgegangen wird, dass kein Stottern auftritt. Gruppengespräche und Video-Aufzeichnungen werden hierbei eingesetzt. Durch diese Vorgehensweise wird erreicht, dass die meisten Patienten nach ein bis zwei Wochen innerhalb der Therapieeinrichtung flüssig und mit normaler Geschwindigkeit sprechen können. Die Patienten werden aufgefordert, ausschließlich in dem neuen Sprechmuster zu sprechen. Sie sollen die erlernten Fertigkeiten auch unter sich und zuhause anwenden, wodurch bereits ein Transfer stattfindet. Wenn Stottern auftritt, soll die Sprechgeschwindigkeit wieder reduziert werden. Der nächste Schritt besteht in den Transfer-Übungen, die in Form von Telefonanrufen oder In-Vivo-Übungen durchgeführt werden. Dabei können Video- oder Audio-Aufnahmen gemacht werden, um diese anschließend im Hinblick auf Einhaltung von Sprechflüssigkeit, -geschwindigkeit und Natürlichkeit des Sprechens auszuwerten. Die Transfer-Übungen werden in der Schwierigkeit gesteigert und wenn möglich auf individuell schwierige Situationen der Patienten ausgeweitet.

Aufgrund der Häufigkeit von Rückfällen ist ein Nachsorgeprogramm wichtig, das aus weiteren Treffen in regelmäßigen Abständen bis zu 1 bis 2 Jahre nach Therapieende besteht. Hier werden die Sprechmuster erneut geübt und es werden gemeinsam Transfer-Übungen durchgeführt. Zum Teil werden Übungsgruppen vor Ort mit Mitgliedern, die die gleiche Therapie absolviert haben, organisiert. Auch Telefonkontakte mit den Therapeuten sind verbreitet.

Die Frage, ob Stottern mit Hilfe des Fluency Shaping »verlernt« werden kann, sich also das flüssige Sprechen auf Dauer automatisiert, und der Patient sein Sprechen nicht mehr bewusst kontrollieren muss, lässt sich bislang nicht positiv beantworten. Perkins (1992, S. 9), der Fluency-Shaping-Methoden viele Jahre bei stotternden Patienten eingesetzt hat, meint, er hätte nicht ein einziges Mal beobachtet, dass sich die aufgebaute Sprechflüssigkeit automatisiert hätte. Für die meisten Absolventen einer Fluency-Shaping-Therapie wird daher ein kontrolliert flüssiges Sprechen, das vom Zuhörer als natürlich wahrgenommen wird, das Therapieziel darstellen. Der Kontrollaufwand wird je nach Anteil des spontan flüssigen Sprechens schwanken.

> **Das Wichtigste in Kürze**
> Fluency-Shaping-Therapien verfolgen das Ziel, über die Vermittlung eines neuen Sprechmusters das Auftreten von Stotterereignissen zu verhindern. Diese Sprechweisen, die zum Teil mit technischer Unterstützung oder Biofeedback erarbeitet werden, sollen vom Sprecher dauerhaft eingesetzt werden, was einem globalen Ansatz entspricht. Die Erarbeitung der neuen Sprechweise erfolgt typischerweise in intensiven Gruppentherapien.

11.4 Kombination von Stottermodifikation und Fluency Shaping

Es liegen keine Untersuchungen vor, die eine generelle Überlegenheit einer der beiden beschriebenen Therapieansätze gegenüber dem anderen belegen. Einzelne stotternde Personen profitieren offensichtlich unterschiedlich stark von den beiden Verfahren (Euler et al. 2014). Prognostisch valide Kriterien, die eine Zuordnung Einzelner zu den Therapierichtungen ermöglichen, sind allerdings nicht bekannt. So kann beispielsweise nicht behauptet werden, schwer stotternde Personen würden mehr von Fluency-Shaping-Therapien profitieren.

Vergleich der Ansätze
Tab. 11.1 stellt Stottermodifikation und Fluency Shaping bezüglich verschiedener Aspekte einander gegenüber (nach Bezemer et al. 2006, S. 260). Viele Therapeuten nehmen heute Positionen beider Lager ein. Entsprechend werden Stottermodifikation und Fluency Shaping nicht mehr in Reinform durchgeführt, sondern beide Ansätze werden kombiniert (z. B. Ham 1986; Kuhr 1991; Starkweather und Givens-Ackerman 1997; Guitar 2006; Gregory et al. 2003; Prüß und Richardt 2014). So wird beispielsweise als sinnvoll erachtet, den Patienten sowohl Blocklösetechniken zu vermitteln, um beim Auftreten von Stotterereignissen Einfluss in Richtung flüssigeres Stottern nehmen zu können, als auch globale Sprechtechniken einzuüben, um von vornherein die Auftretenswahrscheinlichkeit von Stotterereignissen zu reduzieren. Die Ähnlichkeit von lokalen und globalen Sprechtechniken wie die von Preparatory Set/Prolongation und weichem Stimmeinsatz bzw. prolongiertem Sprechen legen ein solches Vorgehen nahe. Auch kann einer Fluency-Shaping-Therapie eine Desensibilisierungsphase mit absichtlichem Stottern vorausgehen, um zunächst Vermeidungsverhalten und Ängste zu vermindern sowie mehr Toleranz gegenüber dem Auftreten von Stotterereignissen aufzubauen. Gefühle und Einstellungen stotternder Personen werden auch in Fluency-Shaping-Programmen zunehmend thematisiert.

Kombination der Ansätze
Peters und Guitar (1991) bzw. Guitar (2006) sind Vertreter der Kombination beider Verfahren. Die Autoren gehen davon aus, dass Perioden spontan flüssigen Sprechens beim Patienten erreicht werden können, aber Stottern insbesondere in Stresssituationen wieder auftritt. Der Patient soll durch die Therapie in die Lage versetzt werden, in diesen Situationen zwischen drei Möglichkeiten zu wählen:

1. Wenn flüssiges Sprechen gewünscht wird, soll dies durch Anwendung einer globalen Sprechtechnik erreicht werden.
2. Wenn flüssiges Sprechen gewünscht wird, aber nicht mit Hilfe einer globalen Sprechtechnik erreicht werden kann, soll durch Kombination von Verfahren der Stottermodifikation und des Fluency Shaping ein leichtes Stottern erreicht werden, das flüssigem Sprechen nahezu gleichkommt.
3. Wenn flüssiges Sprechen für unwichtig erachtet wird oder die Person den hierzu erforderlichen Aufwand nicht aufbringen will, soll ein tolerierbares Stottern in einer Form praktiziert werden, bei der weder Sprechen vermieden wird noch Verlegenheit auftritt.

Peters und Guitar richten ihr therapeutisches Vorgehen an den vier Phasen von Van Riper (siehe Abschn. 11.2) aus. Sie halten den Abbau des Vermeidungsverhaltens und der Angst für wichtig, um langfristige Erfolge erzielen zu können. In der Modifikationsphase werden zu etwa gleichen Anteilen Fertigkeiten der Stottermodifikation und des Fluency Shaping praktiziert. Im deutschsprachigen Raum sind u. a. die »Bonner Stottertherapie« von Prüß und das »Sommercamp Hannover« als Vertreter einer Kombination von Stottermodifikation und Fluency Shaping anzusehen (Prüß und Richardt 2010; Miosga 2016).

Die Kombination von Verfahren ist als Bestandteil eines allgemeinen Trends zu sehen, eindimensionale Therapien zugunsten komplexer und methodenkombinierter Behandlungskonzepte aufzugeben. Da es jedoch an entsprechender Therapiewirkungsforschung bzgl. des Stotterns mangelt, ist anzumerken, dass dies bislang ohne empirisch abgesichertes Wissen über die Wirksamkeit einzelner Therapiekomponenten geschieht. Erste Versuche wurden für den Bereich der Desensibilisierung unternommen. Ude und Kollegen wiesen für die Bonner Stottertherapie einen Zusammenhang zwischen dem Einsatz massierter In-Vivo-Konfrontation *(Flooding)* und einer Angstreduktion in der Kommunikation mit Fremden nach (Ude et al. 2016). Scheurich und Kollegen fanden nach 10 Sitzungen einer Konfrontationstherapie eine deutliche Abnahme sozialer Ängste, jedoch nicht notwendigerweise der Stotterhäufigkeit (Scheurich et al. 2019). Rückschlüsse bleiben jedoch schwierig, da weitere Einflussfaktoren, wie z. B. die Therapeutenpersönlichkeit oder die Gruppenzusammensetzung, die Wirkung höchstwahrscheinlich modulieren.

Eine Befragung an 215 stotternden Personen ergab keine eindeutige Bevorzugung einer Therapierichtung (Ventakagiri 2009). Während sich 20 % der Befragten konsistent für flüssiges Sprechen als Therapieziel und somit für Fluency Shaping aussprachen, schätzten 23 % eher die Freiheit des Sprechens, die die Stottermodifikation mit sich bringt. Die übrigen Befragten gaben ambivalente Antworten, was Ventakagiri als den möglichen Wunsch nach einer Kombination beider Ansätze interpretierte.

Psychotherapeutische Elemente
Aufgrund der hohen Prävalenz von sozialen Ängsten bei stotternden Erwachsenen (vgl. Abschn. 5.2) werden in den letzten Jahren zunehmend psychotherapeutische Elemente in Stottertherapien integriert. Hierzu zählen vor allem kognitiv-verhaltenstherapeutische Bausteine, die darauf abzielen, (nicht förderliche) Denkmuster im Zusammenhang mit Stottern aufzudecken und zu verändern (Rainel-Straka und Wolf 2010; Tiling et al. 2012; Tiling 2013; Helgadóttir et al. 2014; Menzies et al. 2016; Kuckenberg 2020). Boyle (2011) schlägt ein ergänzendes Achtsamkeitstraining vor, welches insbesondere die Generalisierung und das Aufrechterhalten erlernter Strategien unterstützen könne. Des Weiteren werden Elemente der narrativen Therapie (Leahy et al. 2012) bzw. der Bibliotherapie (Gerlach und Subramanian 2016) als ergänzende Elemente bestehender Stottertherapieverfahren vorgeschlagen.

> **Das Wichtigste in Kürze**
> Kombinierte Therapien zeichnen sich dadurch aus, dass sowohl Elemente oder Techniken aus der Stottermodifikation und dem Fluency Shaping in einem Therapiekonzept gemeinsam angeboten werden. Die zugrunde liegende Annahme ist, dass stotternde Klienten sehr unterschiedlich von den beiden Hauptansätzen profitieren und über eine Kombination ein individuell passenderes Angebot erzielt werden kann. In den letzten Jahren werden die Hauptansätze der Stottertherapie zunehmend um psychotherapeutische Elemente ergänzt.

11.5 Therapie bei Kindern

Die Differenzialdiagnose zwischen normalen Sprechunflüssigkeiten und Stottern wurde in Abschn. 6.1 behandelt. Werden die Sprechunflüssigkeiten als normal diagnostiziert, wird üblicherweise eine kurze Beratung der Eltern zur Entwicklung des flüssigen Sprechens durchgeführt. Eine Behandlung ist nicht erforderlich. Bei grenzwertigem Stottern sollte die Beratung umfassender sein und, falls erforderlich, bereits Verhaltensänderungen bei den Eltern zum Ziel haben, um ein günstiges Umfeld zu schaffen (Gregory 1985). Ein stotterndes Kind kann indirekt oder direkt bezogen auf das Sprechen bzw. Stottern behandelt werden (vgl. Schulze und Johannsen 1986), was unten weiter ausgeführt wird.

Behandlungsbeginn
Ab welchem Zeitpunkt eine Behandlung kindlichen Stotterns erfolgen sollte, wird kontrovers diskutiert (z. B. Cooper 1977; Onslow et al. 1990; Curlee 1992; Yairi 1993;

Nippold und Rudzinski 1995; Curlee und Yairi 1997; Zebrowski 1997; Ingham und Cordes 1999). Einigkeit besteht dagegen darin, dass sich bei jungen stotternden Kindern die Sprechflüssigkeit häufiger generalisiert, Erfolge länger anhalten und häufiger eine Heilung erreicht werden kann als bei älteren Kindern und Erwachsenen (Curlee und Yairi 1997). Eine frühe Behandlung wird heute nicht als nachteilig angesehen. Vielmehr geht es den Befürwortern einer später einsetzenden Therapie darum, die begrenzten therapeutischen Ressourcen denjenigen Kindern zukommen zu lassen, die wirklich einer Therapie bedürfen. Das Fehlen von Prädiktoren für die Chronifizierung des Stotterns sowie die Schwierigkeit, frühe Therapieerfolge von einer Spontanremission abzugrenzen, erschweren die Entscheidung, ob ein Therapiestart abgewartet oder begonnen werden soll.

Yairi (1997) gibt zu Bedenken, dass die genauen Gründe für die Spontanremission unbekannt seien und es Hinweise darauf gebe, dass die Wahrscheinlichkeit für eine Chronifizierung 14 bis 18 Monate nach Beginn des Stotterns wüchse. Daher hält er eine Beobachtung des Kindes und eine Beratung der Eltern bei beginnendem Stottern für angebracht, während bei denjenigen Kindern, die länger als 14 bis 18 Monate stottern und keine substanzielle Besserung zeigen, eine direkte Therapie durchzuführen sei. Ingham und Cordes (1999) halten diesen Zeitraum für zu spät und führen als Beleg eine Meta-Analyse von 11 Therapiestudien an, die ergab, dass die Gruppe der Kinder, die innerhalb der ersten 15 Monate nach Stotterbeginn behandelt wurde, eine höhere Remissionsrate aufwies als diejenige, die später behandelt wurde. Aufgrund der uneinheitlichen Befundlage erscheint es sinnvoll, neben dem Zeitpunkt des ersten Auftretens insbesondere Risikofaktoren für chronisches Stottern einzuschätzen (siehe Abschn. 6.2), und bei der Entscheidung über eine Therapieindikation die Belastung des Stotterns für Kind und Eltern mit zu berücksichtigen (Neumann et al. 2016).

Einige Autoren erachten es als sinnvoll, zunächst indirekt zu therapieren und dann, wenn keine Ansatzpunkte für eine indirekte Therapie gefunden werden bzw. diese nicht zu den gewünschten Erfolgen geführt hat, zu direkter Therapie zu wechseln (z. B. Curlee 1993b; Yairi 1997; Johannsen und Schulze 1998). Andere sprechen sich für sofortige direkte Therapie aus (z. B. Onslow et al. 1990; Ingham und Cordes 1999). Unstrittig ist, dass beispielsweise Kinder, deren Eltern eine Therapie wünschen, sowie Kinder, die negativ auf ihr Stottern reagieren, weitere sprachliche Auffälligkeiten zeigen oder länger als 1 bis 2 Jahre stottern, sofort behandelt werden sollten (Curlee und Yairi 1997). In anderen Fällen sollten zumindest regelmäßig Kontrolluntersuchungen durchgeführt werden und eine Beratung sollte erfolgen, so dass die Kontroverse, ob therapiert werden soll oder nicht, in die Frage übergeht, in welchem Umfang eine Behandlung stattfindet.

Während es im anglo-amerikanischen Raum von vielen Therapeuten als Selbstverständlichkeit angesehen wird, stotternde Kinder so früh wie möglich nach dem Beginn des Stotterns zu behandeln (Curlee 1999), werden im deutschsprachigen Raum stotternde Kinder 1) später von Spezialisten behandelt und 2) später direkt therapiert als in den USA (Johannsen und Schulze 1989; Rommel et al. 1999). Zum einen liegt dies vermutlich daran, dass die Kenntnis von Verfahren zur Behandlung junger stotternder Kinder unter anderem bei verordnenden Kinderärzten unzureichend ist. Zum anderen trägt

11.5   Therapie bei Kindern

hierzu die immer noch verbreitete und auf die diagnosogene Theorie von Johnson (vgl. Abschn. 10.2) zurückgehende Sorge bei, man könne mit einer frühen Behandlung erst ein Störungsbewusstsein beim Kind wecken (z. B. Scherer 1995), was die Prognose angeblich verschlechtere. In Abschn. 6.1 wurde deutlich, dass stotternden Kindern aller Altersgruppen das Auftreten der Sprechunflüssigkeiten bewusst sein kann. Auch können spannungsreiche und komplexe Symptome von Beginn des Stotterns an vorliegen oder sie können entstehen, ohne dass emotionale Reaktionen beim Kind zu beobachten sind. Solche Reaktionen stellen somit keine Voraussetzung für ausgeprägtes Stottern dar. Wird das Stottern des Kindes nicht behandelt, so verlässt man sich darauf, dass das Kind hoffentlich zu denjenigen gehört, die spontan remittieren (vgl. Asbchn. 4.4). Das Stottern in der Familie nicht zu thematisieren, birgt die Gefahr einer Tabuisierung, was Schamgefühle verstärken und die Entstehung von Vermeidungsverhalten noch fördern kann. Eine »conspiracy of silence«, wie Sheehan (1970) es bezeichnet, wird von stotternden Erwachsenen im Rückblick häufig als sehr belastend beschrieben (vgl. Hennen 1989).

11.5.1   Indirekte Therapie

Mit indirekter Therapie bei stotternden Kindern ist gemeint, dass nicht am Sprechmuster bzw. am Stottersymptom angesetzt wird. Stattdessen werden entweder die Eltern beraten oder es wird das Ziel verfolgt, beim Kind die psychischen, physiologischen und linguistischen Voraussetzungen für flüssiges Sprechen zu verbessern. Bei indirekter Therapie kann also durchaus ein therapeutisches Setting für das Kind vorliegen. Ansatzpunkte für eine indirekte Therapie mit dem stotternden Kind können Aufmerksamkeitsverhalten, auditive Wahrnehmung, (Mund-)Motorik, sprachliche Leistungen (Wortschatz, Grammatik, Pragmatik) sowie ungünstige generelle oder stotterspezifische Einstellungen und emotional-affektive Verarbeitungsformen beim Kind sein (Johannsen und Schulze 1998). Durch eine Verbesserung der Voraussetzungen für flüssiges Sprechen wird erhofft, dass das Stottern verschwindet. Auch die Therapie nach dem Anforderungen-Kapazitäten-Modell erfolgt teilweise indirekt bezüglich des Stotterns (siehe unten). Zum Ende des vergangenen Jahrhunderts herrschte die indirekte Therapie des Stotterns im deutschsprachigen Raum vor (Johannsen und Schulze 1989; Schulze et al. 1991), während sie in den USA die Ausnahme darstellte (Schulze und Johannsen 1986).

Therapie nach dem Anforderungen-Kapazitäten-Modell
Seit vielen Jahren verbreitet sind Therapien, die auf dem Anforderungen-Kapazitäten-Modell (vgl. Abschn. 10.4) beruhen (Sonneville-Koedoot et al. 2015). Hierbei werden Faktoren beeinflusst, von denen bekannt ist, dass sie bei der Entwicklung des flüssigen und unflüssigen Sprechens eine Rolle spielen können. Böhme (2003) argumentiert beispielsweise, dass die Forschungslage auf viele mögliche Einflussfaktoren bei der Entwicklung des Stotterns hindeute, was die Therapie eines einzelnen Faktors nicht rechtfertige. Eine individuell abgestimmte multimodale und methodenkombinierte

Behandlung entsprechend einer idiografischen Sichtweise des Stotterns wird demzufolge befürwortet (Motsch 1992; Johannsen und Schulze 1998).

Die Therapie stotternder Kinder nach dem Anforderungen-Kapazitäten-Modell besteht darin, die Anforderungen an das Kind und die Kapazitäten des Kindes für flüssiges Sprechen zunächst genau zu bewerten, um anschließend gezielt die Anforderungen senken und die Kapazitäten aufbauen zu können (Starkweather et al. 1990; Starkweather und Gottwald 1990; Starkweather 1997).

Senkung der Anforderungen
Folgendes Vorgehen schlagen Starkweather und Kollegen vor, um die Anforderungen der Umgebung an das Kind zu senken: Bezüglich der motorischen Anforderungen soll der Zeitdruck abgebaut werden. Es soll eine Atmosphäre geschaffen werden, in der kein Druck herrscht, schnell sprechen zu müssen, damit sich die Sprechgeschwindigkeit des Kindes reduziert. Die Eltern sollen langsamer sprechen, wobei dies durch langsamere Sprechbewegungen und nicht durch Pausen erfolgen soll. Klinische Eindrücke sowie zwei Studien (Stephenson-Opsal und Bernstein Ratner 1988; Zebrowski et al. 1996) weisen darauf hin, dass sich eine Verlangsamung der Sprechgeschwindigkeit der Eltern bzw. Therapeuten günstig auf die Sprechflüssigkeit des Kindes auswirkt. Starkweather und Gottwald (1990) halten eine Differenz von 2,5 Silben pro Sekunde zwischen der Sprechgeschwindigkeit der Eltern und der des Kindes für klinisch relevant. Außerdem sollen Pausen zwischen Sprecherwechseln eingelegt werden, um den Zeitdruck bei Beginn einer Äußerung des Kindes zu vermindern. Laut einer aktuellen Studie weist diese Verzögerung sogar einen größeren Zusammenhang mit der Sprechflüssigkeit des Kindes auf als eine reduzierte Sprechgeschwindigkeit der Eltern (Sawyer et al. 2017). Wenn eine sprachliche Überforderung des Kindes vermutet wird, soll diese gestoppt werden, indem die Eltern sprachlich fordernde Interaktionen zugunsten solcher Aktivitäten reduzieren, die verbal dem Entwicklungsstand des Kindes angemessen sind. Bezüglich emotionaler Anforderungen soll Aufregung und Angst vermieden werden. Um der Entstehung von Scham und Angst vor den Sprechunflüssigkeiten entgegenzuwirken, sollen die Eltern gelegentlich selbst Unflüssigkeiten wie Wort- und Silbenwiederholungen in ihr Sprechen einbauen, wobei dies ohne Anspannung und Unbehagen geschehen soll. Hierzu ist es notwendig, dass die Eltern ihre eigenen Einstellungen und Gefühle zum Stottern reflektieren. Wenn die Eltern selbst Vermeidungsverhalten zeigen, indem sie wegschauen, wenn ihr Kind stottert, oder nicht mit dem Kind über das Stottern sprechen, soll dies z. B. in einer Elterngruppe diskutiert und die Verhaltensweisen so modifiziert werden, dass das unflüssige Sprechen des Kindes akzeptiert werden kann. Kognitive Anforderungen können gesenkt werden, wenn das Kind nicht zum Erzählen oder Erklären aufgefordert wird, sondern ihm Gelegenheit gegeben wird, von selbst zu sprechen. Laut Starkweather (1997) stellen sich Änderungen in der Sprechflüssigkeit des Kindes üblicherweise schnell ein, wenn Änderungen in der Umgebung gezielt vorgenommen werden.

Stärkung der Kapazitäten

Bezüglich der Kapazitäten des Kindes soll ein Umfeld geschaffen werden, das flüssiges Sprechen fördert. Hierdurch sollen günstige Voraussetzungen dafür geschaffen werden, dass sich die Kapazitäten des Kindes für flüssiges Sprechen ausreichend entwickeln können. Ist das Stottern weiter fortgeschritten, sodass z. B. ein Ankämpfen gegen die Sprechunflüssigkeiten oder Anspannung bei der Atmung, Phonation oder Artikulation zu beobachten sind, wird ein anderes Vorgehen gewählt. Es sollen zunächst emotionale und anschließend motorische Kapazitäten gestärkt werden. Dem liegt die Überlegung zugrunde, dass das Erkennen und Akzeptieren des Stotterns erfolgen muss, bevor das Stottern direkt modifiziert werden kann, da sonst möglicherweise zusätzliches Vermeidungsverhalten entsteht. Um die emotionalen Reaktionen auf das Stottern zu reduzieren, sollte mit dem Kind auf eine ruhige und unterstützende Art über das Stottern gesprochen werden. Dies sollte nur gelegentlich und kurz geschehen, wie in der Form: »Ja, manchmal bekommst du die Wörter nicht so raus, wie du willst.« oder: »Menschen stolpern manchmal beim Sprechen, genauso wie beim Gehen.« Dies soll dem Kind helfen, eine offene Einstellung gegenüber seinen Sprechunflüssigkeiten zu entwickeln und sie zu akzeptieren, damit es nicht weiter gegen sie ankämpft oder sie vermeidet. Die Therapeutin kann selbst Sprechunflüssigkeiten in ihr Sprechen einbauen oder mit dem Kind absichtliches Stottern üben. Diese Desensibilisierung reduziert die Anstrengung beim Sprechen so weit, dass bei der Hälfte der Fälle laut Starkweather und Gottwald (1990) keine weitere Behandlung notwendig sei. Bei den übrigen werden die Stotterereignisse in Richtung normale Sprechunflüssigkeiten modifiziert. Dies geschieht, indem die Therapeutin Sprechunflüssigkeiten mit weniger Anspannung modelliert und sie das Kind imitieren lässt. Etwas ältere Kinder um 5 Jahre können auch instruiert werden, langsamer zu sprechen, und das Sprechen weich einzusetzen (vgl. direkte Therapie). Bezüglich linguistischer und kognitiver Kapazitäten wird empfohlen, die natürliche Entwicklung abzuwarten. Nach Ansicht von Starkweather und Gottwald (1990) bietet die Therapie nach dem Anforderungen-Kapazitäten-Modell mehr Variationsmöglichkeiten als eine Unterscheidung zwischen direkter und indirekter Therapie. Tatsächlich beinhaltet dieser Therapieansatz Aspekte beider Ansätze, wobei diese nicht zeitlich nacheinander erfolgen müssen.

Ein ähnliches, weit verbreitetes Verfahren stellt die *Palin Parent Child Interaction* (PPCI) Therapie dar, deren Beschreibung inzwischen auch ins Deutsche übersetzt wurde (Kelman und Nicholas 2008; Iven und Hansen 2014). Ähnlich der Therapie nach dem Anforderungen-Kapazitäten-Modell erfolgt die PPCI-Therapie einzelfallorientiert und erarbeitet mit den Eltern je nach Erfordernis Interaktionsstrategien, Familienstrategien und Kindstrategien (Millard et al. 2018). Primäres Ziel ist nicht vollständig flüssiges Sprechen (Onslow und Millard 2012), sondern eine Verbesserung des Wissens und der Kompetenzen auf Seiten der Eltern und des Kindes, mit Unflüssigkeiten umzugehen und kompetent zu kommunizieren (vgl. Berquez und Kelman 2018).

11.5.2 Direkte Therapie

Direkte Therapie kann grundsätzlich in einer kindgerechten Form der beiden beschriebenen Ansätze für stotternde Jugendliche und Erwachsene, Fluency Shaping oder Stottermodifikation bzw. einer kombinierten Form, bestehen. Davon gesondert zu betrachten sind operante Therapieverfahren, zu denen maßgeblich die Lidcombe-Therapie (siehe unten) zählt (siehe Abb. 11.3).

Die bereits beschriebenen Verfahren der Stottermodifikation, des Fluency Shaping und der kombinierten Ansätze für Kinder unterscheiden sich inhaltlich wenig von den Varianten für Jugendliche und Erwachsene, jedoch werden die Eltern vor allem jüngerer Kinder stärker über Beratung und Anleitung in die Therapie mit eingebunden (Gregory 1985; Katz-Bernstein 1992; Lutz 2009; Unger und Berg 2013; Sandrieser und Schneider 2015). Außerdem adressieren die Ansätze unterschiedliche Altersgruppen. Stottermodifikationsverfahren werden bereits bei sehr jungen stotternden Kindern ab 2 Jahren angewendet (Van Riper 1973; Dell 1979, 1993; Ham 1986) und sind im deutschsprachigen Raum weit verbreitet (Starke 1997; Schneider 1999; Dölle et al. 2010; Sandrieser und Schneider 2015). Fluency-Shaping-Therapien sowie kombinierte Verfahren erscheinen frühestens ab dem Grundschulalter sinnvoll umsetzbar (Neumann et al. 2016; Thum und Mayer 2014).

Lidcombe Program
Eine Alternative zur Stottermodifikation und zur indirekten Therapie stellt seit einigen Jahren das *Lidcombe Program* (Onslow et al. 2003) dar, das nach einem Stadtteil von Sydney benannt wurde. Es handelt sich dabei um eine direkte Therapie für Vorschulkinder, die auf operantem Lernen beruht und auch im deutschsprachigen Raum zunehmend Beachtung findet (Huber und Onslow 2001; Lattermann 2003; Schelten-Cornish 2005; Lattermann 2009; Lattermann 2010). Die Therapie basiert auf Experimenten aus den 1950er und 60er Jahren, die gezeigt haben, dass sich Stottern durch positive oder negative kontingente Verstärkung reduzieren lässt (vgl. Abschn. 7.2). In den 1970er Jahren wurde gezeigt, dass dies auch durch verbale Reize, also durch sprachliche Rückmeldungen möglich ist (z. B. Martin et al. 1972). Die Annahme war, dass sich dieser stotterreduzierende Effekt in einer Therapie kindlichen Stotterns nutzen lässt.

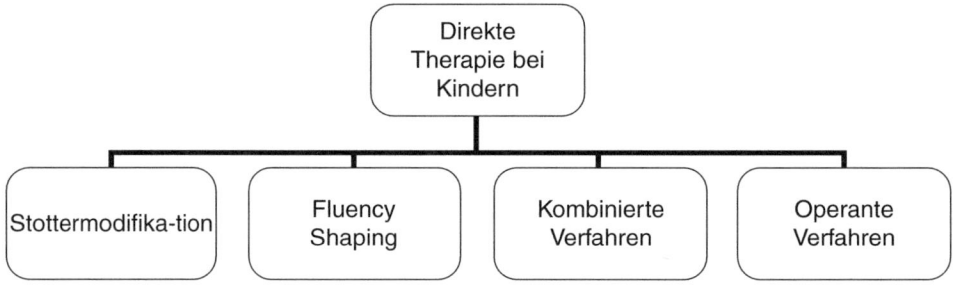

Abb. 11.3 Aufteilung der direkten Therapieansätze bei stotternden Kindern

11.5 Therapie bei Kindern

Das Programm zeichnet sich dadurch aus, dass die Therapie unter Anleitung der Therapeutin primär von den Eltern durchgeführt wird und die Generalisierung zentraler Bestandteil der Therapie ist. Es sollen nur Kinder nach dem Programm behandelt werden, deren Stottern bereits mindestens sechs Monate andauert, um die Möglichkeit einer Spontanremission zu berücksichtigen. Außerdem wird empfohlen, parallel zur Stottertherapie keine weiteren Sprech- oder Sprachstörungen zu behandeln.

Die Therapie gliedert sich in zwei Phasen. In Phase 1 finden einmal wöchentlich einstündige Sitzungen mit den Eltern und dem Kind statt. Das Grundprinzip der Therapie besteht darin, flüssiges Sprechen zu loben und bei Stotterereignissen zur Korrektur aufzufordern. Dies erfolgt zunächst in strukturierten Sprechsituationen, wobei die Schwierigkeit der Situationen so gesteigert wird, dass das Kind sie flüssig sprechend bewältigen kann (z. B. beginnend mit Einwortäußerungen bei starkem Stottern). Das Lob für flüssiges Sprechen erfolgt überwiegend verbal. Die Korrektur von Stotterereignissen kann im ganzen Satz oder als isoliertes Wort erfolgen (ähnlich den Van Riperschen Cancellations, die das Stotterereignis jedoch durch eine kontrollierte motorische Produktion ersetzen sollen). Die Aufforderung darf nicht als unangenehm empfunden werden. Auf das Einhalten eines vorgegebenen Verhältnisses von Lob und Korrektur wird streng geachtet. Zu Beginn soll dieses Verhältnis 5:1 betragen. Die Therapeutin übt das Vorgehen mit den Eltern in den Therapiesitzungen ein. Anschließend sollen die Eltern mit dem Kind täglich 15 min lang strukturiert üben. Allmählich werden Lob und Korrektur auch in unstrukturierten Sprechsituationen, also im Alltag des Kindes angewendet. Die Therapeutin legt dabei laufend das Verhältnis von Lob und Korrektur fest. Grundlage hierfür ist die Messung von Stotterhäufigkeit und -schwere durch die Therapeutin und die Eltern, die hierüber ein Tagebuch führen. Am Ende der ersten Phase wird nur noch in unstrukturierten Sprechsituationen gelobt und korrigiert. Phase 2 ist erreicht, wenn weniger als 1 % gestotterte Silben auftreten. Die zweite Phase stellt eine 12 bis 18monatige Stabilisierungs- und Kontrollphase dar, in der die Therapie schrittweise reduziert wird. Falls vermehrt Stottern auftritt, werden wieder strukturierte Sprechsituationen eingeführt.

Trotz sehr guter Wirksamkeitsnachweise scheint eine Anpassung des Verfahrens in Deutschland aufgrund kultureller Unterschiede z. B. hinsichtlich der Form und Kontinuität des Lobens erforderlich (Schelten-Cornish 2004). Es bestehen teilweise Bedenken, weil das Verfahren als eindimensional gilt und psychische Reaktionen und Risikofaktoren unbehandelt bleiben. Das Programm ist allerdings das am besten untersuchte Therapieverfahren für stotternde Kinder. Gleichzeitig bleibt unklar, auf welchen Wirkmechanismen die Therapie letztlich beruht. Durch das Schaffen der strukturierten Sprechsituationen zuhause ist beispielsweise eine vermehrte (sprachliche) Zuwendung gegeben, und die oft vorhandene Hilflosigkeit der Eltern weicht einem aktiven Handeln. Diese Faktoren sind neben dem operanten Lernen sicherlich am Therapieerfolg beteiligt. Trotz der strukturiert in einem Manual beschriebenen Vorgehensweise erfordert eine Lidcombe-Therapie fortwährend individuelle Anpassungen (Goodhue et al. 2010; Sonneville-Koedoot et al. 2015; Van Eerdenbrugh et al. 2018), weshalb sie für beginnende Therapeuten eine Herausforderung darstellen kann.

Andere Formate
Während die Lidcombe-Therapie und Stottermodifikation bei Klein- und Vorschulkindern üblicherweise in Einzeltherapie durchgeführt werden, werden Stottertherapien für Grundschulkinder auch im Gruppenformat angeboten (vgl. Wolff von Gudenberg et al. 2006; Dölle et al. 2010; Bürkle et al. 2014; Thum und Mayer 2014; Schütz 2015). Gruppentherapien werden jedoch häufiger in Großstädten angeboten und kommen in ländlicheren Gebieten aufgrund der weiten Wege oft nicht zustande (Liddle et al. 2011). Aufgrund des vielfach beschriebenen Mehrwerts einer Gruppentherapie bei Stottern bieten Ferienangebote mit einer Kombination aus Therapieanteilen und Erlebnispädagogik eine wichtige Ergänzung (Braun et al. 2016).

Auf die Therapie stotternder Kinder wird ausführlich in den Büchern von Ham (1986), Rustin (1987), Conture (1990) und Guitar (2006) eingegangen. Verfahren der Stottermodifikation bei Kindern finden sich bei Dell (1979, 1993), Schneider (1999), Sandrieser und Schneider (2015) sowie Kuckenberg (2020) und Kuckenberg und Zückner (2015). Die »Kasseler Stottertherapie« als eine Form des Fluency Shaping kann zumindest bei älteren Kindern (9–13 Jahre) erfolgreich eingesetzt werden (Wolff von Gudenberg et al. 2006). Weitere Veröffentlichungen zur Therapie in Anlehnung an das Anforderungen-Kapazitäten-Modell stammen von Riley und Riley (1984), Wall und Myers (1984) und Kelman und Nicholas (*Palin Parent Child Interaction,* 2008), in deutscher Sprache von Iven und Hansen (2014) sowie Johannsen und Schulze (1993). Hansen und Iven (2002) sowie Wendlandt (2009) beschreiben anhand von Therapiebausteinen ein methodenkombiniertes Behandlungskonzept.

Das Wichtigste in Kürze
Eine Stottertherapie bei jungen Kindern ist mit einem indirekten Ansatz, der auf die Elternarbeit oder aufrechterhaltende Faktoren fokussiert ist, oder einem direkten Ansatz, also der Arbeit am Sprechen bzw. Stottern des Kindes, möglich. Bei einer direkten Therapie kann für junge Kinder zwischen einer kindgerechten Version der Stottermodifikation und der Lidcombe-Therapie, einem operanten Verfahren, gewählt werden. Für Kinder ab dem Schulalter kommen auch Fluency Shaping und kombinierte Verfahren neben der Stottermodifikation in Frage. Grundsätzlich können Stottertherapien ab dem Grundschulalter in ambulanter Einzeltherapie sowie in Gruppenformaten erfolgen.

11.6 Medikamentöse Behandlung

Auf die medikamentöse Behandlung des Stotterns (z. B. mit Haloperidol) soll nur kurz eingegangen werden (ein Überblick findet sich z. B. bei Rothenberger et al. 1994). Ludlow und Braun (1993) analysierten eine Vielzahl von Studien zur Wirkung von

Pharmaka auf Stottern. Im Durchschnitt reagierten 65 % der stotternden Patienten auf das Medikament und 20 % auf das Placebo. Die Autoren kritisieren das Fehlen von Langzeitstudien. Tranquilizer führten nicht zu den erhofften Erfolgen und fanden keine Verbreitung in der Therapie des Stotterns (Kent 1963; Brady 1991). Eine Angstreduktion allein scheint demnach nicht effektiv zu sein. Auch die Wirkung von Botulinus-Toxin auf Stottern wurde untersucht, indem dieses beispielsweise in einer Studie von Ludlow (1990) in die Kehlkopfmuskulatur injiziert wurde (siehe auch Brin et al. 1994; Kiziltan und Akalin 1996). Die reduzierte Muskelspannung führte bei allen sieben untersuchten Probanden zu einer Stotterreduktion. Smith et al. (1996) stellen diese Methode infrage, da sie in ihrer Untersuchung keine generell erhöhte Muskelanspannung bei Stotternden in der Kehlkopfmuskulatur feststellen konnten. Nach einer Sichtung von 31 Studien zur pharmakologischen Behandlung des Stotterns zwischen 1970 und 2005 schlussfolgern Bothe et al. (2006b), dass in keiner der Studien methodisch einwandfrei eine Reduktion des Stotterns auf unter 5 % gestotterter Silben, eine Reduzierung der Stotterhäufigkeit um die Hälfte oder eine relevante Verbesserung sozialer, emotionaler oder kognitiver Variablen nachgewiesen werden konnte. Auch in einer späteren Übersichtsarbeit zur pharmakologischen Behandlung von Stottern bei Kindern konnte aufgrund mangelnder Qualität der Studien sowie fehlender Positivbefunde kein Medikament empfohlen werden (Boyd et al. 2011). Der eingeschränkte Erfolg und die Nebenwirkungen, mit denen insbesondere bei längerer Behandlungsdauer zu rechnen ist, führen dazu, dass eine medikamentöse Behandlung des Stotterns selten durchgeführt und nicht empfohlen wird (Neumann et al. 2016).

Auch fokale Dystonien wie Schreib- oder Musikerkrampf (Sheehy und Marsden 1982; Altenmüller 1996), bei denen es zu krampfartigen Symptomen kommt und die ohne erkennbare organische Ursache innerhalb kürzester Zeit entstehen und schwer zu behandeln sind, lassen sich erfolgreich mit Hilfe von Botulinus-Toxin behandeln (Altenmüller 1996). Eine weitere Parallele zum Stottern könnte im »Handschuheffekt« bestehen: Beim Musikerkrampf tritt durch Tragen eines Handschuhs beim Spielen des Musikinstrumentes eine Besserung ein (Altenmüller 1996). Der Maskeradeneffekt beim Stottern besteht darin, dass stotternde Personen flüssiger sprechen, wenn sie in irgendeiner Art und Weise sprechen, die ihnen fremd ist (siehe Abschn. 6.2). Beide Effekte bestehen darin, dass die sensorischen Afferenzen verändert werden, und führen – zumindest temporär – zu einer Besserung. Bereits Freund (1966) bringt Stottern und Schreibkrampf miteinander in Verbindung, indem er beides als »Erwartungsneurose« beschreibt. Alm (2004) diskutiert Stottern und Dystonien im Zusammenhang mit den Basalganglien und dem Dopamin-System.

11.7 Selbsthilfegruppen

Seit den 1970er Jahren wächst weltweit die Anzahl der Selbsthilfegruppen für stotternde Menschen. Wie auch bei anderen Selbsthilfebewegungen war die Entstehung zum Teil motiviert aus der Unzufriedenheit mit der therapeutischen Versorgung. Entsprechend bestand ein distanziertes Verhältnis zu professioneller Therapie. In Deutschland wurden die ersten Gruppen allerdings von Therapeuten initiiert, um Therapieerfolge zu stabilisieren, oder sie entstanden aus dem Nachsorgebedürfnis der Patienten heraus (Schindler 1996). Heute arbeiten Selbsthilfeorganisationen und Therapeutenverbände eng zusammen und versuchen gemeinsam, die Lebenssituation und die therapeutische Versorgung stotternder Menschen zu verbessern. Die Kooperation der internationalen Verbände, der International Fluency Association (IFA) und der International Stuttering Association (ISA), zeugt hiervon (Krall 1998).

Soziale Unterstützung und Austausch
In Selbsthilfegruppen für Stotternde steht die soziale Unterstützung im Vordergrund. Durch die Tatsache, dass alle Teilnehmer stottern und damit ähnliche Probleme haben, führt der Austausch von Erfahrungen zu einem starken Gruppengefühl und einer großen Offenheit untereinander. In einer Selbsthilfegruppe für Stotternde machen die Mitglieder oft erstmals die Erfahrung, ohne Angst und Scham stottern und trotz Stotterns erfolgreich kommunizieren zu können. Niemand wird beim Sprechen unterbrochen oder zum Sprechen genötigt. Die Gruppe ist damit ein Schonraum. Nichtstotternde Besucher der Selbsthilfegruppen sind von der Kommunikationskultur häufig stark beeindruckt. Nicht selten sind stotternde Personen sozial isoliert, sodass die Selbsthilfegruppe auch eine Gelegenheit darstellt, soziale Kontakte aufzubauen.

Selbsthilfegruppen für Stotternde haben typischerweise eine Größe zwischen 5 und 15 Personen. Sie werden meist von älteren Jugendlichen und Erwachsenen besucht. Inzwischen gibt es zunehmend Sprechgruppen (»*Flow*-Gruppen«) für Jugendliche ab ca. 16 Jahren und junge Erwachsene, die sich neben regelmäßigen Treffen und Aktivitäten auch digital vernetzen. Die Treffen der Gruppen finden üblicherweise alle 1 bis 2 Wochen statt. Der Abend beginnt gewöhnlich damit, dass jedes Mitglied kurz sagen kann, wie es sich fühlt und sich den Abend vorstellt. Dabei wird nicht der Reihe nach vorgegangen, da gerade diese Situation bei vielen stotternden Personen in der Schulzeit große Angst ausgelöst hat. Entweder wird der Abend spontan gestaltet, oder es existiert ein Programm, wobei einzelne Mitglieder die Abende vorbereiten. Inhalte von Gruppenabenden können sein: Erfahrungsaustausch über Stottern und Beruf oder Stottern und Partnerschaft, Üben von Sprechtechniken, In-Vivo-Übungen, Entspannung, Rollenspiele, Rhetorik, Therapieerfahrungen und Öffentlichkeitsarbeit.

Die Hemmschwelle, eine Selbsthilfegruppe für Stotternde zu besuchen, kann sehr groß sein. Vermeidung ist ein integraler Bestandteil der Störung, sodass die Konfrontation mit dem eigenen Stottern und dem Stottern anderer Menschen einerseits eine besondere Herausforderung darstellt, andererseits aber auch eine große therapeutische Wirkung haben kann. Wenn der Schritt in die Gruppe getan ist, ist es für viele das erste Mal, dass sie mit anderen stotternden Menschen offen sprechen. Dem Stottern anderer Menschen mit der Zeit zuhören zu können, ohne sich dabei selbst anzuspannen, stellt einen Lernprozess mit großer desensibilisierender Wirkung dar.

Der Besuch einer Selbsthilfegruppe für Stotternde kann vorbereitend, begleitend oder nachsorgend zu einer Stottertherapie sinnvoll sein. Eine Alternative zu einer Stottertherapie werden die Selbsthilfegruppen vermutlich nur für eine Minderheit darstellen.

Häufig besuchen die Mitglieder die Gruppe nur eine Zeit lang. Frühere Mitglieder kommen oft dann wieder, wenn ihnen das Stottern erneut größere Probleme bereitet.

Effekte der Selbsthilfe
Zur therapeutischen Bedeutung des Besuchs von Selbsthilfegruppen für Stotternde existieren kaum systematische Untersuchungen. Henkenjohann (1984) befragte 194 Mitglieder von 31 Selbsthilfegruppen für Stotternde in Deutschland. Auf die Frage, wie sich die Mitgliedschaft bisher auf ihr Stottern ausgewirkt habe, gaben 21 % an, sie sprächen viel besser, 40 % gaben an, sie sprächen etwas besser, und 32 %, sie sprächen so wie früher. Auch in anderen Bereichen ergaben sich positive Veränderungen. So gaben 53 % an, sie hätten weniger Angst vor dem Sprechen, 54 % gaben an, sie könnten ihr Stottern besser akzeptieren und hätten weniger Hemmungen, auch Fremde anzusprechen, und 56 % gaben an, ihre Gesprächskontakte außerhalb der Selbsthilfegruppe hätten sich erhöht. Eine Befragung von Boyle und Kollegen zeigt, dass es Angehörigen einer Selbsthilfegruppe deutlich leichter fällt, anderen gegenüber ihr Stottern aufzudecken, was wiederum zu einer höheren Lebensqualität beiträgt (Boyle et al. 2018). Laut einer weiteren Befragung von 279 stotternden Erwachsenen in den USA ist der Besuch von Selbsthilfegruppen mit einer geringeren Selbststigmatisierung als »Stotterer«, höherem Selbstwertgefühl und Selbstvertrauen sowie Zufriedenheit verbunden (Boyle 2013). Auch der Besuch von überregionalen Konferenzen wirkt sich positiv aus (Trichon und Tetnowski 2011). Es bedarf jedoch weiterer Forschung, um zu ergründen, welche Komponenten zu diesem Erfolg beitragen.

Die Dachorganisationen der Selbsthilfegruppen nehmen mittlerweile Aufgaben wahr, die über die Selbsthilfe im engeren Sinn hinausgehen. Die Beratung von stotternden Menschen, Eltern und Angehörigen, die Veröffentlichung von Fachliteratur und die Veranstaltung von Fachtagungen gehören hierzu.

11.8 Effektivität

Im Zusammenhang mit der Effektivität von Stottertherapien stellt sich die Frage, ob Stottern heilbar ist. Unter einer vollständigen Heilung des Stotterns würde man verstehen, dass die Person in allen Situationen spontan flüssig sprechen kann, also »normal« spricht, und sich demzufolge auch nicht mehr als »Stotterer« bezeichnen würde. Bei stotternden Kindern ist eine solche Heilung verbreitet, auch wenn sie nicht immer das Ergebnis einer Therapie ist (vgl. Abschn. 4.4). Bei Erwachsenen, die längere Zeit stottern, scheint nur eine Besserung in Form eines kontrolliert flüssigen Sprechens oder eines leichteren Stotterns erreicht werden zu können. Eine vollständige Heilung bei älteren Jugendlichen oder Erwachsenen wird nur in Einzelfällen berichtet (Bloodstein und Bernstein Ratner 2008) und dementsprechend bei jugendlichen und erwachsenen Patienten als unrealistisches Therapieziel angesehen.

11.8.1 Kriterien für eine effektive Therapie

Die Frage nach der Effektivität von Stottertherapien hängt direkt mit der Frage nach dem Therapieziel zusammen. Hierüber bestehen je nach Therapierichtung unterschiedliche Vorstellungen. Da weder ein Konsens über das Ziel von Stottertherapien noch über ein passendes Maß für die Stotterschwere besteht (vgl. Abschn. 8.2), kann auch die Effektivität von Stottertherapien nicht einheitlich beurteilt werden. Es scheint selbstverständlich zu sein, dass eine Stottertherapie langfristig flüssigeres Sprechen zur Folge haben sollte. Daneben können der Abbau von Ängsten, Scham und negativen Einstellungen sowie eine verbesserte Lebensqualität ebenfalls als positives Ergebnis einer Therapie angesehen werden. Eine alternative Vorgehensweise zur Bestimmung der Parameter für eine effektive Stottertherapie erprobten Cooke und Millard (2018) vor, indem sie Schulkinder anhand eines Delphi-Verfahrens zu ihren Vorstellungen einer erfolgreichen Stottertherapie befragten. Die 21 finalen Aussagen der Kinder umfassten sowohl Änderungen der Sprechflüssigkeit, jedoch auch eine Zunahme positiver Gefühle und Gedanken, ein verbessertes Kommunikationsverhalten sowie Veränderungen im Verhalten von Eltern und Lehrern.

Unter Experten nehmen beispielsweise Ingham und Cordes sowie Starkweather konträre Positionen bezüglich der Effektivitätsmessung bei Stottertherapien ein. Ingham und Cordes (1999) sprechen sich für die datenbasierte Evaluation von Stottertherapien aus, deren Ergebnisse als Grundlage für die Auswahl von Behandlungsmethoden verwendet werden sollten. Die Anwendung von Therapieverfahren, von denen gezeigt werden könne, dass sie ineffektiv seien, oder über deren Effektivität keine empirischen Daten vorlägen, sollte abgelehnt werden. Die Autoren kritisieren, dass häufig Therapieverfahren vorgestellt und befürwortet würden, ohne dass Daten über deren Effektivität vorlägen. Auf der Grundlage empirischer Daten werden auch in der aktuellen Leitlinie für Redeflussstörungen (Neumann et al. 2016) Empfehlungen für oder gegen Therapieverfahren ausgesprochen. Starkweather (1999) dagegen zweifelt an, ob die Effektivität von Stottertherapien überhaupt wissenschaftlich überprüft werden könne. Stottern und Stottertherapie seien zu komplex und die Therapie müsse insbesondere bei Kindern einzelfallorientiert durchgeführt werden. Ergebnisse aus Gruppenuntersuchungen würden nicht garantieren, dass eine Therapie bei einem einzelnen Kind erfolgreich sei. Ähnlich wie bei der Theoriediskussion betont Starkweather auch hier das multifaktorielle Geschehen, das eine therapiesteuernde Diagnostik im Einzelfall erfordere. Hierzu ist anzumerken, dass auch individualisierte Therapie Kriterien folgen sollte, die eine Anwendung durch andere Therapeuten ermöglichen und einer wissenschaftlichen Überprüfung zugänglich sind.

Evidenzbasierte Therapie
In den vergangenen Jahren wurde ein Wechsel von meinungs- zu evidenzbasierter Therapie vollzogen (vgl. Themenheft zu *evidence-based treatment* des *Journal of Fluency Disorders*, Vol. 28, No. 3, 2003). Unter evidenzbasierter Therapie wird dabei ein Ansatz verstanden, bei dem Forschungsergebnisse, therapeutische Erfahrungen und Vorlieben

11.8 Effektivität

bzw. Bedürfnisse der Patienten abgewogen werden, um zur bestmöglichen Therapieentscheidung zu gelangen (Haynes et al. 1996; zitiert nach Bothe 2003). Therapeuten sind angehalten, die Effektivität der von ihnen durchgeführten Behandlungen im Rahmen der Qualitätssicherung zu ermitteln. Zur Unterstützung evidenzbasierten Handelns unter klinischen Therapeuten entwickelten Davidow, Bothe und Bramlett (2006) sowie Onslow et al. (2008) einen Fragenkatalog und eine Checkliste, mit deren Hilfe die Qualität von Studien zur Therapieeffektivität eingeschätzt werden kann. Die Fähigkeit, Studien bezüglich ihrer Qualität bewerten zu können, stellt eine wichtige Voraussetzung für die objektive Evaluation der eigenen Behandlung dar.

Eine ähnliche Hilfestellung bieten die von Bloodstein (1981, 1995; Bloodstein und Bernstein Ratner 2008, S. 338 ff.) aufgestellten und weithin anerkannten 12 Kriterien, die eine Stottertherapie erfüllen müsse, um als erfolgreich gelten zu können:

1. Die Effektivität der Behandlung muss für eine große und repräsentative Gruppe stotternder Personen nachgewiesen werden.
2. Die Ergebnisse müssen anhand objektiver Maße des Sprechverhaltens wie Stotterhäufigkeit, Sprechgeschwindigkeit und Stotterschwere belegt sein. Die Erhebung dieser Daten darf nicht vom behandelnden Therapeuten vorgenommen werden.
3. Bei den einzelnen Personen müssen wiederholte Messungen durchgeführt und Sprechproben in ausreichendem Umfang erhoben werden, um die intraindividuelle Variation der Stotterschwere zu erfassen.
4. Der Erfolg muss außerhalb des therapeutischen Settings nachgewiesen werden.
5. Die Stabilität des Erfolges muss in Follow-Up-Erhebungen bis mindestens 18 bis 24 Monate nach Therapieende nachgewiesen sein. Die Erhebung sollte möglichst erfolgen, ohne dass die Person weiß, dass ihr Sprechen beurteilt wird.
6. Geeignete Kontrollgruppen (Wartegruppe) oder -bedingungen (andere Therapieform) müssen untersucht werden, um zeigen zu können, dass die Reduktion des Stotterns tatsächlich Ergebnis der Behandlung ist.
7. Das flüssige Sprechen muss nach der Behandlung natürlich und spontan klingen.
8. Der Patient soll sein Sprechen nicht mehr kontrollieren müssen. Wenn kontinuierliche Aufmerksamkeit erforderlich ist, um die Sprechflüssigkeit aufrechtzuerhalten, kann das Sprechen nicht als normal bezeichnet werden.
9. Die Behandlung muss nicht nur die Stotterereignisse, sondern auch die Ängste, die Erwartungen und das Selbstbild als »Stotterer« reduzieren.
10. Therapieabbrecher müssen dokumentiert werden.
11. Es muss nachgewiesen werden, dass die Behandlung unabhängig vom Therapeuten effektiv ist.
12. Die Behandlung muss auch dann noch erfolgreich sein, wenn sie nicht mehr als neu gilt und der anfängliche Enthusiasmus, der zu Kurzzeiterfolgen führen kann, verflogen ist.

Bloodstein und Bernstein Ratner (2008, S. 343) weisen darauf hin, dass die Kriterien bewusst streng angelegt seien. Da frühere Studien jedoch vielfach methodische Mängel aufweisen, indem beispielsweise keine Erhebungen außerhalb des therapeutischen Settings durchgeführt wurden oder die Spontanremissionsrate bei Kindern nicht beachtet wurde, und es vielfach Enttäuschungen mit angeblich schnellen Heilerfolgen gab, scheint diese Strenge gerechtfertigt zu sein. Im Gegenteil scheint die Auflistung keineswegs erschöpfend. So erachten andere Autoren weitere Kriterien zur Effektivitätsüberprüfung für notwendig. Bothe et al. (2006a) schlagen ein Kriterium von beispielsweise weniger als 1 % gestotterter Silben als Maßstab für eine erfolgreiche Veränderung der Sprechflüssigkeit vor. Bramlett et al. (2006) fordern, das Konzept der Lebensqualität in die Untersuchung des Stotterns sowie die Evaluation der Therapieveränderungen aufzunehmen.

Moscicki (1993) sowie Thomas und Howell (2001) diskutieren methodische Standards von Evaluationsstudien zu Stottertherapien und liefern Meta-Analysen, inwiefern diese Standards realisiert werden. Selbst eine verdeckte Erhebung der Sprechflüssigkeit ist mittlerweile in einer Studie durchgeführt worden (Onslow et al. 1996). Dabei wurden die Patienten von einer fremden Person angerufen, die vorgab, eine Umfrage durchzuführen. Die Patienten hatten vor der Therapie ihr Einverständnis zu einer verdeckten Bewertung ihres Sprechens gegeben.

Onslow (2017) führt in diesem Zusammenhang aus, dass ein Aufwand von 10 Stunden pro Jahr genüge, um sich über alle neu veröffentlichten klinischen Studien im Bereich Stottern auf dem Laufenden zu halten. Eine weitere Quelle für evidenzbasierte Empfehlungen ist die Leitlinie Redeflussstörungen, die anhand einer Bewertung der aktuellen Evidenzlage Empfehlungen für bzw. gegen in der Literatur beschriebene Therapieverfahren ausspricht (Neumann et al. 2016). In diesem Zusammenhang ist auch die Entwicklung von Qualitätskriterien für Stottertherapeutinnen und -therapeuten zu nennen, die beispielsweise zur *European Clinical Specialization on Fluency Disorders* (Eggers und Leahy 2011) und zur Zertifizierung als *IVS-Stottertherapeut* durch die Interdisziplinäre Vereinigung der Stottertherapeuten e. V. (ivs 2009) geführt hat.

Eine besondere Schwierigkeit liegt in der Evaluation von Stottertherapien junger Kinder. Diese sollten nachweisen können, dass ihre Wirkung die Spontanremissionsrate übertrifft. Bei Kindern kann von einer Remissionsrate von 80 % ausgegangen werden, wobei die Rate für die spontane Remission erheblich ist, jedoch nicht genau beziffert werden kann (vgl. Abschn. 4.4). Die Erfolgsquote bei der Überprüfung der Effektivität einer Kinderstottertherapie muss beträchtlich sein, um zu überzeugen, wenn die behandelte Gruppe nicht ein erhöhtes Chronifizierungsrisiko aufweist.

11.8.2 Wirksamkeitsnachweise bei stotternden Jugendlichen und Erwachsenen

Zur Effektivität von Stottertherapien, insbesondere die Indikationsfrage und die Langzeitwirkung betreffend, ist noch immer zu wenig bekannt. Im deutschsprachigen Raum hat das Interesse an der Evaluation von Stottertherapien zugenommen (Kellner 1993;

Starke 1993; Jehle 1994; Renner 1995; Euler und Wolff von Gudenberg 2000; Langefeld et al. 2001; Baumeister et al. 2003; Pape-Neumann et al. 2004; Rosenberger et al. 2007; Lattermann, Euler & Neumann 2008; Euler et al. 2009; Natke et al. 2010), wobei im Vergleich zum anglo-amerikanischen Raum noch immer zu wenige Daten, die über genügend Aussagekraft verfügen, vorliegen. Allgemein ist die Ansicht verbreitet, dass Stottern im Erwachsenenalter schwer zu behandeln sei und Rückfälle weit verbreitet seien. Stotternde Erwachsene haben häufig mehrere erfolglose Therapieversuche hinter sich. Wendlandt schätzte im Jahr 1975 einen Anteil von 77 % aller Therapien mit stotternden Erwachsenen als ineffektiv ein. Es ist keine Stottertherapie bekannt, mit der bei einer großen und definierten Gruppe stotternder Personen dauerhaft wesentliche Verbesserungen erreicht werden können. Bloodstein und Bernstein Ratner (2008) beschreiben den herrschenden Konflikt in der Stottertherapie folgendermaßen: Einerseits gilt Stottern, zumindest bei Erwachsenen, als schwer behandelbar, andererseits besteht der Eindruck, dass so gut wie jede Art von Therapie einzelnen stotternden Personen helfen kann: »…The other is the impression that almost any kind of therapy is liable to work with the client who stutters, at least for a time.« (S. 380) Die Autoren führen dies zu einem Großteil auf die Suggestibilität des Stotterns zurück. Wenn eine stotternde Person fest an die Wirksamkeit einer Methode glaube, so helfe sie auch – zumindest temporär.

Befunde aus Meta-Analysen
Andrews et al. (1980) kommen in einer Meta-Analyse von 42 Studien mit insgesamt 756 stotternden Personen zu dem Ergebnis, dass prolongiertes Sprechen, weicher Stimmeinsatz, Atemtechniken sowie Einstellungsänderungen effektiv seien, wobei die beiden erstgenannten den anderen überlegen waren. Rhythmisches Sprechen sei anfänglich effektiv, die Sprechflüssigkeit könne aber häufig nicht aufrechterhalten werden. Als Richtlinien für eine effektive Stottertherapie ergab sich, dass eine Behandlung mindestens 100 Stunden umfassen, ein systematischer Transfer stattfinden sowie ein Aufrechterhaltungsprogramm angeboten werden solle. Letzteres ist im Hinblick darauf von Bedeutung, dass ein Rückfall häufig erst später als ein halbes Jahr nach Beendigung der Therapie auftritt (Bloodstein 1995). Ein Nachsorgeprogramm sollte demnach über einen entsprechend langen Zeitraum angelegt sein, um Strategien zum Umgang mit einem Rückfall in der Praxis erproben zu können. Als besonders effektiv erweisen sich laut neueren Studien sogenannte aktive Nachsorgeprogramme, in denen die Häufigkeit aufrechterhaltender Übungen in Abhängigkeit von der Zielerreichung (z. B. flüssiges Sprechen) gewählt werden; Übungen müssen beispielsweise von den Klienten nicht durchgeführt werden, solange sie noch flüssig sprechen (Cream et al. 2010; Ingham 2012). Auch ein systematisches Anschauen selbst aufgenommener Videosequenzen, in denen Techniken demonstriert werden (Selbstmodellierung) scheint für die Aufrechterhaltung nützlich zu sein (Cream et al. 2010; Harasym et al. 2015).

Einen weiteren systematischen Überblick neueren Datums zu Therapieforschung im Bereich Stottern liefern Bothe et al. (2006a). Von 162 Studien zwischen 1970 und 2005 erachten die Autoren lediglich bei 39 die methodologische Qualität als ausreichend, was die stark unterschiedliche Qualität von Therapieeffektstudien unterstreicht. Obwohl mehrere Behandlungsansätze effektiv scheinen, unterscheiden sich diese sehr im Ausmaß ihrer empirischen Absicherung. Die Autoren resümieren, dass bei Kindern Therapieansätze, bei denen (operante) Verstärkung eingesetzt wird, am wirksamsten seien. Bei Erwachsenen erachten sie eine Kombination von prolongiertem Sprechen *(prolonged speech),* Selbst-Management und (operanter) Verstärkung als effektivste Therapiemethode. Einen etwas anderen Ansatz zur Beurteilung der Effektivität von Stottertherapien wählten Herder et al. (2006). Sie schlossen in ihrer Metaanalyse lediglich verhaltenstherapeutische Ansätze, dabei aber auch Daten von kleineren Studien mit wenigen Probanden ein. Die Ergebnisse zeigen eine therapiebedingte Verbesserung bei stotternden Patienten um eine Standardabweichung im Vergleich zu nicht behandelten stotternden Personen. Die Überlegenheit eines Behandlungsansatzes konnte statistisch nicht belegt werden.

Euler et al. (2014) befragten 88 stotternde Personen nach ihrer Bewertung der von ihnen in Deutschland absolvierten Stottertherapien (insgesamt 231 Therapien). Stottermodifikation und Fluency Shaping wurden als effektiver, Atemtherapie, Hypnose und unspezifische Therapie als weniger effektiv bewertet. Die Beurteilung der Effektivität von Stottermodifikation und Fluency Shaping unterschied sich nicht. Intensivprogramme sowie Gruppentherapie wurden gegenüber den in Deutschland dominierenden, wöchentlich stattfindenden Einzeltherapien als wirksamer eingeschätzt.

Ein Vergleich vorliegender Studien zu Fluency Shaping und Stottermodifikation zeigt eine klare zahlenmäßige Überlegenheit an Belegen für Fluency Shaping (Prins und Ingham 2009; Neumann et al. 2016). Eine mögliche Erklärung für die Zurückhaltung bezüglich Studien zur Stottermodifikation könnte die Schwierigkeit sein, mit derzeit gebräuchlichen, objektiven Maßen wie der Stotterhäufigkeit die Veränderungen nach einer Modifikationstherapie zu belegen (siehe hierzu unten). Andrews et al. (1983) weisen auf das Problem hin, dass stotternde Patienten nach einem Fluency-Shaping-Therapieprogramm *by design* flüssig sprechen, d. h. sie wenden eine mit dem Stottern inkompatible globale Sprechtechnik an, anstatt automatisch und unkontrolliert zu sprechen. Die Messungen sollten daher unerwartet und unbeobachtet erfolgen – was jedoch schwierig zu realisieren ist.

Im Folgenden sollen exemplarisch einige internationale und deutsche Evaluationsstudien entsprechend der vorgestellten Therapieansätze Stottermodifikation, Fluency Shaping und Kombination beider Ansätze beschrieben werden. Die Studien zeigen mit ihren unterschiedlichen Messmethoden und Studiendesigns die Schwierigkeit auf, Ergebnisse verschiedener Studien miteinander vergleichen zu können.

Evaluation Stottermodifikation
Eichstädt et al. (1998) berichten Verlaufsdaten von einer Stottermodifikationstherapie, dem *Successful Stuttering Management Program* (SSMP, Breitenfeldt und Lorenz 1989). Hierbei handelt es sich um ein 3½-wöchiges Intensivprogramm, das als Gruppentherapie

11.8 Effektivität

an der Eastern Washington University durchgeführt wird und sich an Van Riper (1973) orientiert. Eichstädt et al. (1998) berichten Daten von fünf erwachsenen Patienten bis zwei Jahre nach Therapieende. Die Autoren geben an, dass konventionelle Maße wie Stotterhäufigkeit und Sprechgeschwindigkeit nicht erhoben wurden, da das Therapieprogramm keine Änderungen in diesen Maßen anstrebe. Stattdessen werden zwei neue Maße vorgestellt, der Prozentsatz von *clean stuttering* und von *controlled stuttering* bezogen auf die Gesamtzahl gestotterter Silben. Mit *clean stutterings* sind Stotterereignisse gemeint, bei denen keine Sekundärsymptomatik zu beobachten ist (vgl. »Netto-Stottern«, Abschn. 11.2). Mit *controlled stutterings* ist die erfolgreiche Anwendung von willentlichen Prolongations, Pull-Outs und Cancellations gemeint, wobei angenommen wird, dass diese Techniken angewendet werden, um antizipierte oder aufgetretene Stotterereignisse zu kontrollieren. Da die Therapie eine Reduktion der Sekundärsymptomatik und eine Kontrolle des verbleibenden Stotterns zum Ziel hat, wird angenommen, dass diese Maße sensitiv für den Therapieerfolg sind. Als Sprechproben dienten zweiminütige Monologe vor Publikum. Es wurde nur eine Erhebung direkt im Anschluss an die Therapie (post) sowie nach zwei Jahren (follow-up) vorgenommen, da die Autoren die Aufrechterhaltung der Techniken, die in der Therapie erworben wurden, überprüfen wollten. Aufgrund der niedrigen Patientenzahl berichten die Autoren Einzeldaten. Im Durchschnitt ergab sich eine Reduktion der *clean stutterings* von 79,4 % auf 56,6 % und der *controlled stutterings* von 43 % auf 21 %. Die Ergebnisse zeigen also Rückfälle in dem Sinn an, dass vermehrt Sekundärsymptome auftreten und Stottern weniger kontrolliert werden kann als direkt nach der Therapie. Dennoch ergab sich eine positive Änderung bezüglich der Einstellungen zum Sprechen und Stottern vor der Therapie und 2 Jahre nach Abschluss der Therapie, die anhand eines Fragebogens mit 40 Items erhoben wurden. Die Analyse ergab große Unterschiede zwischen den Patienten, wobei die drei Patienten, die die beste Aufrechterhaltung der erworbenen Techniken aufwiesen, zusätzliche therapeutische Behandlung nach der Therapie in Anspruch genommen hatten. Die Autoren folgern, dass ein strukturiertes Aufrechterhaltungsprogramm von großer Bedeutung für den Therapieerfolg sei.

In Deutschland erfolgte 2009 eine Evaluation der Intensiv-Modifikation Stottern (IMS, siehe Abschn. 11.2), die unter anderem auf den Prinzipien des SSMP beruht (Natke et al. 2010). Hierbei wurden die Therapieverläufe von 18 Teilnehmern aus drei aufeinanderfolgenden Therapiekursen bis zu 2 Jahre nach Therapieende betrachtet. Die Erhebung der Daten 1 bzw. 2 Jahre nach Therapieende erfolgte im Vorfeld von Nachsorgetreffen, so dass diese nicht durch die Auffrischung von Therapieinhalten beeinflusst wurde. Die Sprechproben wurden telefonisch von einer den Patienten unbekannten Person (außerhalb des therapeutischen Settings) erhoben, wobei die Telefonate nicht terminiert wurden. Auf diese Weise wurde versucht, ein möglichst realistisches Bild der Sprechflüssigkeit im Alltag der Patienten zu gewinnen. Auch in dieser Studie wurden alternative Messmethoden verwendet, um das Erreichen der Therapieziele genauer widerspiegeln zu können. Die Ergebnisse zeigen eine Abnahme des Anteils unflüssigen Sprechens (gemessen mit dem PDST) direkt nach der Therapie sowie eine erneute Zunahme 1 bzw. 2 Jahre nach

Therapieende. Dennoch liegt der Anteil unflüssigen Sprechens nach 2 Jahren signifikant unter dem Ausgangswert vor der Therapie (Reduktion um 10,8 Prozentpunkte). Eine Beurteilung des Einsatzes von Sprechtechniken (Prolongation, Pull-Out, Cancellation) über die modifizierte Zeit-Intervall-Methode (siehe Abschn. 8.2.1) zeigt eine Zunahme an Sprechtechniken nach Therapieende, jedoch wird deren Anwendung nicht langfristig aufrechterhalten. Die Autoren mutmaßen, dass die veränderte Einstellung zum Stottern und/oder die Zunahme der Sprechflüssigkeit zu einer Entscheidung gegen den Gebrauch der Modifikationstechniken führen könnte. Bei den Einstellungen und Gefühlen bezüglich des Sprechens sowie dem Vermeidungsverhalten ergab sich eine signifikante Verbesserung nach Therapieende, die auch nach 2 Jahren stabil blieb.

Evaluation Fluency Shaping
Für das Fluency Shaping soll die bereits erwähnte Verlaufsstudie von Onslow et al. (1996) beschrieben werden, die sich durch umfangreiche offene und verdeckte Messungen auszeichnet. Es werden Daten von 18 Absolventen einer Fluency-Shaping-Therapie (Ingham 1987) dargestellt, wobei 6 weitere Teilnehmer die Therapie aufgrund mangelnder Beherrschung der Sprechtechniken abbrachen und eine Einzeltherapie anschlossen. Von den 18 Teilnehmern erreichten 12 eine Reduktion der Stotterhäufigkeit nahe 0 %. Des Weiteren wurden bei der Mehrheit der Absolventen in einem Zeitraum bis 3 Jahre nach Therapieende sowohl für die Stotterhäufigkeit als auch für die Sprechnatürlichkeit kein nennenswerter Rückfall festgestellt. Diese Beobachtung fand sich sowohl bei Messungen innerhalb als auch außerhalb der Klinik, wobei bei einigen Probanden die Stotterhäufigkeit in verdeckten Messungen, also ohne dass sie sich einer Untersuchung ihres Sprechens bewusst waren, höher lag. Insgesamt belegen die Ergebnisse eindrucksvoll die Wirksamkeit des Programms, wobei die Autoren einräumen, dass die intensive Gestaltung der ersten 2 Wochen, in denen die Sprechtechnik erlernt wird, offenbar nicht für jeden Patienten geeignet ist.

Eine deutschsprachige Fluency-Shaping-Therapie stellt die »Kasseler Stottertherapie« dar, bei der in Anlehnung an amerikanische Verfahren ein neues weiches und gedehntes Sprechmuster mit Computer-Unterstützung eingeübt wird. Im Rahmen einer Langzeitstudie präsentierten Euler und Wolff von Gudenberg im Jahr 2000 erste Ergebnisse. Dabei lagen von 33 Therapieabsolventen Daten vor und nach der Therapie sowie nach der einjährigen Nachsorgephase vor. Von 21 dieser Patienten existierten zusätzlich Daten 2 Jahre nach Therapieende. Bezüglich der Sprechflüssigkeit zeigen sich im Mittel eine drastische Reduktion der Stotterhäufigkeit direkt nach Therapieende sowie ein leichtes Ansteigen der Stotterhäufigkeit nach einem weiteren halben Jahr. Diese Rückfälle werden allerdings im weiteren Verlauf wieder aufgefangen, so dass die Werte 1 und 2 Jahre nach Therapieende geringer ausfallen als ein halbes Jahr nach Therapieende. Erste Daten zur Sprechflüssigkeit nach 3 Jahren bestätigen die stabilen Stotterhäufigkeiten (Wolff von Gudenberg et al. 2006; Euler et al. 2009). Fragebögen zur subjektiven Einschätzung der Sprechflüssigkeit sowie des Vermeidungsverhaltens zeigen einen ähnlichen Verlauf wie die objektiven Messungen. Eine Untersuchung an 9 Patienten bestätigt die therapiebedingten Veränderungen anhand bildgebender Verfahren (Neumann et al. 2005). Die Kasseler Stottertherapie wurde kürzlich um eine Online-Variante erweitert, bei der die Behandlung über eine speziell hierfür entwickelte Plattform als Teletherapie durchgeführt wird (Wolff von Gudenberg 2015). Eine vergleichende Evaluation ist in Arbeit.

Evaluation kombinierter Ansätze
Boberg und Kully (1994) sowie Langevin et al. (2006) untersuchten ihr dreiwöchiges *Comprehensive Stuttering Program,* in dem Elemente des Fluency Shaping mit Modifikationstechniken von Van Riper und kognitiv-verhaltenstherapeutischen Aspekten kombiniert werden. In der späteren Studie von Langevin et al. (2006) wurden in einer kulturübergreifenden Evaluation Patienten aus Kanada und den Niederlanden über einen Zeitraum von 2 Jahren untersucht. Bei 18 kanadischen und 25 niederländischen Jugendlichen und Erwachsenen wurden mindestens zweiminütige Telefongespräche ausgewertet. Für die niederländischen Teilnehmer lagen zusätzlich Sprechproben beim Lesen, Halten eines Monologes sowie von einem Interview innerhalb der Klinik vor. Telefonanrufe gelten als eine der schwierigsten Sprechsituationen für stotternde Personen und demzufolge überzeugen Verbesserungen, die anhand der dabei erhobenen Sprechflüssigkeit belegt sind (Boberg und Sawyer 1977). Die Erhebungen erfolgten vor, direkt im Anschluss sowie 12 und 24 Monate nach Abschluss der Therapie. Es wurde die auf Silben bezogene Stotterhäufigkeit ermittelt. Langevin und Kollegen halten vor allem die langfristigen Veränderungen für entscheidend, da drastische Veränderungen unmittelbar nach Therapieende typisch für Fluency-Shaping-Ansätze sind und daher wenig Aussagekraft besitzen. Sowohl für die kanadische als auch die niederländische Gruppe konnte auch nach 2 Jahren eine signifikante Verbesserung festgestellt werden, wobei bei 86 % der Kanadier und 71 % der Niederländer die langfristigen Ergebnisse als klinisch bedeutsam angesehen wurden. Da beim *Comprehensive Stuttering Program* auch kognitiv-verhaltenstherapeutische Aspekte eine bedeutende Rolle spielen, wurden zusätzlich u. a. die Einstellung zur Kommunikation, die Wahrnehmung des Ankämpf- und Vermeidungsverhaltens und das Selbstvertrauen in unterschiedlichen Sprechsituationen untersucht. Auch hier zeigen sich 2 Jahre nach Therapieende durchweg Verbesserungen mit sehr großen Effekten im Vergleich zu den Vormessungen. In einer weiteren Studie wurden die Ergebnisse 5 Jahre nach Therapieende betrachtet (Langevin et al. 2010). Während die erreichte Sprechflüssigkeit stabil blieb, verschlechterte sich die Einstellung zur Kommunikation gegenüber dem Therapieende wieder.

Erkenntnisse über die Wirksamkeit deutscher Verfahren mit einer Kombination von Fluency Shaping und Stottermodifikation liegen derzeit noch nicht vor. Die Bonner Stottertherapie als ein in Deutschland etabliertes Verfahren entwickelte mit der *Bonner Langzeitevaluationsskala zur Lebenssituation Stotternder* (BLESS) ein subjektives Evaluationsinstrument, anhand dessen Therapieerfolg aus Sicht der Betroffenen ermittelt werden kann (Prüß und Richardt 2015).

Dokumentation von Therapieerfolg und Prädiktoren
Insgesamt bleibt festzuhalten, dass Stottertherapien wirksam sein können. Yaruss (1998) merkt in diesem Zusammenhang an, dass nicht unbedingt ein Mangel an effektiven Therapien herrsche, sondern vielmehr ein Mangel an Dokumentation von Therapieergebnissen. An dieser Stelle setzte das von der Bundesvereinigung Stottern & Selbsthilfe e. V. initiierte Programm zur Evaluation von Stottertherapien (PEVOS) an (Oertle et al. 2001). In einer Pilotphase des Programms wurden Therapieeffekte bei 100 Patienten verschiedener Altersgruppen und in verschiedenen Formen und Settings der therapeutischen Praxis in Deutschland ermittelt (Pape-Neumann et al. 2004; Pape-Neumann 2004). Die Datenerhebung direkt nach Beendigung der Therapien zeigte Verbesserungen in allen untersuchten Aspekten. Dabei waren die Effekte bei Selbsteinschätzungen, Einstellungen, Gefühlen und Verhaltensweisen, die mittels Fragebögen erhoben wurden, größer als die Effekte in den telefonisch erhobenen Sprechflüssigkeitsdaten. Zudem fielen die Effekte geringer als in kontrollierten Therapiestudien aus. Langfristig kam es in allen Variablen zu einem Rückfall, allerdings waren die Werte auch zwei Jahre nach Therapieende im Mittel besser als die Ausgangswerte. Obwohl in der Pilotstudie die Machbarkeit einer derartigen Evaluation bestätigt wurde, konnte das PEVOS-Projekt aufgrund fehlender Finanzierung nicht fortgeführt und erweitert werden.

Evaluationsstudien wie PEVOS, die einen Vergleich unterschiedlicher Therapieansätze ermöglichen, erfordern einheitliche Messverfahren. Die Stotterhäufigkeit stellt nach wie vor das am weitesten verbreitete Maß zur Bewertung der Sprechflüssigkeit dar. Dennoch zeigen die aufgeführten Studien, dass alternative Messmethoden zum Teil geeigneter sind, um die Therapieeffekte zu erfassen. Außerdem werden weiterhin neue Messverfahren entwickelt und überprüft (Abschn. 8.2) und es zeigt sich eine Entwicklung hin zu einer stärkeren Bedeutung subjektiver Therapieerfolge, wie zum Beispiel der Lebensqualität.

Die soziale Angst bei Stotternden (vgl. Abschn. 5.2) adressiert eine kognitive Verhaltenstherapie mit der Bezeichnung CBTpsych, die vollautomatisiert über das Internet angeboten wird, ohne Kontakt bzw. Unterstützung durch eine Therapeutin (Helgadóttir et al. 2014). In einer Evaluationsstudie mit 267 stotternden Erwachsenen (Menzies et al. 2016) absolvierten 18,4 % das Programm vollständig. Bei diesen Teilnehmern ergaben sich bezüglich aller gemessenen Variablen positive Verbesserungen. Die Ergebnisse ermutigen dazu, offen bezüglich solcher Methoden zu sein, auch wenn sich die Frage stellt, warum die Mehrheit der Teilnehmer die Behandlung abgebrochen hat. Möglicherweise werden künftig auch Instrumente wie *Virtual Reality* (Brundage et al. 2016) die therapeutische Arbeit unterstützen.

Eine Frage von zunehmendem Interesse betrifft mögliche Prädiktoren für Therapieerfolg bzw. Rückfälle. Huinck et al. (2006) belegen, dass der Prozentsatz gestotterter Silben vor Therapiebeginn die Wahrscheinlichkeit eines Rückfalls bestimmt, wobei eine höhere Stotterhäufigkeit ein höheres Rückfallrisiko birgt. Die Stotterhäufigkeit gemessen ein Jahr nach Abschluss einer Intensivtherapie hat erwartungsgemäß einen besseren Vorhersagewert für den längerfristigen Erfolg als die Stotterhäufigkeit, die direkt nach der

Therapie gemessen wird (Euler et al. 2009). Während die Kontrollüberzeugung (siehe Abschn. 8.2.2) und die Einstellung zur Kommunikation isoliert betrachtet keine Prädiktoren für kurz- und langfristige Therapieergebnisse zu sein scheinen (Block et al. 2006), scheint eine Kombination von Faktoren einen möglichen Rückfall vorherzusagen. Zu diesen Faktoren gehören die Stotterhäufigkeit vor Therapiebeginn, die Einstellung zur Kommunikation, die Kontrollüberzeugung sowie das Engagement in Selbsthilfegruppen (Craig 1998). Cook et al. (2013) fanden, dass lediglich die Stotterschwere vor Beginn einer Intensivtherapie Vorhersagewert aufwies.

Das Wichtigste in Kürze
Es wurden diverse Stottertherapien für Erwachsene bezüglich ihrer Wirksamkeit überprüft. Ein Vergleich der Wirksamkeit von Stottermodifikation, Fluency Shaping und kombinierten Verfahren ist derzeit nicht möglich, da zum Teil sehr unterschiedliche Studiendesigns und Messmethoden verwendet wurden. Mehr Erkenntnisse über Prädiktoren für kurz- und langfristigen Therapieerfolg sind wichtig, um Therapiekonzepte weiter zu verbessern.

11.8.3 Wirksamkeitsnachweise bei stotternden Kindern

Wie bereits erwähnt gestaltet sich bei der Therapie stotternder Kinder eine Evaluation besonders schwierig. Dies liegt zum einen an der Art der Datenerhebung (in der Regel per Fragebögen und Sprechproben), die bei Kindern erschwert ist, zum anderen daran, dass die Remissionsrate insbesondere in den ersten zwei Jahren nach Beginn des Stotterns sehr hoch ist (vgl. Abschn. 4.4). Es liegt keine Langzeitstudie zur Therapie stotternder Kinder vor, in der eine Kontrollgruppe ohne Therapie untersucht wurde, so dass direkt nachgewiesen werden könnte, dass die Wirkung die Spontanremissionsrate dauerhaft übertrifft. Dies verbietet sich aus ethischen Gründen. Wartekontrollgruppen sind möglich, sofern sich die Eltern zu einem Abwarten entscheiden und dies aus therapeutischer Sicht vertretbar ist. Allerdings handelt es sich nur dann um eine randomisierte Studie, wenn gelost wird, welche Kinder ihre Therapie sofort beginnen und welche Kinder noch warten. In zwei experimentellen Studien, bei denen die Familien einer Therapie- und einer Wartekontrollgruppe zufällig zugeordnet wurden, wurden zumindest Kurzzeiteffekte der Therapie mit der Spontanremissionsrate verglichen (Harris et al. 2002; Lattermann et al. 2008; siehe *Lidcombe Program* unten).

Alternativ zu Kontrollgruppen kann ein Vergleich mit Remissionsraten erfolgen, die in der Vergangenheit in Längsschnittstudien mit nicht behandelten Kindern berichtet wurden. Ingham und Cordes (1999) sind derart vorgegangen. Sie wählten 11 Therapiestudien, die sich dadurch auszeichneten, dass Sprechproben außerhalb des therapeutischen Settings bis 8 Monate nach Therapieende erhoben wurden, und in denen insgesamt 46 Kinder behandelt wurden. Bei 67,4 % der Kinder war die Behandlung in dem Sinne erfolgreich, dass eine Stotterreduktion von 90 % bzw. weniger als 0,5 gestotterte Wörter pro Minute bei normaler Sprechgeschwindigkeit erreicht wurden. In drei Kontrollstudien mit insgesamt 49 Kindern ergab sich eine Spontanremissionsrate von 42,8 % (vgl. Abschn. 4.4). Auch wenn die Angaben noch unsicher sind, so steht doch fest, dass Stottertherapie bei Kindern erfolgreich durchgeführt werden kann. Für eine breite Altersspanne von 2jährigen Kleinkindern bis zu 18jährigen Jugendlichen erfassten Nye und Kollegen Therapieeffekte in einer Metaanalyse (Nye et al. 2013). Dabei ergaben sich fast identische Ergebnisse im Vergleich zur Wirksamkeit bei Erwachsenen, denn die Wirkung von Therapien lag im Durchschnitt eine Standardabweichung über nicht behandelten Kindern und es fand sich keine Überlegenheit eines spezifischen Ansatzes.

Exemplarische Effektivitätsstudien
Die Vielfalt an Vorgehensweisen bei der Evaluation, wie sie bei Stottertherapien für Erwachsene vorliegt, spiegelt sich auch bei Kindern, weshalb nur einige Therapiestudien exemplarisch angeführt werden. Die so genannte »puppet study« von Martin et al. (1972) ist die erste Studie, in der eine Therapie für stotternde Kinder auf der Basis von Daten auf ihre Effektivität hin untersucht wurde. Die Autoren beschreiben ein Time-Out-Verfahren, bei dem sich die Kinder mit einer sprechenden Puppe unterhielten, die bei jedem Stotterereignis für 10 s verschwand und schwieg. Das Stottern reduzierte sich während der Therapiesitzungen auf Null, die Sprechflüssigkeit übertrug sich auf andere Situationen und wurde für mindestens ein Jahr aufrechterhalten. In einer Vergleichsstudie mit 9- bis 14-jährigen Kindern zeigten Craig et al. (1996), dass EMG-Biofeedback vergleichbare Erfolge wie ein *Smooth-Speech*-Intensivprogramm bzw. ein *Smooth-Speech*-Programm, das überwiegend zuhause durchgeführt wurde, aufweisen kann. Starkweather und Gottwald (1990) berichten, dass ihre Therapie nach dem Anforderungen-Kapazitäten-Modell bei 58 von 60 Kindern zu normalem Sprechen innerhalb von durchschnittlich 12 Therapiesitzungen geführt habe, belegen dies allerdings nicht anhand von Daten. Eine Studie zur Eltern-Kind-Interaktions-Therapie (Rustin et al. 1996) zeigt positive Veränderungen bei 6 drei- bis fünfjährigen Kindern nach 6 Sitzungen in der Klinik sowie weiteren 6 Wochen, in denen die Eltern die Therapieinhalte zu Hause umsetzen (Millard et al. 2008). Bei 4 der 6 Kinder konnte eine signifikante Reduktion der Stotterhäufigkeit festgestellt werden, die bis zu einem Jahr nach Therapieende aufrechterhalten wurde. Bei 2 Kindern war eine weiterführende Intervention notwendig. Die positiven Wirkungen konnten aktuell an einer größeren Gruppe von 55 Kindern bestätigt werden (Millard et al. 2018).

Evaluation des *Lidcombe Program*
Die mit Abstand am besten untersuchte Therapie für stotternde Kinder ist das *Lidcombe Program* (vgl. Abschn. 11.5.2). In ihrer Übersichtsstudie listen Baxter et al. (2015) 22 Effektivitätsstudien zum Lidcombe Program auf. Jones et al. (2000) konnten zeigen, dass von 250 behandelten Kindern 90 % nach 22 Sitzungen die Phase 2 der Therapie erreichten, was weniger als 1 % gestotterten Silben entspricht. Lincoln und Onslow

11.8 Effektivität

(1997) untersuchten den Langzeiterfolg des Programms und zeigten bei 43 Kindern, dass die Therapieergebnisse über sieben Jahre stabil blieben. Für einen Zeitraum bis zu einem Jahr nach Therapieende konnten die positiven Langzeiterfolge auch bei Therapeuten bestätigt werden, die keine Erfahrung mit dem *Lidcombe Program* besaßen (Miller und Guitar 2009) und nicht an der Entwicklung der Methode beteiligt waren (Femrell et al. 2012; Guitar et al. 2015). Harris et al. (2002) verglichen die Effekte der Therapie mit der Spontanremission, indem sie die Familien mit deren Einwilligung zufällig zwei Gruppen zuwiesen: Gruppe 1 begann sofort mit einer 12wöchigen Therapie mit wöchentlichen Sitzungen, Gruppe 2 wartete 12 Wochen ab, bevor die Therapie begann. Mit diesem experimentellen Design konnte gezeigt werden, dass die Kurzzeiteffekte des Programms auf die Stotterhäufigkeit zweimal größer waren als die durch Spontanremission. Lattermann et al. (2008) bestätigten diese Ergebnisse an einer größeren, deutschen Gruppe von 46 Kindern. Woods et al. (2002) fanden in Einzelfallstudien keine Hinweise auf etwaige durch das Programm ausgelöste negative psychologische Folgen wie Angst, Aggression oder Depression.

In zwei Untersuchungen ergab sich eine durchschnittliche Behandlungsdauer von nur 12,5 Wochen mit einer Sitzung pro Woche, bis die Kinder Phase 2 der Therapie erreichten (Jones et al. 2000; Kingston et al. 2003). In Deutschland scheinen längere Behandlungszeiten notwendig zu sein (Schelten-Cornish 2005; Lattermann et al. 2008), was Lattermann und Kollegen unter anderem auf mögliche kulturelle Unterschiede im Umgang der Eltern mit Lob zurückführen. Neben dieser Möglichkeit haben sowohl die Schwere des Stotterns (Jones et al. 2000) als auch die Zeit seit Stotterbeginn (Kingston et al. 2003) Einfluss auf die Behandlungsdauer. Eine vergleichbar erfolgreiche und effiziente Therapie scheint auch via Webcam möglich, wodurch sich Zugangsmöglichkeiten für betroffene Familien in entlegeneren Gebieten ergeben (O'Brian et al. 2014; Bridgman et al. 2016).

Vergleich zwischen direkter und indirekter Therapie
Einen ersten Vergleich der Wirksamkeit von indirekter Therapie nach dem Parent Child Interaction Ansatz und direkter Therapie nach Lidcombe stellten Shafiei und Kollegen bei 6 Vorschulkindern an (Shafiei et al. 2019). Dabei zeigten sich für beide Varianten als auch für eine Kombination beider Ansätze signifikante Verbesserungen, jedoch erwiesen sich diese für die Lidcombe-Therapie und die Kombination von indirekter Therapie und Lidcombe als ausgeprägter. Hingegen konnten in einer randomisierten kontrollierten Studie an 100 Vorschulkinder nach 18 Monaten keine signifikanten Wirkungsunterschiede zwischen Lidcombe und der Therapie nach dem Anforderungen-Kapazitäten-Modell gefunden werden (Sonneville-Koedoot et al. 2015).

Auffällig ist in der Literatur die Häufung von Wirksamkeitsstudien bei Vorschulkindern und Erwachsenen, während Nachweise effektiver Therapien für stotternde Schulkinder äußerst wenig verbreitet sind. In der Leitlinie für Redeflussstörungen wird konstatiert, dass derzeit international wie national keine solide Evidenz für irgendeinen Therapieansatz stotternder Grundschulkinder vorläge (Neumann et al. 2016).

Vorliegende Studien beziehen sich ausschließlich auf intensive Gruppentherapien. Metten und Kollegen (Metten et al. 2007; Rosenberger et al. 2007) fanden bei insgesamt 34 Absolventen aus 2 Kursen einer intensiven 3wöchigen Kombination aus Stottermodifikation und Fluency Shaping eine Reduktion des Stotterschweregrads im Gruppenmittel und eine Verbesserung des subjektiven Erlebens von Stottern. Diese positiven Veränderungen wurden über einen Zeitraum von 10 Monaten aufrechterhalten, wobei einige der Teilnehmer in dieser Zeit eine ambulante Therapie fortführten. Einen anderen Ansatz erprobten Andrews und Kollegen, die bei 22 stotternden Grundschulkindern eine signifikante Verbesserung der Sprechflüssigkeit durch silbisches Sprechen (syllable-timed speech) ermittelten (Andrews et al. 2016).

> **Das Wichtigste in Kürze**
> Die kurzfristige Überlegenheit einer frühen Therapie gegenüber der Wahrscheinlichkeit einer Spontanremission wurde nachgewiesen, bleibt jedoch eine Herausforderung. Sowohl indirekte als auch direkte Therapieansätze sind bei Vorschulkindern wirksam, wobei die Wirkung der Lidcombe-Therapie am umfangreichsten dokumentiert wurde. Über die Wirksamkeit von Stottertherapien im Grundschulalter ist noch wenig bekannt.

Literatur

Alm, P. A. (2004). Stuttering and the basal ganglia circuits: A critical review of possible relations. *Journal of Communication Disorders, 37,* 325–369.
Altenmüller, E. (1996). Fokale Dystonien bei Musikern: Eine Herausforderung für die Musiker-Medizin. *Musikphysiologie und Musikermedizin, 2,* 29–40.
Andrews, G., Guitar, B., & Howie, P. (1980). Meta-analysis of the effects of stuttering treatment. *Journal of Speech and Hearing Disorders, 45,* 287–307.
Andrews, G., Craig, A., Feyer, A.-M., Hoddinott, S., Howie, P., & Neilson, M. D. (1983). Stuttering: A review of research findings and theories circa 1982. *Journal of Speech and Hearing Disorders, 48,* 226–246.
Andrews, C., O'Brian, S., Onslow, M., Packman, A., Menzies, R., & Lowe, R. (2016). Phase II trial of a syllable-timed speech treatment for school-age children who stutter. *Journal of Fluency Disorders, 48,* 44–55.
Arnott, G. N. (1828). *Elements of physics, or natural philosophy, general and medical* (3. Aufl.). London: Underwood.
Bacon, F. (1627). *Sylva Sylvarum, or a Natural History in Ten Centuries.* London: Griffin.
Baumeister, H., Caspar, F., & Herziger, F. (2003). Treatment outcome study of the stuttering therapy summer camp 2000 for children and adolescents. *Psychotherapie, Psychosomatik, Medizinische Psychologie, 53,* 455–463.
Baxter, S., Johnson, M., Blank, L., Cantrell, A., Brumfitt, S., Enderby, P., & Goyder, E. (2015). The state of the art in non-pharmacological interventions for developmental stuttering. Part 1: A systematic review of effectiveness. *International Journal of Language and Communication Disorders, 50,* 676–718.

Bell, A. M. (1853). *Observations on defects on speech, the cure of stammering, and principles of elocution*. London: Hamilton.

Berquez, A., & Kekman, E. (2018). Methods in stuttering therapy for desensitizing parents of children who stutter. *American Journal of Speech-Language Pathology, 27*, 1124–1138.

Bertrand. (1828). Archive générale de Médicine.

Bezemer, M., Bouwen, J., Winkelman, C., & Embrechts, M. (2006). *Stotteren: Van Theorie naar Therapie*. Bussum: Coutinho.

Block, S., Onslow, M., Packman, A., & Dacakis, G. (2006). Connecting stuttering management and measurement: IV. Predictors of outcome for a behavioural treatment for stuttering. *International Journal of Language & Communication Disorders, 41*, 395–406.

Bloodstein, O. (1981). *A handbook on stuttering* (3. Aufl.). Chicago: National Easter Seal Society.

Bloodstein, O. (1993). *Stuttering: The search for a cause and cure*. Needham Heights: Allyn and Bacon.

Bloodstein, O. (1995). *A handbook on stuttering* (5. Aufl.). San Diego: Singular Publishing Group.

Bloodstein, O., & Bernstein Ratner, N. (2008). *A handbook on stuttering* (6. Aufl.). San Diego: Singular Publishing Group.

Boberg, E., & Kully, D. (1985). *Comprehensive Stuttering Program*. San Diego: College-Hill Press.

Boberg, E., & Kully, D. (1994). Long-term results of an intensive treatment program for adults and adolescents who stutter. *Journal of Speech and Hearing Research, 37*, 1050–1059.

Boberg, E., & Sawyer, L. (1977). The maintenance of fluency following intensive therapy. *Human Communication, 2*, 21–28.

Bobrick, B. (1996). *Knotted tongues: Stuttering in history and the quest for a cure*. New York: Kodansha Int.

Böhme, G. (2003). *Sprach-, Sprech-, Stimm- und Schluckstörungen. Band 1: Klinik* (4. Aufl.). Stuttgart: G. Fischer.

Bothe, A. K. (2003). Evidence-based treatment of stuttering: V. The art of clinical practive and the future of clinical research. *Journal of Fluency Disorders, 28*, 247–258.

Bothe, A. K., Davidow, J. H., Bramlett, R. E., & Ingham, R. J. (2006a). Stuttering treatment research 1970–2005: Systematic review incorporating trial quality assessment of behavioral, cognitive, and related approaches. *American Journal Of Speech-Language Pathology, 15*, 321–341.

Bothe, A. K., Davidow, J. H., Bramlett, R. E., Franic, D. M., & Ingham, R. J. (2006b). Stuttering treatment research 1970–2005: Systematic review incorporating trial quality assessment of pharmacological approaches. *American Journal Of Speech-Language Pathology, 15*, 342–352.

Botterill, W. (2011). Developing the therapeutic relationship: From ‚expert' professional to ‚expert' person who stutters. *Journal of Fluency Disorders, 36*(3), 158–173.

Boyd, A., Dworzynski, K., & Howell, P. (2011). Pharmacological agents for developmental stuttering in children and adolescents: A systematic review. *Journal of Clinical Psychopharmacology, 31*(6), 740–744.

Boyle, M. P. (2011). Mindfulness training in stuttering therapy: A tutorial for speech-language pathologists. *Journal of Fluency Disorders, 36*(2), 122–129.

Boyle, M. P. (2013). Psychological characteristics and perceptions of stuttering of adults who stutter with and without support group experience. *Journal of Fluency Disorders, 38*, 368–381.

Boyle, M. P., Beita-Ell, C., Milewski, K. M., & Fearon, A. N. (2018). Self-esteem, selfefficacy, and social support as predictors of communicative participation in adults who stutter. *Journal of Speech and Hearing Research, 61*, 1893–1906.

Brady, J. P. (1991). The pharmacology of stuttering: A critical review. *American Journal of Psychiatry, 148*(10), 1309–1316.

Bramlett, R. E., Bothe, A. K., & Franic, D. M. (2006). Using preverence-based measures to assess quality of life in stuttering. *Journal of Speech, Language, and Hearing Research, 49,* 381–394.

Braun, W. G., Schneider, K., & Kohler, J. (2016). Sprechen als Hochseilakt. 15 Jahre „Stotterchamp" am Bodensee. *Forum Logopädie, 30*(2), 6–13.

Breitenfeldt, D., & Lorenz, D. (1989). *The Successful Stuttering Management Program (SSMP).* Washington: Eastern Washington University.

Bridgman, K., Onslow, M., O'Brian, S., Jones, M., & Block, S. (2016). Lidcombe Program webcam treatment for early stuttering: A randomized controlled trial. *Journal of Speech, Language, and Hearing Research, 59*(5), 932–939.

Brin, M. F., Stewart, C., Blitzer, A., & Diamond, B. (1994). Laryngeal botulinum toxin injections for disabling stuttering in adults. *Neurology, 44,* 2262–2266.

Brundage, S. B., Brinton, J. M., & Hancock, A. B. (2016). Utility of virtual reality environments to examine physiological reactivity and subjective distress in adults who stutter. *Journal of Fluency Disorders, 50,* 85–95.

Bürkle, D., Willmes, K., & Sandrieser, P. (2014). Kindliches Stottern: Intensivtherapie nach Schul-KIDS. *Sprache Stimme Gehör, 38*(S 01), e17–e18.

Byrd, C. T., Gkalitsiou, Z., Donaher, J., & Stergiou, E. (2016). The client's perspective on voluntary stuttering. *American Journal of Speech-Language Pathology, 25*(3), 290–305.

Colombat de L'Isère, M. (1831). *Du Bégaiement et tous les Autres Vices de la Parole Traîtés par Nouvelles Méthodes* (2. Aufl.). Paris: Mansut.

Conture, E. G. (1990). *Stuttering.* Englewood Cliffs: Prentice-Hall.

Cooke, K., & Millard, S. K. (2018). The most important therapy outcome for school-aged children who stutter. An exploratory study. *American Journal of Speech-Language Pathology, 27,* 1152–1163.

Cook, S., Donlan, C., & Howell, P. (2013). Stuttering severity, psychosocial impact and lexical diversity as predictors of outcome for treatment of stuttering. *Journal of Fluency Disorders, 38,* 124–133.

Cooper, E. B. (1977). Controversies about stuttering therapy. *Journal of Fluency Disorders, 2,* 75–86.

Craig, A. (1998). Relapse following treatment for stuttering: A critical review and correlative data. *Journal of Fluency Disorders, 23,* 1–30.

Craig, A., Hancock, K., Chang, E., McCready, C., Shepley, A., McCaul, A., Costello, D., Harding, S., Kehren, R., Masel, C., & Reilly, K. (1996). A controlled clinical trial for stuttering in persons aged 9 to 14 years. *Journal of Speech and Hearing Research, 39,* 808–826.

Cream, A., O'Brian, S., Jones, M., Block, S., Harrison, E., Lincoln, M., et al. (2010). Randomized controlled trial of video self-modeling following speech restructuring treatment for stuttering. *Journal of Speech, Language, and Hearing Research, 53*(4), 887–897.

Curlee, R. F. (1992). To treat or to prevent: Are those the issues? *Journal of Fluency Disorders, 17,* 57–62.

Curlee, R. F. (1993a). The early history of the behavior modification of stuttering: From laboratory to clinic. *Journal of Fluency Disorders, 18,* 13–25.

Curlee, R. F. (1993b). Identification and management of beginning stuttering. In R. F. Curlee (Hrsg.), *Stuttering and Related Disorders of Fluency.* New York: Thieme Medical Publishers.

Curlee, R. F. (1999). *Early Intervention with Childhood Stuttering Revisited.* Beitrag zur 2. International stuttering awareness day online conference vom 1.–22. oktober 1999. www.mankato.msus.edu/dept/comdis/isad2/papers/curlee.html, 1.10.1999.

Curlee, R. F., & Yairi, E. (1997). Early intervention with early childhood stuttering: A critical examination of the data. *American Journal Of Speech-Language Pathology, 6,* 8–18.

Darwin, E. (1796). *Zoonomia, or the Laws of Organic Life.* London: Johnson.

Davidow, J. H., Bothe, A. K., & Bramlett, R. E. (2006). The Stuttering Treatment Research Evaluation and Assessment Tool (STREAT): Evaluating treatment research as part of evidence-based practice. *American Journal Of Speech-Language Pathology, 15,* 126–141.

Decher, M. (2011). *Therapie des Stotterns: Ein Überblick über aktuelle Therapieangebote für Kinder, Jugendliche und Erwachsene.* Köln: Demosthenes.

Dell, C. (1979). *Treating the school-age stutterer.* Memphis: Stuttering Foundation of America. Deutsche Übersetzung: (1999). *Therapie für das stotternde Schulkind* (2. Aufl.). Köln: Demosthenes-Verlag der Bundesvereinigung Stottern & Selbsthilfe e. V.

Dell, C. (1993). Treating school-age stutterers. In R. F. Curlee (Hrsg.), *Stuttering and related disorders of fluency* (S. 45–67). New York: Thieme.

Denhardt, R. (1890). *Das Stottern: Eine Psychose.* Leipzig: E. Keils Nachfolger.

Dieffenbach, J. F. (1841). *Die Heilung des Stotterns durch eine neue chirurgische Operation.* Berlin: Förster.

Dölle, B., Ezeh, R., Heinemann, A., & Wellings, A. (2010). Die Hamburger Gruppentherapie für stotternde Kinder. Entwicklung eines Praxiskonzepts und dessen qualitativer Evaluation. *Forum Logopädie, 24*(2), 12–19.

Eggers, K., & Leahy, M. (2011). The European Clinical Specialization on Fluency Disorders (ECSF). *Journal of Fluency Disorders, 36,* 296–301.

Eichstädt, A., Watt, N., & Girson, J. (1998). Evaluation of the efficacy of a stutter modification program with particular reference to two new measures of secondary behaviors and control of stuttering. *Journal of Fluency Disorders, 23,* 231–246.

Engelken, M. (2008). 10 Jahre Stotterer-Selbst-Management-Programm (SSMP) in Deutschland – Entwicklung einer Therapiemethode. *Forum Logopädie, 22,* 12–17.

Euler, H. A., & Wolff von Gudenberg, A. (2000). Die Kasseler Stottertherapie (KST). Ergebnisse einer computergestützten Biofeedbacktherapie für Erwachsene. *Stimme Sprache Gehör, 24,* 71–79.

Euler, H. A., von Gudenberg, W., Jung, K., & Neumann, K. (2009). Computergestützte Therapie bei Redeflussstörungen: Die langfristige Wirksamkeit der Kasseler Stottertherapie (KST). *Sprache Stimme Gehör, 33,* 193–201.

Euler, H. A., Lange, B. P., Schroeder, S., & Neumann, K. (2014). The effectiveness of stuttering treatments in Germany. *Journal of Fluency Disorders, 39,* 1–11.

Femrell, L., Åvall, M., & Lindström, E. (2012). Two-year follow-up of the Lidcombe Program in ten Swedish-speaking children. *Folia Phoniatrica et Logopedica, 64*(5), 248–253.

Franic, D. M., Bothe, A. K., & Bramlett, R. E. (2012). A welfare economic approach to measure outcomes in stuttering: Comparing willingness to pay and quality adjusted life years. *Journal of Fluency Disorders, 37,* 300–313.

Freund, H. (1966). *Psychopathology and the Problems of Stuttering.* Springfield: Charles C. Thomas.

Fröschels, E. (1925). *Lehrbuch der Sprachheilkunde (Logopädie)* (2. Aufl.). Leipzig: Deuticke.

Gerlach, H., & Subramanian, A. (2016). Qualitative analysis of bibliotherapy as a tool for adults who stutter and graduate students. *Journal of Fluency Disorders, 47,* 1–12.

Goldiamond, I. (1965). Stuttering and fluency as manipulatable operant response classes. In L. Krasner & L. P. Ullman (Hrsg.), *Research in behavior modification* (S. 106–156). New York: Holt, Rinehart & Winston.

Goodhue, R., Onslow, M., Quine, S., O'Brian, S., & Hearne, A. (2010). The Lidcombe program of early stuttering intervention: Mothers experiences. *Journal of Fluency Disorders, 35*(1), 70–84.

Gregory, H. H. (1979). Controversial issues: Statement and review of literature. In H. H. Gregory (Hrsg.), *Controversies about stuttering therapy.* Baltimore: University Park Press.

Gregory, H. H. (1985). Prevention of stuttering: Management of early stages. In R. F. Curlee & W. H. Perkins (Hrsg.), *Nature and treatment of stuttering: New directions* (S. 335–356). San Diego: College-Hill Press.

Gregory, H. H., Campbell, J. H., Gregory, C. B., & Hill, D. G. (2003). *Stuttering therapy: Rationale and procedures*. Boston: Pearson.

Guitar, B. (2006). *Stuttering: An integrated approach to its nature and treatment* (3. Aufl.). Baltimore: Williams & Wilkins.

Guitar, B., Kazenski, D., Howard, A., Cousins, S. F., Fader, E., & Haskell, P. (2015). Predicting treatment time and long-term outcome of the Lidcombe program. A replication and reanalysis. *American Journal Of Speech-Language Pathology, 24,* 533–544.

Gutzmann, A. (1879). *Das Stottern und seine gründliche Beseitigung durch ein methodisch geordnetes und praktisch erprobtes Verfahren*. Berlin: Weber.

Gutzmann, H. (1894). *Des Kindes Sprache und Sprachfehler*. Leipzig: Weber.

Haase, C. A. (1846). *Das Stottern oder Darstellung und Beleuchtung der wichtigsten Ansichten über das Wesen, Ursachen und Heilung desselben. Nebst Abhandlung des Hieronymus Mercurialis »De Balbutie«*. Berlin: Hirschwald.

Ham, R. (1986). *Techniques of stuttering therapy*. Englewood Cliffs: Prentice-Hall. Deutsche Übersetzung: (2000). *Techniken in der Stottertherapie*. Köln: Demosthenes-Verlag der Bundesvereinigung Stottern & Selbsthilfe e. V.

Hansen, B., & Iven, C. (2002). *Stottern und Sprechflüssigkeit*. München: Urban & Fischer.

Harasym, J., Langevin, M., & Kully, D. (2015). Video self-modeling as a post-treatment fluency recovery strategy for adults. *Journal of Fluency Disorders, 44,* 32–45.

Harris, V., Onslow, M., Packman, A., Harrison, E., & Menzies, R. (2002). An experimental investigation of the impact of the Lidcombe Program on early stuttering. *Journal of Fluency Disorders, 27,* 203–214.

Haynes, R. B., Sackett, D. L., Gray, J. M., Cook, D. J., & Guyatt, G. H. (1996). Transferring evidence from research into practice: I. The role of clinical care research evidence in clinical decisions. *ACP Journal Club, 125*(3), A14–A16.

Heidemann-Tagmann, B. (1978). Diagnostik und Therapie junger chronisch Stotternder unter besonderer Berücksichtigung der „non-avoidance-Therapien". *Sprache Stimme Gehör, 2,* 99–104.

Heidemann, B., Kellner, H. J., & Kopf-Mehnert, Ch. (1975). Erste Erfahrungen mit einer Stotterangsttherapie nach Sheehan bei jugendlichen Stotternden. *Folia Phoniatrica, 27,* 133–153.

Helgadóttir, F. D., Menzies, R. G., Onslow, M., Packman, A., & O'Brian, S. (2014). A standalone Internet cognitive behavior therapy treatment for social anxiety in adults who stutter: CBTpsych. *Journal of Fluency Disorders, 41,* 47–54.

Henkenjohann, V. (1984). *Selbsthilfegruppen für erwachsene Stotterer: Anspruch und Wirklichkeit*. Dissertation im Fach Sprachbehindertenpädagogik an der Universität Dortmund.

Hennen, E. (Hrsg.). (1989). *Die Entmachtung des Stotterns*. Solingen: Bundesvereinigung Stottern & Selbsthilfe e. V.

Herder, C., Howard, C., Nye, C., & Vanryckeghem, M. (2006). Effectiveness of behavioral stuttering treatment: A systematic review and meta-analysis. *Contemporary Issues in Communication Sciences and Disorders, 33,* 61–73.

Hofmann, U. (1840). *Theoretisch-praktische Anweisung zur Radical-Heilung Stotternder*. Berlin: E. H. Schroeder.

Hörmann, H. W. (1997). *Zur Stottertherapie nach Charles Van Riper*. Berlin: Marhold.

Huber, A., & Onslow, M. (2001). Intervention bei frühem Stottern: Das Lidcombe Programm. *Die Sprachheilarbeit, 46,* 219–223.

Huinck, W. H., Langevin, M., Kully, D., Graamans, K., Peters, H. F. M., & Hulstijn, W. (2006). The relationship between pre-treatment clinical profile and treatment outcome in an integrated stuttering program. *Journal of Fluency Disorders, 31,* 43–63.

Hunt, J. (1861). *Stammering and stuttering, their nature and treatment.* London: Longmans Green (Hafner facsimile, 1967).

Ingham, R. J. (1987). *A residential prolonged speech stuttering therapy manual.* Santa Barbara: University of California.

Ingham, R. J. (2012). Comments on recent developments in stuttering treatment maintenance research using the Camperdown Program. *Journal of Speech, Language, and Hearing Research, 55*(1), 306–309.

Ingham, R. J., & Cordes, A. K. (1999). On watching a discipline shoot itself in the foot: Some observations on current trends in stuttering treatment research. In N. B. Ratner & Ch. E. Healey (Hrsg.), *Stuttering research and practice: Bridging the gap* (S. 211–230). Mahwah: Erlbaum.

Ingham, R. J., Martin, R. R., Haroldson, S. K., Onslow, M., & Leney, M. (1985). Modification of listener-judged naturalness in the speech of stutterers. *Journal of Speech and Hearing Research, 28,* 495–504.

Ingham, R. J., Ingham, J. C., Euler, H. A., & Neumann, K. (2018). Stuttering treatment and brain research in adults. A still unfolding relationship. *Journal of Fluency Disorders, 55,* 106–119.

Iven, C., & Hansen, B. (2014). Palin Parent Child Interaction therapy (Palin PCI). Ein Konzept für stotternde Kinder und ihre Eltern. *Forum Logopädie, 28*(2), 18–23.

IVS (Interdisziplinäre Vereinigung der Stottertherapeuten). (2009). *ivs-Leitlinien.* Stand: 04/2009. www.ivs-online.de/downloads/ivs_leitlinien.pdf, 06.03.2019.

Jehle, P. (1994). *Kurz- und langfristige Ergebnisse der Behandlung des Stotterns mit dem Therapieprogramm von Boberg und Kully Bericht über einen Modellversuch.* Forschungsbericht. Frankfurt: Deutschen Instituts für Internationale Pädagogische Forschung.

Jehle, P., & Boberg, E. (1987). Intensivbehandlung für jugendliche und erwachsene Stotternde von Boberg und Kully. *Folia Phoniatrica, 39,* 256–268.

Johannsen, H. S., & Schulze, H. (1989). Zur Situation der Stottertherapie bei Vorschul- und Grundschulkindern in der Bundesrepublik: Ergebnisse einer Befragung von Stottertherapeuten und einer Analyse von Fachzeitschriften. *Folia Phoniatrica, 41,* 10–22.

Johannsen, H. S., & Schulze, H. (1993). *Praxis der Beratung und Therapie bei kindlichem Stottern.* Ulm: Verlag Phoniatrische Ambulanz der Universität Ulm.

Johannsen, H. S., & Schulze, H. (1998). Therapie von Redeflußstörungen bei Kindern und Erwachsenen. In G. Böhme (Hrsg.), *Sprach-, Sprech-, Stimm- und Schluckstörungen Band 2: Therapie* (2. Aufl., S. 97–112). Stuttgart: G. Fischer.

Jones, M., Onslow, M., Harrison, E., & Packman, A. (2000). Treating stuttering in children: Predicting outcome in the lidcombe program. *Journal of Speech, Language, and Hearing Research, 43,* 1444–1450.

Jung, K., Jassens, F., Golchert, K., & Wolff von Gudenberg, A. (2014). Telemedizin in der Stottertherapie. Vergleich einer reinen Präsenztherapie mit einem teletherapeutischen Ansatz. *Spektrum Patholinguistik, 7,* 177–180.

Katz, M. (1977). Survey of patented anti-stuttering devices. *Journal of Communication Disorders, 10,* 181–206.

Katz-Bernstein, N. (1992). Therapiebegleitende Elternarbeit bei stotternden Kindern. In M. Grohnfeldt (Hrsg.), *Störungen der Redefähigkeit* (S. 378–398). Berlin: Wissenschaftsverlag Volker Spiess.

Kellner, H. J. (1993). Evaluation der Stottertherapie nach Van Riper mit Erwachsenen. *Die Sprachheilarbeit, 38,* 63–73.

Kelman, E., & Nicholas, A. (2008). *Practical intervention for early childhood stammering: Palin PCI approach*. Milton Keynes: Speechmark Publishing Ltd.

Kent, L. R. (1963). The use of tranquilizers in the treatment of stuttering. *Journal of Speech and Hearing Disorders, 28,* 288–294.

Kingston, M., Huber, A., Onslow, M., Jones, M., & Packman, A. (2003). Predicting treatment time with the Lidcombe program: Replication and meta-analysis. *Journal Of Language & Communication Disorders, 38,* 165–177.

Kiziltan, G., & Akalin, M. A. (1996). Stuttering may be a type of action dystonia. *Movement Disorders, 11*(3), 278–282.

Klencke, H. (1860). *Die Heilung des Stotterns*. Berlin: Albert Förstner.

Krall, T. (1998). International stuttering association: What's new in international self-help? In E. C. Healey & H. F. M. Peters (Hrsg.), *Proceedings of the 2nd world congress on fluency disorders* (S. 433–436). Denmark: The International Fluency Association.

Kuckenberg, S. (2020). *Intensiv-Modifikation Stottern für Kinder: Soziales Kompetenztraining* (2. Aufl.). Neuss: Natke.

Kuckenberg, S., & Zückner, H. (2015). *Intensiv-Modifikation Stottern für Kinder* (3. Aufl.). Neuss: Natke.

Kuhr, A. (1991). *Die verhaltenstherapeutische Behandlung des Stotterns: Ein multimodaler Ansatz*. Berlin: Springer.

Kussmaul, A. (1877). Die Störungen der Sprache. In H. v. Ziemssen (Hrsg.), *Handbuch der Speciellen Pathologie und Therapie* (Bd. XII). Leipzig: Verlag von F.C.W. Vogel.

Langefeld, S., Bosshardt, H. G., Natke, U., Oertle, H. M., & Sandrieser, P. (2001). The German Program for the Evaluation Of Stuttering therapies (PEVOS). In H. G. Bosshardt, J. S. Yaruss, & H. F. M. Peters (Hrsg.), *Fluency disorders: Theory, research, treatment and self-help* (S. 359–360). Nijmegen: Nijmegen University Press.

Langevin, M., Huinck, W. H., Kully, D., Peters, H. F. M., Lomheim, H., & Tellers, M. (2006). A cross-cultural, long-term outcome evaluation of the ISTAR Comprehensive Stuttering Program across Canadian and Dutch adults who stutter. *Journal of Fluency Disorders, 31,* 229–256.

Langevin, M., Kully, D., Teshim, S., Hagler, P., & Prasad, N. (2010). Five-year longitudinal treatment outcomes of the ISTAR Comprehensive Stuttering Program. *Journal of Fluency Disorders, 35,* 123–140.

Lattermann, Ch. (2003). Das Lidcombe-Programm – Ein Therapieverfahren zur Behandlung frühkindlichen Stotterns. *Forum Logopädie, 2,* 20–25.

Lattermann, Ch. (2010). *Das Lidcombe-Programm zur Behandlung frühkindlichen Stotterns*. Natke: Neuss.

Lattermann, Ch., Euler, H. A., & Neumann, K. (2008). A randomized control trial to investigate the impact of the Lidcombe program on early stuttering in German-speaking preschoolers. *Journal of Fluency Disorders, 33,* 52–65.

Lattermann, Ch., Neumann, K., & Euler, H. A. (2009). Das Lidcombe-Programm. *Forum Logopädie, 23,* 16–23.

Leahy, M. M., ODwyer, M., & Ryan, F. (2012). Witnessing stories: Definitional ceremonies in narrative therapy with adults who stutter. *Journal of Fluency Disorders, 37*(4), 234–241.

Lebrun, Y., & Bayle, M. (1972). Surgery in the treatment of stuttering. In Y. Lebrun & R. Hoops (Hrsg.), *Neurolinguistic approaches to stuttering* (S. 82–89). Hague: Mouton.

Liddle, H., James, S., & Hardman, M. (2011). Group therapy for school-aged children who stutter: A survey of current practices. *Journal of Fluency Disorders, 36*(4), 274–279.

Lincoln, M., & Onslow, M. (1997). Long-term outcome of an early intervention for stuttering. *American Journal of Speech-Language Pathology, 6,* 51–58.

Lowe, R., O'Brian, S., & Onslow, M. (2013). Review of telehealth stuttering management. *Folia Phoniatrica et Logopedica, 65,* 223–238.

Ludlow, C. L. (1990). Treatment of speech and voice disorders with botulinum toxin. *Journal of the American Medical Association, 264,* 2671–2675.

Ludlow, C. L., & Braun, A. (1993). Research evaluating the use of neuropharmacological agents for treating stuttering: Possibilities and problems. *Journal of Fluency Disorders, 18,* 169–182.

Lutz, C. (2009). Hamburger Workshop für Eltern stotternder Kinder (HAWESK). *Forum Logopädie, 23,* 6–14.

Marge, M. (1984). The prevention of communication disorders. *ASHA, 26,* 29–33.

Martin, R. R., Kuhl, P., & Haroldson, S. K. (1972). An experimental treatment with two preschool stuttering children. *Journal of Speech and Hearing Research, 15,* 743–752.

Menzies, R., O'Brian, S., Lowe, R., Packman, A., & Onslow, M. (2016). International Phase II clinical trial of CBTPsych: A standalone Internet social anxiety treatment for adults who stutter. *Journal of Fluency Disorders, 48,* 35–43.

Mercurialis, H. (1583). *De morbis puerorum.* Venedig: Paulus Meletus. Teilweiser Wiederabdruck: Wollok, J. (1977). *Journal of Communication Disorder, 10,* 127–140.

Metten, C. (2012). Das Camperdown-Programm. Eine Möglichkeit der Therapie von stotternden Jugendlichen und Erwachsenen. *Forum Logopädie, 26*(2), 12–15.

Metten, C., Zückner, H., & Rosenberger, S. (2007). Evaluation einer Stotterintensivtherapie mit Kindern und Jugendlichen. *Sprache Stimme Gehör, 31,* 72–78.

Millard, S. K., Nicholas, A., & Cook, F. M. (2008). Is parent-child interaction therapy effective in reducing stuttering? *Journal of Speech, Language, and Hearing Research, 51,* 636–650.

Millard, S. K., Zebrowski, P., & Kelman, E. (2018). Palin parent child-interaction therapie. The bigger picture. *American Journal of Speech-Language Pathology, 27,* 1211–1223.

Miller, B., & Guitar, B. (2009). Long-term outcome for the Lidcombe program for early stuttering intervention. *American Journal of Speech-Language Pathology, 18,* 42–49.

Miosga, C. (2016). Miteinander sprechen, lernen und forschen im Sommercamp Hannover. Eine Studie zu Auswirkungen der Kombinierten Stottertherapie nach dem Hannover Modell. *Forum Logopädie, 28*(2), 6–17.

Morgagni, G. B. (1769). *The seats and causes of diseases.* London: Birmingham. Teilweiser Wiederabdruck: (1977). *Journal of Communication Disorder, 10,* 141–145.

Moscicki, E. K. (1993). Fundamental methodological considerations in controlled clinical trials. *Journal of Fluency Disorders, 18,* 183–196.

Motsch, H. J. (1992). Die idiographische Betrachtungsweise: Metatheorie des Stotterns. In M. Grohnfeldt (Hrsg.), *Störungen der Redefähigkeit* (S. 21–40). Berlin: Wissenschaftsverlag Volker Spiess.

Natke, U., Alpermann, A., Heil, W., Kuckenberg, S., & Zückner, H. (2010). Langzeiteffekte der Intensiv-Modifikation Stottern (IMS). *Sprache Stimme Gehör, 34,* 155–164.

Neilson, M. D., & Andrews, G. (1993). Intensive fluency training of chronic stutterers. In R. F. Curlee (Hrsg.), *Stuttering and related disorders of fluency* (S. 139–165). New York: Thieme.

Neumann, K., Preibisch, Ch., Euler, H. A., Wolff von Gudenberg, A., Lanfermann, H., Gall, V., & Giraud, A.-L. (2005). Cortical plasticity associated with stuttering therapy. *Journal of Fluency Disorders, 30,* 23–39.

Neumann, K., Euler, H. A., Bosshardt, H. G., Cook, S., Sandrieser, P., Schneider, P. et al. (Deutsche Gesellschaft für Phoniatrie und Pädaudiologie, Hrsg.). (2016). *Pathogenese, Diagnostik und Behandlung von Redeflussstörungen. Evidenz- und konsensbasierte S. 3-Leitlinie, AWMF-Registernummer 049–013, Version 1.* http://www.awmf.org/leitlinien/detail/ll/049-013.html. Zugegriffen: 15. Sept. 2019.

Nippold, M. A., & Rudzinski, M. (1995). Parent's speech and children's stuttering: A critique of the literature. *Journal of Speech and Hearing Research, 38,* 978–989.

Nye, C., Vanryckeghem, M., Schwartz, J. B., Herder, C., Turner, H. M., & Howard, C. (2013). Behavioral stuttering interventions for children and adolescents: A systematic review and meta-analysis. *Journal of Speech, Language, and Hearing Research, 56*(3), 921–932.

O'Brian, S., Cream, A., Onslow, M., & Packman, A. (2001). A replicable, nonprogrammed, instrumentfree method for the control of stuttering with prolonged speech. *Asia Pacific Journal of Speech, Language and Hearing, 6,* 91–96.

O'Brian, S., Smith, K., & Onslow, M. (2014). Webcam delivery of the Lidcombe program for early stuttering: A phase I clinical trial. *Journal of Speech, Language, and Hearing Research, 57*(3), 825–830.

Onslow, M., & Ingham, R. J. (1987). Speech quality measurement and the management of stuttering. *Journal of Speech and Hearing Disorders, 52,* 2–17.

Onslow, M. (2017). *Stuttering and its treatment: Eleven lectures.* http://sydney.edu.au/health-sciences/asrc.

Onslow, M., & Millard, S. (2012). Palin parent child interaction and the Lidcombe program: Clarifying some issues. *Journal of Fluency Disorders, 37*(1), 1–8.

Onslow, M., & Packman, A. (1997). Designing and implementing a strategy to control stuttered speech in adults. In R. F. Curlee & G. M. Siegel (Hrsg.), *Nature and treatment of stuttering: New directions* (2. Aufl., S. 356–376). Needham Heights: Allyn & Bacon.

Onslow, M., Costa, L., & Rue, S. (1990). Direct early intervention with stuttering: Some preliminary data. *J. Speech Hear. Dis., 55,* 405–426.

Onslow, M., Costa, L., Andrews, C., Harrison, E., & Packman, A. (1996). Speech outcomes of a prolonged-speech treatment for stuttering. *Journal of Speech and Hearing Research, 39,* 734–749.

Onslow, M., Packman, A., & Harrison, E. (2003). *The Lidcombe program of early stuttering intervention: A clinicians guide.* Austin: Pro-Ed.

Onslow, M., Jones, M., O'Brian, S., Menzies, R., & Packman, A. (2008). Defining, identifying, and evaluating clinical trials of stuttering treatments: A tutorial for clinicians. *American Journal of Speech-Language Pathology, 17,* 401–415.

Packman, A. (2012). Theory and therapy in stuttering: A complex relationship. *Journal of Fluency Disorders, 37,* 225–233.

Packman, A., & Meredith, G. (2011). Technology and the evolution of clinical methods for stuttering. *Journal of Fluency Disorders, 36*(2), 75–85.

Pape-Neumann, J. (2004). Ergebnisse der Pilotphase von PEVOS: Programm zur Evaluation von Stottertherapien. *Forum Logopädie, 3*(18), 18–23.

Pape-Neumann, J., Bosshardt, H. G., Natke, U., & Oertle, H. (2004). Test-phase of the German Program for the Evaluation Of Stuttering therapies (PEVOS). In A. Packman, A. Meltzer & H. F. M. Peters (Hrsg.), *Theory, Research and Therapy in Fluency Disorders. Proceedings of the 4th World Congress on Fluency Disorders in Montreal, Canada* (S. 210–217). Nijmegen: Nijmegen University Press.

Perkins, W. H. (1992). Fluency controls and automatic fluency. *American Journal of Speech-Language Pathology, 1,* 9–10.

Peters, T. J., & Guitar, B. (1991). *Stuttering: An integrated approach to its nature and treatment* (2. Aufl.). Baltimore: Williams & Wilkins.

Oertle, H. M., Natke, U., Bosshardt, H. G., & Sandrieser, P. (2001). Wie wirkt Stottertherapie? PEVOS, das Programm zur Evaluation von Stottertherapien der Bundesvereinigung Stottern & Selbsthilfe e. V. *Sprache Stimme Gehör, 25,* 39–41.

Plutarch. (1980). *Grosse Griechen und Römer* (2. Aufl., Vol. IV). Zürich: Artemis. (Übers: Konrat Ziegler).

Preus, A. (1975). Prinzipien der Stottertherapie nach Van Riper. *Die Sprachheilarbeit, 19,* 69–85.

Prins, D. (1997). Modifying stuttering – the stutterers reactive behavior: Perspectives on past, present, and future. In R. F. Curlee & G. M. Siegel (Hrsg.), *Nature and Treatment of Stuttering: New Directions* (2. Aufl., S. 335–355). Needham Heights: Allyn & Bacon.

Prins, D., & Ingham, R. J. (2009). Evidence based treatment and stuttering – Historical perspective. *Journal of Speech, Language, and Hearing Research, 52,* 254–263.

Prüß, H., & Richardt, K. (2010). Therapeutische Umsetzung einer patientenorientierten Vorgehensweise bei Stottern im Jugendlichen und Erwachsenenalter. In C. Iven & B. Kleissendorf (Hrsg.), *St-t-tt-ttotttern. Aktuelle Impulse für Diagnostik, Therapie und Evaluation. Tagungsbericht zum 11. Wissenschaftlichen Symposium des dbs* (2. Aufl., S. 356–376). Idstein: Schulz-Kirchner.

Prüß, H., & Richardt, K. (2014). Die Bonner Stottertherapie. Ein patientenorientierter Kombinationsansatz für Jugendliche und Erwachsene. *Forum Logopädie, 28*(2), 6–17.

Prüß, H., & Richardt, K. (2015). Bonner Langzeit-Evaluationsskala zur Lebenssituation Stotternder (BLESS). Ein neues praxisorientiertes Instrument zur Diagnostik, Therapieplanung und Evaluation für stotternde Kinder ab 12 Jahren, Jugendliche und Erwachsene. *Forum Logopädie, 29*(2), 14–18.

Rainel-Straka, S., & Wolf, I. (2010). Angst und Scham in der Stottertherapie. Der Stellenwert von Gedanken und Gefühlen von stotternden Jugendlichen und deren Bearbeitung in der Therapie. *Forum Logopädie, 24*(2), 26–31.

Rauschan, W., & Welsch, C. (2008). Das ABC-Modell für die Therapie des chronischen Stotterns nach dem Konfrontationsansatz. *Forum Logopädie, 22,* 6–10.

Renner, J. A. (1995). *Erfolg in der Stottertherapie.* Berlin: Marhold.

Rieber, R. W., & Wollock, J. (1977). The historical roots of the theory and therapy of stuttering. *Journal of Communication Disorders, 10,* 3–24.

Riley, G. D., & Riley, J. A. (1984). A component model for treating stuttering in children. In M. Peins (Hrsg.), *Contemporary Approaches in Stuttering Therapy* (S. 123–172). Boston: Little, Brown & Company.

Rommel, D., Häge, A., Kalehne, P., & Johannsen, H. S. (1999). *Development, maintenance, and recovery of childhood stuttering: Prospective longitudinal data 3 years after first contact.* Ulm: Verlag der Phoniatrischen Ambulanz der Universität Ulm. (Forschungsbericht 65).

Rosenberger, S., Schulte, K., & Metten, C. (2007). Stotterintensivtherapie Susanne Rosenberger: erste Ergebnisse einer Evaluationsstudie. *Forum Logopädie, 21,* 20–25.

Rothenberger, A., Johannsen, H. S., Schulze, H., Amorosa, H., & Rommel, D. (1994). *Medikamente und Stottern. Wirkung von Tiapridex auf das Stottern bei älteren Kindern und Jugendlichen.* Ulm: Verlag Phoniatrische Ambulanz der Universität Ulm.

Rustin, L. (1987). *Assessment and therapy programme for dysfluent children.* Berkshire: NFER-Nelson Publ.

Rustin, L., Botterill, W., & Kelman, E. (1996). *Assessment and therapy for young dysfluent children: Family interaction.* London: Whurr.

Ryan, B. P. (1974). *Programmed therapy for stuttering in children and adults.* Springfield: Thomas.

Ryan, B. P. (1979). Stuttering therapy in a framework of operant conditioning and programmed learning. In H. H. Gregory (Hrsg.), *Controversies about Stuttering Therapy.* Baltimore: Univ. Park Press.

Sandrieser, P., & Schneider, P. (2015). *Stottern im Kindesalter* (4. Aufl.). Stuttgart: Thieme.

Sawyer, J., Matteson, C., Ou, H., & Nagase, T. (2017). The effects of parent-focused slow relaxed speech intervention on articulation rate, response time latency, and fluency in preschool children who stutter. *Journal of Speech, Language, and Hearing Research, 60*(4), 794–809.

Schelten-Cornish, S. (2004). Continental Lidcombe in Germany. *Lidcombe News, 19,* 6–11.

Schelten-Cornish, S. (2005). Die Lidcombe-Methode der Stotterbehandlung aus praktischer Sicht. *Die Sprachheilarbeit, 50,* 60–67.

Scherer, A. (1995). *Elternkurs: Mein Kind stottert.* München: Reinhardt.

Scheurich, J. A., Beidel, D. C., & Vanryckeghem, M. (2019). Exposure therapy for social anxiety disorder in people who stutter: An exploratory multiple baseline design. *Journal of Fluency Disorders, 59,* 21–32.

Schindler, A. (Hrsg.). (1996). *Stottern und Selbsthilfe.* Köln: Demosthenes-Verlag der Bundesvereinigung Stottern & Selbsthilfe e.V.

Schmalz, E. (1846). *Beiträge zur Gehör- und Stimmheilkunde.* Band 1, Leipzig.

Schneider, P. (1999). Stottertherapie bei Kindern in Orientierung an Carl Dell. *Forum Logopädie, 1,* 5–12.

Schulthess, R. (1830). *Das Stammeln und Stottern ihre Natur, Ursachen und Heilung.* Zürich: F. Schulthess.

Schulze, H., & Johannsen, H. S. (1986). *Stottern bei Kindern im Vorschulalter. Theorie, Diagnostik, Therapie.* Ulm: Verlag Phoniatrische Ambulanz der Universität Ulm.

Schulze, H., Rommel, D., Sieron, J., & Johannsen, H.S. (1991). *Befragung von Diplom-Logopäden zur Betreuung stotternder Kinder in der deutschsprachigen Schweiz. Forschungsbericht Nr. 36.* Ulm: Verlag Phoniatrische Ambulanz der Universität Ulm.

Schütz, S.-M. (2015). Auswirkung der „D.E.L.P.H.I.N.-Therapie" auf die Stottersymptomatik Eine multiple Fallstudie mit Jugendlichen und Erwachsenen. *Forum Logopädie, 29*(2), 28–31.

Shafiei, B., Faramarzi, S., Abedi, A., Dehqan, A., & Scherer, R. C. (2019). Effects of the Lidcombe program and parent-child interaction therapy on stuttering reduction in preschool children. *Folia Phoniatrica et Logopedica, 71*(1), 29–41.

Sheehan, J. G. (1970). *Stuttering: Research and therapy.* New York: Harper & Row.

Sheehy, M. P., & Marsden, C. D. (1982). Writers cramp – A focal dystonia. *Brain, 105,* 461–480.

Smith, A., Denny, M., Shaffer, L. A., Kelly, E. M., & Hirano, M. (1996). Activity of intrinsic laryngeal muscles in fluent and disfluent speech. *Journal of Speech and Hearing Research, 39,* 329–348.

Sonneville-Koedoot, C. de., Stolk, E., Rietveld, T., & Franken, M.-C. (2015). Direct versus indirect treatment for preschool children who stutter: the RESTART randomized trial. *PloS One, 10*(7), e0133758.

Ssikorski, J. A. (1891). *Über das Stottern.* Berlin: Hirschwald.

Starke, A. (1993). Umfrage unter Absolventen eines Therapieprogramms für stotternde Erwachsene. In H. S. Johannsen & L. Springer (Hrsg.), *Stottern: Münster 19.–22.5.1993.* Ulm: Verlag Phoniatrische Ambulanz der Universität Ulm.

Starke, A. (1995). The Van Riper program as intensive interval therapy. In C. W. Starkweather & H. F. M. Peters (Hrsg.), *Proceedings of the first world congress on fluency disorders* (S. 425–428). Munich: The International Fluency Association.

Starke, A. (1997). Übertragung des Therapieansatzes von Charles Van Riper auf die Behandlung stotternder Kinder. *Forum Logopädie, 5,* 5–8.

Starkweather, C. W. (1997). Therapy for younger children. In R. F. Curlee & G. M. Siegel (Hrsg.), *Nature and Treatment of Stuttering: New Directions* (2. Aufl., S. 257–279). Needham Heights: Allyn & Bacon.

Starkweather, C. W. (1998) *Relapse: A Misnomer?* Beitrag zur International Stuttering Awareness Day Online Conference vom 1.–22. Oktober 1998, www.mankato.msus.edu/dept/comdis/isad/papers/starkweather.html, 01.10.1998.

Starkweather, C. W. (1999). The effectiveness of stuttering therapy: An issue for science? In N. Bernstein Ratner & Ch. E. Healey (Hrsg.), *Stuttering research and practice: Bridging the gap* (S. 231–244). Mahwah: Erlbaum.
Starkweather, C. W., & Givens-Ackerman, J. (1997). *Stuttering*. Austin: Pro-ed.
Starkweather, C. W., & Gottwald, S. R. (1990). The demands and capacities model: II clinical applications. *Journal of Fluency Disorders, 15,* 143–157.
Starkweather, C. W., Gottwald, S. R., & Halfond, M. H. (1990). *Stuttering prevention: A clinical method*. Englewood Cliffs: Prentice Hall.
Stephenson-Opsal, D., & Bernstein Ratner, N. (1988). Maternal speech rate modification and childhood stuttering. *Journal of Fluency Disorders, 13,* 49–56.
Teshim, S., Langevin, M., Hagler, P., & Kully, D. (2010). Post-treatment speech naturalness of comprehensive stuttering program clients and differences in ratings among listener groups. *Journal of Fluency Disorders, 35,* 44–58.
Thomas, C., & Howell, P. (2001). Assessing efficacy of stuttering treatments. *Journal of Fluency Disorders, 26,* 311–333.
Thum, G., & Mayer, I. (2014). *Stottertherapie bei Kindern und Jugendlichen. Ein methodenkombinierter Ansatz*. München: Reinhardt.
Tiling, J. von. (2011). Listener perceptions of stuttering, prolonged speech, and verbal avoidance behaviors. *Journal of Communication Disorders, 44*(2), 161–172.
Tiling, J. von. (2013). Kognitiv-verhaltenstherapeutische Behandlung Stotternder. Praktische Hinweise und Fallbeispiele für Jugendliche und Erwachsene. *Forum Logopädie, 27*(2), 20–25.
Tiling, J. von, Unger, J., Glück, C., & Wolff von Gudenberg, A. (2012). Kognitiv-verhaltenstherapeutische Bausteine in der Behandlung des chronischen Stotterns. *Sprache Stimme Gehör, 36*(1), 40–45.
Trichon, M., & Tetnowski, J. (2011). Self-help conferences for people who stutter: A qualitative investigation. *Journal of Fluency Disorders, 36,* 290–295.
Ude, G. E., Prüß, H., Richardt, K., & Neumann, S. (2016). Die Angst vor dem Sprechen. Eine Untersuchung zur Wirksamkeit des Angstabbaus im Rahmen der Bonner Stottertherapie. *Forschung Sprache, 2,* 20–35.
Unger, J. P., & Berg, M. (2013). Elternberatung in der Therapie des frühkindlichen Stotterns. *Sprache Stimme Gehör, 37*(1), e7–e12.
Van Eerdenbrugh, S., Packman, A., O'Brian, S., & Onslow, M. (2018). Challenges and strategies for speech-language pathologists using the Lidcombe program for early stuttering. *American Journal of Speech-Language Pathology, 27*(3S), 1259–1272.
Van Riper, Ch. (1973). *The Treatment of Stuttering*. Englewood Cliffs: Prentice-Hall. Deutsche Übersetzung des 2. Teils: (2016) *Die Behandlung des Stotterns* (7. Aufl.). Köln: Demosthenes-Verlag der Bundesvereinigung Stottern & Selbsthilfe e. V.
Van Riper, Ch., & Emerick, L. (1984). *Speech correction: Principles and methods* (7. Aufl.). Englewood Cliffs: Prentice-Hall.
Ventakagiri, H. S. (2009). What do people who stutter want – fluency or freedom? *Journal of Speech, Language, and Hearing Research, 52,* 500–515.
Wall, M. J., & Myers, F. L. (1984). *Clinical management of childhood stuttering*. Baltimore: University Park Press.
Webster, R. L. (1974). A behavioral analysis of stuttering: Treatment and theory. In K. S. Calhoun, H. E. Adams, & K. E. Mitchell (Hrsg.), *Innovative treatment methods in psychopathology*. New York: Wiley.
Webster, R. L. (1980). Evolution of a target-based behavioral therapy for stuttering. *Journal of Fluency Disorders, 5,* 303–320.

Wendlandt, W. (1984). Zur In-vivo-Arbeit in der Therapie des Stotterns. Durchführung von Behandlungsmaßnahmen in alltäglichen Belastungssituationen des Stotternden. *Sprache Stimme Gehör, 8,* 44–50.

Wendlandt, W. (1987a). Nicht vermeiden – Stottern zeigen! Teil 1: Grundsätzliches zum Non-avoidance-Konzept in der Behandlung des Stotterns. *Die Sprachheilarbeit, 32,* 145–153.

Wendlandt, W. (1987b). Nicht vermeiden – Stottern zeigen! Teil 2: Symptomorientierte Behandlungsbausteine im Rahmen meiner Nicht-Vermeidungs-Therapien bei Stotternden. *Die Sprachheilarbeit, 32,* 193–205.

Wendlandt, W. (1992). Non-avoidance-Prinzipien in der Therapie des Stotterns. In M. Grohnfeldt (Hrsg.), *Störungen der Redefähigkeit* (S. 425–445). Berlin: Wissenschaftsverlag Volker Spiess.

Wendlandt, W. (2009). *Stottern im Erwachsenenalter.* Stuttgart: Thieme.

Wolff von Gudenberg, A. (2015). Von der Präsenzbehandlung zur Online-Therapie. *Deutsches Ärzteblatt, 3,* 10–13.

Wolff von Gudenberg, A., Neumann, K., & Euler, H. A. (2006). Kasseler Stottertherapie für ältere Kinder schließt eine Behandlungslücke. *Forum Logopädie, 20,* 24–29.

Woods, S., Shearsby, J., Onslow, M., & Burnham, D. (2002). The psychological impact of the Lidcombe Program on early intervention: Eight case studies. *Journal of Language and Communication Disorders, 37,* 31–40.

Wyneken, C. (1868). Über das Stottern und dessen Heilung. *Zeitschrift für rationelle Medizin, 31,* 1–29.

Yairi, E. (1993). Epidemiological and other considerations in treatment efficacy research with preschool age children who stutter. *Journal of Fluency Disorders, 18,* 197–219.

Yairi, E. (1997). Disfluency characteristics of childhood stuttering. In R. F. Curlee & G. M. Siegel (Hrsg.), *Nature and Treatment of Stuttering: New Directions* (2. Aufl., S. 49–78). Needham Heights: Allyn & Bacon.

Yaruss, J. S. (1998). Treatment outcomes in stuttering: Finding value in clinical data. In A. K. Cordes & R. J. Ingham (Hrsg.), *Treatment efficacy for stuttering: A search for empirical bases* (S. 213–239). San Diego: Singular Publishing Group.

Zebrowski, P. M. (1997). Assisting young children who stutter and their families: Defining the role of the speech-language pathologist. *American Journal of Speech-Language Pathology, 6,* 19–28.

Zebrowski, P. M., & Arenas, R. M. (2011). The "Iowa Way" revisited. *Journal of Fluency Disorders, 36*(3), 144–157.

Zebrowski, P. M., Weiss, A. L., Savelkoul, E. M., & Hammer, C. S. (1996). The effect of maternal rate reduction on the stuttering, speech rates and linguistic productions of children who stutter: Evidence from individual dyads. *Clinical Linguistics and Phonetics, 10,* 189–206.

Zückner, H. (2014a). *Intensiv-Modifikation Stottern: Therapiemanual.* Neuss: Natke.

Zückner, H. (2014b). *Intensiv-Modifikation Stottern: Informationen für Patienten und Übungsaufgaben.* Neuss: Natke.

Schlussbemerkung

12

Inhaltsverzeichnis

Literatur. 208

Stottern beschäftigt die Menschheit schon seit langer Zeit, vielleicht schon so lange, wie es die lautsprachliche Kommunikation gibt. Viel ist zum Stottern geforscht und publiziert worden. Trotzdem stehen befriedigende Antworten auf die Fragen nach den Ursachen und nach therapeutischen Lösungen aus. Nur einige Bereiche seien hier genannt: Es ist zwar plausibel, eine Veranlagung für Stottern anzunehmen. Doch welcher Art ist sie und wie führt sie zum Stottern? Welche Rolle spielen genetische Faktoren? Gibt es ein (hirn-)organisches Substrat für Stottern oder handelt es sich um eine funktionelle Störung? Wie werden die typischen Symptome Wiederholungen, Dehnungen und Blocks konkret verursacht? Bilden sie den Kern des Stotterns oder stellen sie bereits Reaktionen auf eine zugrundeliegende Störung dar? Können die Eltern das Stottern ihres Kindes aufrechterhalten oder heilen? Wie lässt sich Stottern bei Kindern und bei Erwachsenen bestmöglich behandeln?

Antworten auf diese Fragen bleiben bislang größtenteils hypothetisch. Sowohl psychologische als auch physiologische, sowohl genetische als auch Umgebungsfaktoren spielen bei der Entstehung des Stotterns eine Rolle. Die Bedeutung dieser Faktoren im Hinblick auf Veranlagung, Auslösung und Aufrechterhaltung des Stotterns ist unklar. Auch wenn Vorurteile gegenüber stotternden Personen und ihren Familien wie z. B. die Annahme, Stottern sei Ausdruck einer psychischen Krise des Kindes und seiner Familie, ausgeräumt werden können, lässt die Wissenschaft leider immer noch zu viel Raum für Spekulationen, zu denen Stottern besonders anzuregen scheint.

Die Erforschung des Stotterns kann frustrierend und faszinierend zugleich sein. Dies beschreibt Oliver Bloodstein in seinem Vorwort zum Buch von Rieber (1977) treffend wie folgt:

Stottern ist der große weiße Wal der Sprechstörungen. Scharen von Suchenden spürten ihm mit Hingabe, ja Besessenheit in den entlegensten Winkeln nach. Doch all denen, die die Kühnheit besitzen, sich mit ihm anzulegen, macht es immer wieder einen Strich durch die Rechnung. Das Stottern bewahrt seine Geheimnisse. Auf seine eigene Weise jedoch lehrt, informiert und letztlich erzieht, läutert und erhellt es die frustrierten Seelen, die es studieren. … (Übersetzung: Karlheinz Hückmann)

Literatur

Rieber, R. W. (Hrsg.). (1977). *The problem of stuttering: Theory and therapy*. New York: Elsevier.

Stichwortverzeichnis

3-Faktoren-Modell, 139

A

Aachener Analyse unflüssigen Sprechens, 93, 165, 181
Abduktor-Typ, 8
Ablenkung, 33, 66, 69, 78, 156, 157
Acht, liegende, 69
acquired stuttering, 6
Adaptationseffekt, 7, 65
Adduktor-Typ, 8
ADHS, 109
Adjacency Effect, 65
Adoption, 21
ADS s. Aufmerksamkeits-Defizit-Syndrom
Affektstörung, 54, 106
Aggression, 37
Ägypten, 2
Akustik, 113
Alzheimersche Krankheit, 6
Anfangslaut, 62
Anforderung, 174
Anforderungen-Kapazitäten-Modell, 143, 173
Angst, 35, 47, 106, 159, 190
Anisotropie, fraktionelle, 120
Ankämpfverhalten, 30, 31
Annäherungs-Vermeidungs-Konflikt, 138
Anpassung, soziale, 106
Anstrengungsreaktion, antizipierte, 135
Anticipatory Struggle Hypothesis, 137
Antizipation, 33, 35, 36, 38, 64
Aphasie, 5, 6
App, 73, 75
Apraxie, 6

Arbeitsgedächtnis, 108
Aristoteles, 155
Artikulation, 1, 140
Artikulationsrate, 113, 115
Artikulationsstörung, 110, 118, 142
Artikulator, 29
Atemfluss, 30
Atemtechnik, 38, 156, 185
Ätiologie, 133, 145
Atmung, 1, 38, 140
Aufmerksamkeit, 67, 74, 108
Aufmerksamkeits-Defizit-Syndrom, 19
Aufrechterhaltung, 143, 185, 187
Aufschubverhalten, 32
augmented reality, 77
Auslöser, 16, 143
Aussprachelautstärke, 73
Automatisierung, 168
Autoregulation, 142
Autoritätsperson, 65

B

Balbuties, 11
Basalganglien, 179
Basisprozess, 67
Basisstörung, 121, 139
Begleitsymptomatik, 35
Behandlungsdauer, 193
Behinderung, geistige, 19
Beratung, 171, 172
Beruf, 3, 53
Bestrafung, 66, 138
Betonung, 62, 63, 70, 141
Betonungseffekt, 62, 63

Bewerbungsgespräch, 66
Beziehung, 54
Bildungsgrad der Eltern, 110
Bilingualität, 39
Biofeedback, 77, 167, 192
Biokybernetik, 146
Block, 29, 30
　artikulatorischer, 30
　laryngealer, 30
Blocklösetechnik, 163, 169
Bochum-Aachener Stotterscreening, 92
Bornholm, 16
Botulinus-Toxin, 8, 179
Bounce, 160
breakdown-Theorien, 138
Bundesvereinigung Stottern & Selbsthilfe, 154, 190

C
Camperdown Program, 167
Cancellation, 163
Chorsprechen, 66
Chromosomen, 21
Chronifizierung, 49, 172
clean stuttering, 187
Comprehensive Stuttering Program, 167, 189
Computerprogramm, 77
Computersimulation, 140
controlled stuttering, 187
covert
　reaction, 28
　repair hypothesis, 141

D
DAF s. Rückmeldung, verzögerte auditive
DAF-Geräte, tragbare, 73
DAF-Voice, 73, 74
Defekt, sensorischer, 141
Defizit, neurophysiologisches, 113, 142
demands and capacities model s. Anforderungen-Kapazitäten-Modell
Demosthenes, 2
Depression, 106
Desensibilisierung, 161, 162, 169, 175
developmental stuttering, 6
Diadochokinese, 113

Diagnostik, 89
Dialekt, 67
Diathese-Stress-Modell, 143
Differenzialdiagnose, 89
Diffusionstensor-Bildgebung, 119
disfluency shaping, 160
disorder of timing, 140
Dominanz, zerebrale, 38, 118, 139
Dopamin-System, 179
Drop-Out, 183
DSM-IV, 12
DTI s. Diffusionstensor-Bildgebung
Dual-Task-Experiment, 65
Dysarthrie, 5, 6
Dyskoordination, 140
dysphemia, 139
Dysphonie, spasmodische, 8
Dystonie
　fokale, 179
　laryngeale, 8

E
Edinburgh-Masker, 70, 71, 75
Effektivität, 181
Effortful Control, 108
Ein-Faktor-Theorie, 138
Einfrieren, 162
Einschub, 33
Einstellung, 39
　negative, 37, 160
　vorbereitende, 163
Einstellungsänderung, 185
Einzeltherapie, 178
Elektroenzephalografie, 77, 119
Elektroglottografie, 77, 114
Elektromyografie, 77
Eltern-Kind-Interaktion, 107, 192
Embolophrasie, 32
Emotion, 36, 47, 48, 65
Entspannung, 66, 157
Entwicklung, graduelle, 46, 138
Entwicklungsstottern, 6, 91
Entwicklungsstufen, 48
Entwicklungstypen, 48
Entwicklungsunflüssigkeiten, 91
Epilepsie, 19
Erröten, 38

Erschöpfung, 65
Etikett, 136
Evaluation, 182
Exekutivfunktion, 108
Experten, stotternde, 135

F
FAF s. Rückmeldung,
      frequenzverschobene auditive
Familienklima, 107
Faserbahnen, 120
Fehlfunktion, auditive, 69
Fertigkeiten
   nonverbale, 50
   phonologische, 50, 51
   sprachliche, 50, 110
Fingerbewegung, sequenzielle, 118
Flooding, 170
Fluchtverhalten, 30, 32
Fluency Bank, 93
Fluency Disorder, 11
Fluency Master, 71
Fluency Shaping, 73, 78, 79, 154, 165, 188
fluent speech paradigm, 112, 117
Flüstern, 66
fMRT s. Magnet-Resonanz-Tomographie
      funktionelle, 119
Förderbedarf, sonderpädagogischer, 53
Formantübergang, 51, 114
Fötus, 22
Frustration, 37, 48, 159
Funktionswort, 62, 63

G
Galen, 155
Gehirn, 119
Gehörlosigkeit, 19
Genetik, 19, 21, 142, 145
Gerät, mechanisches, 156
Geschlecht, 16, 19, 50
Gesellschaft, 39
Gradual Increase in the Length
      and Complexity of Utterances, 167
group difference design, 122
Grundfrequenz, 71, 76
Gruppentherapie, 178

H
Habituation, 33
Haloperidol, 178
Händigkeit, 118
Handschuheffekt, 179
Hänseln, 52
Haptometer, 69
hard contact, 46
Häufigkeit von Stotterereignissen, 28, 61, 64
Häufung, familiäre, 19
Hautleitfähigkeit, 38, 106
Heilung, 157, 181
Herzrate, 38, 106
Hieroglyphe, 1
Hippokrates, 155
Hirnforschung, 119
Hirnstammreflex, 140
Hochrisiko-Gruppe, 115
Hören, dichotisches, 111, 119
Hörerzahl, 65
Hyperaktivitätssyndrom, 19

I
ICF, 12
Identifikation, 161
Informationsgehalt, 62
Inhaltswort, 62, 63
Inspiration, 38
Intelligenz, 109
Intensiv-Modifikation Stottern, 164, 187
Intensivprogramm, 167
Intention, paradoxe, 160
Interaktionsmuster, 107
Interdisziplinäre Vereinigung der Stotter-
      therapeuten, 184
Interferenz
   interhemisphärische, 139
   zwischen Rückmeldekanälen, 141
Interjektionen, 32
International
   Classification of Functioning, 3
   Fluency Association, 180
   Stuttering Association, 180
In-Vivo-Übung, 162, 168
Iowa-Therapie, 159
Iowa, University of, 3, 159
Isochrome, 69
Isolation, soziale, 180

J
Juden, ultraorthodoxe, 54

K
Kaffeegenuss, 65
Kapazität, 144, 175
Kaschiermechanismus, 34
Kasseler Stottertherapie, 78, 167, 188
Kausalmechanismus, 144
Kausaltherapie, 153
Kernverhalten, 29, 51, 138, 140, 161
Kibbuz, 17
Kieselstein, 2, 155
Kinematik, 114
Knochenleitung, 111, 141
Koartikulation, 51
Kodierungssystem, 93
Kognition, 108
Kokontraktion, 31, 38, 48
Kommunikationsstil, 66, 115
Konditionierung
  instrumentelle, 31
  klassische, 138
Konkordanzrate, 21
Konsistenzeffekt, 64
Konsonant, 62
Kontakt, artikulatorischer, 168
Kontinuant, 30
Kontinuitätshypothese, 137
Kontrollaufwand, 79, 169
Kontrollstrategie, motorische, 117
Kontrollüberzeugung, 191
Kontrolluntersuchung, 172
Kontrollverlust, motorischer, 13, 31, 35, 39
Kortisol, 106
Kultur, 39
Kurzzeiteffekt, 193
Kybernetopathie, 146

L
Laienerklärung, 133
Längsschnittuntersuchung, 16, 120
Laryngospasmus, 140
Lateralisierungshypothese, 38, 111, 118, 139
Lautangst, 36, 64
Lautlokalisation, 112
le petit mort, 39

Lebensqualität, 54, 184
Lebenszeit-Risiko, 16
Lee-Effekt, 13, 72
  negativer, 72
Legato-Technik, 156
Lehrer, 53
Leidensdruck, 29
Lernen, operantes, 138, 165, 176, 186
Lernprozess, 135
  motorischer, 118, 140
Lerntheorie, 65, 135
Lesen, stilles, 116
Lidcombe Program, 176
Lob, 177
Loci, 62
Logophobie, 11
Lombard-Effekt, 71
Löschung, 164
Löschungsresistenz, 31
Lösungshilfe, 32
Luftleitung, 111, 141

M
Magnet-Resonanz-Tomographie, 119
  funktionale, 119
Magnetenzephalographie, 119
Maskeradeneffekt, 66, 76, 137, 179
Maskierung, 70
MEG s. Magnetenzephalographie
Mehrsilber, 29
Mehrsprachigkeit, 39
Messung
  objektive, 92
  subjektive, 92
Metronomsprechen, 69
Mitbewegung, 31
  primäre, 31
  sekundäre, 31
Mithandlung, 31
Mobbing, 52
Modell, 121, 140
Modellieren, 175
modified vocalization, 69
Modifikation, 163
moment of stuttering s. Stottereignis
Monsterstudie, 136
Monterey Program, 167
Morbus Parkinson, 6

Moses, 1
Museum, wanderndes, 34
Musikerkrampf, 179
Muskelaktivität, 77
Muskelanspannung, 13, 30, 31, 38, 46, 133
Muster, stereotype, 27, 34
Muthonome, 69
Mutismus, 8, 11

N
Nachbesserung, 163
Nacheffekt, 67, 69, 73
Nachsorgeprogramm, 168, 185
Nachteilsausgleich, 53
Natürlichkeit des Sprechens, 79, 96
Netzwerke, soziale, 52
Neuromorphologie, 119
Neurose, 134
Neurotizismus, 106
Non-Avoidance-Ansatz, 160
Nonsensmaterial, 62

O
Operation, 156
overt feature, 28

P
Pacemaster, 69
Palin Parent Child Interaction, 175
Panik, 35
Parakinese s. Mitbewegung
Pathophysiologie, 79, 134, 145
percentage of discontinuous speech time, 94, 187
Persönlichkeit, 105, 134
PET s. Positronen-Emissions-Tomographie
PEVOS s. Programm zur Evaluation von Stottertherapien
Phonation, 38, 66, 70, 139, 140
    kontinuierliche, 78, 155
Phonationskontrolle, 112
Phonationstyp, 32
phonetic transition defect, 12, 62, 141
Plethysmografie, 77
Plosiv, 30
Plutarch, 155

Pneumotachografie, 77
Poltern, 7, 11
Positronen-Emissions-Tomographie, 119
Prader-Willi-Syndrom, 19
Prädiktoren für Therapieerfolg, 190
Prävalenz, 18
Prävention, tertiäre, 154
Precision Fluency Shaping Program, 71, 167
Premonitory Awareness in Stuttering Scale, 64
Preparatory Set, 33, 163
Prognose, 49, 116, 172
Programm zur Evaluation von Stottertherapien, 190
Prolongation, 29
    globale Sprechtechnik, 66, 74, 157, 168, 185
    lokale Sprechtechnik, 163
Prosodie, 79, 141
Prothese, mechanische, 156
Pseudo-Pull-Out, 164
Pseudostottern, 162, 174
Psychoanalyse, 134
Pull-Out, 163
Punktprävalenz, 18
puppet study, 192

Q
Qualitätssicherung, 183
quasi-experimentell, 122

R
Rating-Skalen, 94
Rauschen, weißes, 70
Reaktion
    emotionale, 173
    negative, 52
    neurotische, 134
    psychosomatische, 38
Reaktionshemmung, 108
Reaktionszeit, 113, 118
Redeflusskompass, 92
Redeflussstörung, 11
Reflex, perioraler, 140
release device, 32
Reliabilität, 93, 95
Remission, 17, 39, 49–51, 91, 122, 172, 191
Repetition s. Wiederholung

Resilienz, 55
Ressourcen, neuronale, 140
Restluft, 38
Rhythmisierung, 156, 157, 185
Riley-Skala, 95
Risikofaktor, 39, 51
Rückfall, 156, 157, 164, 167, 168, 185, 190
Rückmeldelautstärke, 73
Rückmeldeschleife, 74
Rückmeldung
    auditive, 63, 74, 141
    frequenzverschobene auditive, 75
    kinästhetische, 141
    propriozeptive, 74, 141
    taktile, 141
    verzögerte auditive, 71, 167

S

S3-Leitlinie, 6, 13
Scham, 36, 48, 159
Schattensprechen, 66
Schicht, sozioökonomische, 1
Schonraum, 180
Schreibkrampf, 179
Schulabschluss, 53
Schuld, 36, 48
Schule, 8, 52
Schulkinder, 62
Schwa, 29, 33
Schweißausbruch, 38
Screening-Instrumente, 92
Screeningliste Stottern, 92
Segmentdauer, 113
Sekundärsymptomatik, 30, 34, 46
Selbstbeobachtung, 135
Selbstbild, 37, 164
Selbsthilfe, 179, 191
Selbstmord, 157
Selbstregulation, 107
Selbstregulierung, 108
Selbstwirksamkeit, 55
Selektionseffekt, 121
Sequenz, ritualisierte, 33
Sequenzierung, 140
Sichtweise, idiografische, 144, 174
Silbensprechen, 70, 78
Simultansprechen, 66, 76
Singen, 8, 66, 76
Sing-Sang-Sprechen, 157
Situationsabhängigkeit, 138
Smartphone, 73, 75
Smooth Speech, 167, 192
speak more fluently approach, 154
Spontanremission, 18, 177, 184, 191, 193
Sprachdominanz, 39
Sprachentwicklung, 89
Sprachmodell, 116
Sprachstörungen, zentrale, 5
Sprachwahrnehmung, 112
Sprechabsicht, 29
Sprechangst, krankhafte, 11
Sprechapraxien, 5
Sprechen
    flüssig klingendes, 112, 113, 117, 122
    nicht-dialogisches, 66
    prolongiertes, 76, 186
    unisono, 76
Sprechenlernen, 146
Sprecherwechsel, 90
Sprechgeschwindigkeit, 46, 76, 94, 115, 116, 168, 174
Sprechhilfe, 66, 79, 153
    apparative, 66, 69
Sprechintention, 13
Sprechmotorik, 76
Sprechmuster, 165
    Änderung der, 69, 153, 157
Sprechnatürlichkeit, 95, 188
Sprechplanung, 90, 141
Sprechtechnik, 67, 188
    globale, 165, 169
    lokale, 163, 169
Sprechübungsbehandlung, 165
Sprechunflüssigkeiten
    entwicklungsbedingte, 91
    funktionelle, 90
    normale, 89, 136, 171
    stottertypische, 90
Stabilisierung, 164
Stammeln, 155
Stapedius-Reflex, 111
Starter, 33
Stereotyp, 40
Stichprobeneffekt, 121
Stimmeinsatz, 113, 120
    weicher, 78, 156, 168, 185
Stimmlage, 66, 76

Stimmlippen, 38, 115
Stimmlippenkrampf, 8
Stimmstörung, zentrale, 8
Störungsbewusstsein, 45, 47, 49, 173
Stotterer, 2
Stotterereignis, 35, 37, 134, 145
Stotterhäufigkeit, 50, 91, 93
Stotterkompass, 92
Stottermodifikation, 154, 159
Stottern
    absichtliches, 160, 162
    Beginn, 15, 50, 138
    beginnendes, 48
    Dauer, 50
    erworbenes, 6
    flüssiges, 154
    fortgeschrittenes, 49
    gelassenes, 162
    grenzwertiges, 48, 171
    idiopathisches, 6
    inneres, 29
    intermediäres, 49
    intermittierendes Auftreten, 105, 139
    kaschiertes, 29
    Kennzeichen, allgemeine, 61
    klonisches, 30
    künstliches, 72
    Netto-, 163, 187
    neurogenes, 6
    originäres, 6
    physiologisches, 91
    primäres, 45, 136
    psychogenes, 6
    rückwärts gerichtetes, 33
    sekundäres, 45, 135
    tonisches, 30
    zyklische Natur, 138
Stotterrate, 93, 95
Stotterreduktion, 66
Stotterschwere, 92, 95
Stress, 139
Stroop-Test, 65
struggle behavior, 31
Studenten, stotternde, 109
stutter more fluently approach, 154
Stuttering
    Prediction Instrument (SPI), 52
    Severity Instrument (SSI), 95
Subgruppe, 114, 142

Successful Stuttering Management Program, 164, 186
Suggestion, 66, 157, 185
Symptome
    äußere, 28
    innere, 28, 35
    körperliche, 28
    psychische, 28
Syntaxerwerb, 141

T
Tabuisierung, 173
Tachistoskopie, 119
Tapping, 118
Tätigkeiten, nichtsprachliche, 117
Teilwortwiederholung, 29
Telefon, 75, 189
Temperament, 107
tense pause, 30
Test of Childhood Stuttering, 96
Teufelskreis, 48, 159
Theorie
    diagnosogene, 4, 136, 173
    monokausale, 142
    multifaktorielle, 143
    multikausale, 142
Therapie
    Beginn, 171
    direkte, 176
    evidenzbasierte, 182
    globaler Ansatz, 165
    Gruppen-, 154
    indirekte, 173
    Kombination, 169
    lokaler Ansatz, 160
    medikamentöse, 178
    meinungsbasierte, 182
    Übungs-, 67
Therapieeffekte, 92
Therapieerfolg, 92
Therapieindikation, 91
Therapieziel, 154, 160, 165, 166, 181, 182
Time-Out-Verfahren, 192
Timing, 116
timing device, 33
Tourette-Syndrom, 19
Tracking-Aufgabe, 112
Tranquilizer, 179

Transfer, 70, 153, 168, 185
   visueller, 36
Transformation, sensomotorische, 140
Transliteration, 93
Trauma, psychologisches, 6
Tremor, 31
Trisomie 21, 6

U
Umfeld, psychosoziales, 107
Umwelt
   geteilte, 22
   nichtgeteilte, 22
Umwelteinfluss, 21, 135, 142
Unterstützung, soziale, 180
Ursache-Folge-Problematik, 112, 117, 120, 122

V
Valsalva-Reflex, 140
Van-Riper-Therapie, 159
VBM s. voxel-basierte Morphometrie
Veranlagung, 21, 22, 121, 135, 139, 142, 143, 145
Verantwortlichkeit, kommunikative, 66
Verbreitung, 18
Vereinfachung von Sprechmustern, 69
Vererbung
   Modell, 21
   monogenetische, 21
   polygenetische, 21
Verfahren, bildgebendes, 119
Verhaltenstherapie, 154
Verlangsamung, 66, 69, 78
Verlegenheit, 36
Vermeidung, instrumentelle, 137
Vermeidungslernen, 138
Vermeidungsverhalten, 32, 159
   nonverbales, 33
   personenbezogenes, 32
   situatives, 32
   verbales, 32

Verstärkung, 66
   intermittierende, 31
Versteifungsstrategie, 48
Vertäubung, 70
Verzögerungszeit, 72
Videoaufnahme, 93
Virtual Reality, 190
Vocal Fry, 31
Voice Onset Time, 113
Vokaldauer, 76
Vokaldehnung, 69, 78
Vokalisation, 76
Vorbeugeverhalten, 30, 32
Vorschulkinder, 30, 176
voxel-basierte Morphometrie, 119

W
Wada-Test, 119
Wahrnehmung, auditive, 111
Wartekontrollgruppe, 18, 191, 193
Wiederholung, 29, 33
   bei Endsilben und Endlauten, 62
   unregelmäßige, 30
Wiederholungseinheiten, 91
Wortangst, 36
Wortersetzung, 32
Wortfindung, 110
Wortlänge, 62
Wortschatzexplosion, 110

Z
Zeit-Intervall-Auswertung, 94, 95
Zeitdruck, 65, 174
Zerebralparese, 19
Zertifizierung, 184
Zufallseinfluss, 34
Zufallsstichprobe, 121
Zuhörerreaktionen, 47, 162
Zwei-Faktoren-Theorie, 138
Zwerchfellatmung, 78
Zwillingsstudien, 21

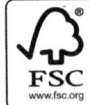

MIX
Papier aus verantwortungsvollen Quellen
Paper from responsible sources
FSC® C105338

If you have any concerns about our products,
you can contact us on
ProductSafety@springernature.com

In case Publisher is established outside the EU,
the EU authorized representative is:
Springer Nature Customer Service Center GmbH
Europaplatz 3, 69115 Heidelberg, Germany

Printed by Libri Plureos GmbH
in Hamburg, Germany